小杂粮营养价值及综合利用

XIAOZALIANG YINGYANG JIAZHI JI ZONGHE LIYONG

马挺军 著

中国农业出版社
北 京

前　言

　　谷物小杂粮包括荞麦、燕麦、大麦、青稞、谷子、糜子、藜麦、薏苡仁等。小杂粮具有生育期短、抗逆性强、分布广、营养价值高、风味独特等特点。小杂粮富含蛋白质、维生素、矿物质、膳食纤维及黄酮、酚酸等多种功能因子，保健功能强，是药食同源的保健珍品。由于生活质量提高，现代人大多食用精米精面，摄入肉制品过多而形成不健康的饮食习惯，容易诱发肥胖、糖尿病、冠心病等常见疾病。我国高血压、心血管病、糖尿病人群发病率不断上升，小杂粮由于自身营养特性引起了人们的极大关注，在预防和治疗"现代文明病"和改善亚健康状态等方面发挥着积极的作用，小杂粮食品已经成为我们日常饮食中不可或缺的部分。现在提倡食用全谷物食品，全谷物食品含有大量的膳食纤维、维生素及一些生物活性物质，这是精细化加工过程中无法保留的物质，小杂粮是制作全谷物食物的原料，加大谷物小杂粮的开发与深加工具有极大的现实意义。

　　本书是一本介绍小杂粮营养特性、生物活性成分、营养作用、食品加工及综合利用的书籍。全书分为九章，介绍了谷子、燕麦、大麦、青稞、甜荞、苦荞、薏苡仁和藜麦。全书系统地阐述了小杂粮的生物学特性、起源、产量、产地、营养作用、加工利用现状和发展前景。本书为广大消费者提供了关于小杂粮营养丰富的理论依据，目的是让人们正确地认识、了解以及烹饪小杂粮，避免盲从。希望本书介绍的内容有助于促进小杂粮食品加工企业生产营养合理、真正有益健康的食品，使专业人员和学生更好地了解小杂粮的营养特性。

　　本书在编写过程中，参考和引用了国内外的一些专著和论文中的资料和图表，在此，对这些专著和论文的作者，致以衷心的感谢。研究生杨天予、郑雅莹、陶婷、潘迪、王珊参与编写，付出了大量心血，王贵龙、王少君、夏辅尉等企业生产第一线工程技术人员也对本书的写作进行了指导，中国农业出版社的甘敏敏、闫保荣、徐志平编辑为本书的出版付出了辛勤的劳动，编者在此一并表示衷心的感谢！由于编者水平有限，书中难免存在错误与不足，敬请专家、读者批评指正。

作者的研究生杨天予参与编写第一、八、九章；郑雅莹参与编写第二章；陶婷参与编写第三章；潘迪参与编写四、五章；王珊参与编写六、七章。书中部分内容来源于相关资料和网站，在此一并表示感谢。

感谢贵州省"千人创新创业人才"项目对此书的支持。

目　　录

目　录

第一章 总 论

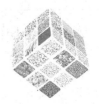

第一节 小杂粮概述

国务院发布的《健康中国 2030 规划纲要》中明确指出："到 2030 年，居民营养知识素养明显提高，营养缺乏疾病发生率显著下降，全国人均每日食盐摄入量降低 20％，超重、肥胖人口增长速度明显放缓。"现代人由于生活水平的提高，膳食质量普遍提高，由粗粮转变为现在的精米精面，肉制品的摄入量不断增加，出现了不健康的烹饪方式如煎炒炸等高油、高热的食品加工方式。由于不健康的饮食，人们开始出现"富贵病"，如肥胖、糖尿病、冠心病等常见疾病。现提倡食用全谷物食品，根据《中国居民膳食指南（2016）科普版》中介绍，全谷物（whole grains）是指未经精细化加工或虽经碾磨（粉碎或压片等）处理仍保留了完整谷粒所具备的胚乳、胚芽、谷皮和糊粉层组分的谷物。全谷物食品含有大量的膳食纤维、维生素及一些生物活性物质，这是精细化加工过程中无法保留的物质，我们常说的小杂粮是制作全谷物食物的原料。

一、定义

小杂粮是指除了水稻、小麦、玉米与大豆等大宗粮食以外的种植面积相对较小的多种粮、豆、薯类的总称，它有生长周期短、种植面积较小、种植区域特殊、富含丰富营养等特点。小杂粮按种类不同，大体分为四类：①谷物类，如大麦（青稞）、燕麦、谷子等；②豆类，如绿豆、红豆、豌豆等；③薯类，如甘薯、马铃薯、木薯等；④小油料类，如紫苏、芝麻菜、向日葵等。

在我国，粮食可分为主粮、小杂粮，还可分为细粮、粗粮。细粮是指主粮经过精加工后的成品粮，一般指面粉、大米等食粮，我国西北地区将未加工的主粮小麦也称为细粮；其他粮食则称为粗粮或小杂粮。小杂粮富含蛋白质、维生素、矿物质以及多种生物活性物质，营养价值高。随着人们生活水平的不断提高，人们的需求不只是满足吃好，而是要吃得健康，小杂粮的营养价值引起了人们的关注。

二、分布与产量

小杂粮在我国种植范围很广，几乎各地均有种植，但主产区相对集中，主要在我国生态环境较差地区，如内蒙古、甘肃、宁夏、辽宁、云南、四川、贵州等，华北地区如河北、山西等地也是小杂粮主产区，其他地区也有少量种植。

2018 年全国粮食播种面积 11 703 万 hm²，比 2017 年减少 95 万 hm²，下降了 0.8%。其中谷物播种面积 9 968 万 hm²，比 2017 年减少 108 万 hm²，下降 1.1%。除小麦、水稻、玉米外，其他粮食播种面积为 2 045 万 hm²。

2018 年全年粮食产量 65 789 万 t，比 2017 年减少 371 万 t，减产 0.6%，其中谷物产量 61 019 万 t，比 2017 年减少 502 万 t，下降 0.8%。除水稻、小麦、玉米外，其他粮食产量为 570 万 t。

我国小杂粮生产条件普遍较差，加之多数小杂粮育种栽培技术研究工作开展少且生产水平落后，单产普遍较低，许多地方每公顷产量只有约 600kg，在栽培管理水平较好的地区，每公顷产量可达 1 500~3 000kg，甚至更高。

小杂粮总体播种地区与面积不会大幅改变，但会随市场影响每年有所变化。部分品种地域间存在差别，有的地区种植收益上升，有的地区种植收益下降。世界上小杂粮作物的发展总趋势是：发达国家如美国、德国、法国等的小杂粮种植面积稳中略有下降，发展中国家的小杂粮种植面积却呈上升趋势。近几年来，全世界小杂粮的消费量和单价均呈现逐年上涨趋势，据专家分析，其主要原因是小杂粮作物不利于机械化生产，需要大量的人力投入，单产较低而且不稳定，同时国际市场对小杂粮产品供不应求。

第二节　小杂粮营养特性

小杂粮富含蛋白质、膳食纤维、维生素、矿物质以及多种生物活性物质，营养价值比大宗粮食高。大多数小杂粮的蛋白质含量高于大米，燕麦、薏苡仁和藜麦的蛋白质含量高于小麦的蛋白质含量，且蛋白质质量较好；小杂粮中的糖类含量普遍低于小麦和大米；小杂粮中的脂肪、膳食纤维和维生素含量普遍高于小麦和大米（表 1-1）。

表 1-1　大宗粮食与小杂粮营养元素对比

种类	蛋白质	糖类	脂肪	膳食纤维	维生素 B$_1$	维生素 B$_2$	维生素 E
大宗粮食							
小麦	11.2	71.5	1.5	2.1	0.28	0.08	1.8
大米	7.4	77.2	0.8	0.7	0.11	0.05	0.46
玉米	8.7	66.6	3.8	6.4	0.21	0.13	3.89

（续）

种类	蛋白质	糖类	脂肪	膳食纤维	维生素 B$_1$	维生素 B$_2$	维生素 E
小杂粮							
小米	9	73.5	3.1	1.6	0.33	0.1	3.63
燕麦	15	61.6	6.7	5.3	0.3	0.13	3.07
大麦	10.2	63.4	1.4	9.9	0.14	0.05	0.25
青稞	10.2	61.6	1.2	13.4	0.32	0.21	1.25
荞麦	9.3	66.5	2.3	6.5	0.28	0.16	4.4
苦荞	9.7	60.2	2.7	5.8	0.32	0.21	1.73
薏苡仁	12.8	69.1	3.3	2	0.22	0.15	2.08
藜麦	16.5	69	6.3	3.8	0.33	0.34	5.37

注：藜麦的相关数据来自藜麦研究进展和可持续生产，科学出版社译，2018；表格中其他数据来自中国食品成分表，中国预防医学科学院营养与食品卫生研究所编著，2017。

一、蛋白质

蛋白质是生命物质的基础，是生命有机体必需的一种多聚体，由许多氨基酸组成，是细胞、组织、器官的重要组成部分，为人体的必需营养素。食物蛋白质被人体消化吸收后，用于合成新的组织或维持组织蛋白分解代谢与合成代谢的动态平衡。谷物蛋白质含量一般为 7.5%～15%，小杂粮作物中，蛋白含量相对偏高，根据蛋白溶解性将蛋白质分为 4 类：

1. 清蛋白（albumin） 溶于水，其溶解度不受盐浓度的影响，加热易凝固，强碱、金属盐或有机溶剂可使其沉淀，能被饱和硫酸铵盐析，其等电点为 4.5～5.5。如大麦清蛋白。

2. 球蛋白（globulin） 不溶于纯水但溶于中性盐稀溶液，不溶于高浓度盐溶液，加热凝固，有机溶剂可使其沉淀。能被半饱和硫酸铵溶液沉淀析出，其等电点为 5.5～6.5。如燕麦球蛋白。

3. 醇溶蛋白（prolamin） 不溶于水及中性盐溶液，可溶于 70%～90%乙醇溶液以及稀酸稀碱溶液，加热凝固，仅存于谷类中。

4. 谷蛋白（glutelin） 不溶于水、中性盐溶液及乙醇溶液，溶于稀酸及稀碱溶液，加热凝固，仅存于谷类中，常与醇溶蛋白分布在一起。

也有些蛋白质不属于这 4 类中的任何一类。如小麦、大麦和燕麦含有的糖蛋白。糖蛋白是蛋白质和糖链共价相连的分子，这些连接在蛋白质的糖链有着重要的生理活性，如增强免疫调节力，降低血糖、血脂，抗氧化，防衰老等。

大多数生理活性蛋白质（代谢蛋白）均发现在清蛋白类和球蛋白类中。谷物中的清蛋白和球蛋白集中在糊粉层细胞糠层和胚芽中，胚乳中含量较低。从营养学的观点看，清蛋白和球蛋白氨基酸比例均衡、赖氨酸、色氨酸和精氨酸含量较高，但谷物籽粒中清蛋白与球蛋白含量较低，因此这3种氨基酸在谷物中的含量都较低；胚芽中清蛋白与球蛋白含量较高，赖氨酸含量丰富，故胚芽中的蛋白质营养价值较高。赖氨酸为谷物中第一限制氨基酸，在谷物中存在含量低，且在加工过程中易被破坏，赖氨酸的主要作用是促进人体发育、增强人体免疫力、提高中枢神经组织的功能。一些小杂粮的赖氨酸含量较高，如燕麦、大麦、荞麦和藜麦等。

谷蛋白和醇溶蛋白是谷物中的贮藏蛋白质，谷蛋白是由多肽链通过分子间和分子内二硫键连接形成，醇溶蛋白则是由一条单肽链通过分子内二硫键连接而成，用于幼苗生长。这些蛋白质基本上局限在谷物的胚乳中。醇溶蛋白和谷蛋白中含有大量的谷氨酸、脯氨酸和亮氨酸，但缺乏赖氨酸。谷物籽粒中蛋白质含量改变时，各种蛋白质的相对组成也随之变化。蛋白质含量越高的谷物，4种蛋白的含量就越高，谷蛋白和醇溶蛋白所占的比例越大。随着作物生产较多的蛋白质，将有更多的蛋白质变成贮藏蛋白质。

二、糖类

糖类是自然界最丰富的能量物质，主要由碳、氢、氧3种元素组成。糖类的重要功能是供能，提供人类膳食70%～80%的热量，是人类膳食能量的主要来源。

糖类是一个大家族，1998年世界卫生组织/联合国粮食及农业组织（WHO/FAO）按照聚合度（DP）将糖类分为3类：糖、寡糖和多糖。糖是由1～2个单糖组成的，有单糖、双糖、糖醇。单糖是不能被水解的最简单的糖类，是构成各种寡糖和多糖的基本单位。谷物中主要的单糖为己糖和戊糖，己糖主要是葡萄糖和果糖，戊糖主要是木糖和阿拉伯糖。蔗糖和麦芽糖是谷物中重要的双糖。寡糖又被称为低聚糖，是由3～9个单糖分子通过糖苷键构成的聚合物。谷物中游离单糖及低聚糖含量较少，一般在1%～2%。多糖是由超过10个单糖分子脱水缩合并通过糖苷键聚合而成的高分子糖类。与单糖和寡糖不同，多糖一般不溶于水，无甜味，不能形成结晶，无还原性。在酶或酸的作用下，水解成单糖残基不等的碎片，最后成为单糖。谷物中95%的糖类是多糖类物质，主要是淀粉。

糖类与食品加工、烹调和保藏有着很密切的关系，低分子糖类物质可作为食品的甜味剂，如蔗糖、果糖等。大分子糖类物质因能形成凝胶和糊状物质而作为增稠剂、稳定剂广泛应用于食品中，如淀粉、果胶等；此外，它们还是食品加工过程中香味和色素的前体物质，对产品质量产生影响。

（一）淀粉

谷物糖类主要为淀粉，占 70％～80％。淀粉分为直链淀粉和支链淀粉。一般粮食中直链淀粉占 20％～25％，支链淀粉占 70％～80％。

直链淀粉是由几十至几百个葡萄糖残基以 α-1,4-糖苷键依次相连成的一条直链，相对分子质量为 1 万～10 万。天然直链淀粉为卷曲螺旋状，在热水中可溶解，遇碘产生蓝色反应，且易"老化"，形成难消化的抗性淀粉。

支链淀粉相对分子质量相对较大，一般由几千个葡萄糖残基组成，其中每 25～30 个葡萄糖残基以 α-1,4-糖苷键相连成许多短链，每两个短链之间又以 α-1,6-糖苷键连接，如此形成许多分枝再分枝的树杈状结构。支链淀粉难溶于水，与碘可产生棕色反应，易使食物糊化，从而提高消化率，糯米、糯玉米和黏高粱几乎全为支链淀粉。

除了淀粉以外，谷类还含有约 10％的其他糖类，如糊精、戊聚糖、葡萄糖、果糖和膳食纤维。

在小杂粮中存在着一部分抗性淀粉（RS）。抗性淀粉是指因人体肠道不能吸收而被发酵的淀粉及其分解产物，被认为是膳食纤维的一种。根据抗性淀粉的来源或加工方法不同，消化性有所不同，一般可分为 3 类：物理包埋淀粉、抗性淀粉和回生淀粉。小杂粮中主要为抗性淀粉，抗性淀粉是指那些天然具有抗消化性的淀粉。其抗酶解的原因是具有致密的结构和部分结晶结构，其抗性随着糊化完成而消失。在小杂粮加工中也存在着回生淀粉，回生淀粉是指糊化后在冷却或贮存过程中结晶而难以被淀粉酶分解的淀粉，也称为老化淀粉。这类淀粉即使经加热处理，也难以被淀粉酶类消化，因此可作为食品添加剂的增稠剂使用。淀粉老化也用在制作粉皮、粉丝的加工工艺中，一般制作粉皮和粉丝的原料为含直链淀粉较多的豆类和薯类，直链淀粉发生老化后产生一定的韧性，增加咀嚼感。

在小杂粮加工中也会产生变性淀粉，变性淀粉又称为改性淀粉，是指经过物理或化学方法处理后，某些性质改变的淀粉，如预糊化淀粉（α 淀粉）、高黏度淀粉、低黏度淀粉、氧化淀粉、交联淀粉、糊精、阳离子淀粉、淀粉衍生物等。改性淀粉仍保持原有淀粉颗粒结构，外观与原淀粉无差别，但其黏度、黏度的稳定性、色泽、凝沉性、胶黏性等性质发生了明显改变。改性淀粉在食品工业中用于增稠、保型、稳定冷冻食品内部结构、改善食物风味、除去异杂味等；在制药工业中用作平衡物质兼黏合剂；在化妆品行业中用于制作爽身粉、护肤粉等。

另外，淀粉可进一步通过水解产生果葡糖浆、麦芽糖浆、麦芽糖、蔗糖、葡萄糖、果糖等淀粉糖类产品；也可进一步通过发酵产生乙醇、柠檬酸、谷氨酸等产品。

（二）糖

谷物中存在着少量（1％～2％）的单糖与低聚糖，它们可溶于水或乙醇水溶液，称为可溶性糖。谷物中常见的单糖为葡萄糖和果糖，二糖为麦芽糖和蔗糖，还含有极少的三糖及其他低聚糖。谷物发芽时单糖和低聚糖含量会增加，尤其是麦芽糖含量会增加。麦芽糖是食用饴糖的主要成分，以淀粉为原料，在麦芽中淀粉酶的作用下，产生以麦芽糖为主的产物，麦芽糖水解后为两分子葡萄糖。

（三）食物血糖生成指数

食物血糖生成指数（glycemic index，GI）简称为生糖指数，是表示某种食物升高血糖效应与标准食品（通常为葡萄糖）升高血糖效应之比，用来衡量食物引起餐后血糖反应程度高低。高 GI 食物进入胃肠后消化快、吸收率高，葡萄糖释放快，葡萄糖进入血液后峰值高，即血糖较高；低 GI 食物在胃肠中停留时间长、吸收率低，葡萄糖释放缓慢，葡萄糖进入血液后的峰值低、下降速度慢，即血糖较低。当 GI 在 55 以下时，可认为该食物是低 GI 食物；当 GI 在 55～75 时，该食物为中等 GI 食物；当 GI 在 75 以上时，该食物为高 GI 食物。表 1－2 为常见小杂粮及小杂粮加工产品食物血糖生成指数。

表 1－2　常见小杂粮及小杂粮加工产品的食物血糖生成指数

食物名称	GI	食物名称	GI	食物名称	GI
葡萄糖	100	大麦（整粒，煮）	25	薏苡仁（压力烹调）	88.3
小米粥	61.5	面包（含 75％～80％大麦粒）	34	薏苡仁（焙烤打粉冲糊）	128.2
小米饭（鲜热）	73.4	面包（含 50％大麦粒）	46	大米粥	69
燕麦麸	55	大麦粉	66	大米饭	88
生燕麦片粥	55	荞麦（黄）	54	面包（全麦粉）	69
速食燕麦粥	79	荞麦面条	59.3	白小麦面馒头	88.1
面包（含 45％～50％燕麦麸）	47	荞麦面馒头	66.7	白面条（小麦粉，干，扁粗）	41
面包（含 80％荞麦粒）	65	藜麦	53		

资料来源：食物血糖生成指数表，四川省营养学会。

有研究表明，GI 值与Ⅱ型糖尿病的发生与发展有一定关系。长期高 GI 值饮食可使机体对胰岛素需求增加，增加糖尿病发病风险。动物实验显示，用高 GI 饲料喂养的小鼠比用低 GI 饲料喂养的小鼠更早产生胰岛素抵抗。

影响 GI 值的因素主要有以下几点：①食物中糖类的类型。单糖被人体直接吸收，GI 值高于多糖；支链淀粉比直链淀粉消化快，含支链淀粉多的食物GI 值较高。例如含支链淀粉低的黏米饭的 GI 值为 50，含支链淀粉高的黏米饭

GI 值为 88。②食物中其他成分的影响，例如脂肪和蛋白质能延缓食物的吸收，降低 GI 值。但脂肪比例增加会提高食物热量的吸收，增加动脉粥样硬化的风险；蛋白质比例的增高会加大肾的负担，应注意蛋白质摄入比例。食物中的膳食纤维含量可降低食物的 GI 值，还可改善肠道菌群等益生作用。③食物自身的特征。较大或较硬的食物需较长时间的咀嚼和胃的机械研磨，延长消化和吸收的过程，血糖反应缓慢。④食物的加工方式。一般来说，加工越细的食物，越容易被吸收，血糖上升得越快，GI 值越高。长时间的烹调也会使原料更易吸收，食物的 GI 值高。

（四）食物血糖负荷

食物血糖负荷（glycemic load，GL）为人体摄入体内糖类的质量和数量，可估计膳食中总血糖效应。对实际摄入的食物或总体膳食模式的血糖效应进行定量测定，GL 值更体现人体实际摄入对血糖的变化。

$$GL = \frac{GI \times 糖类含量（g）}{100}$$

GL>20 的为高 GL 食物；GL 在 10~20 的为中 GL 食物；GL<10 的为低 GL 食物。低 GL 食物能使餐后胰岛素的上升速度减慢，降低了胰岛素分泌的需求，给 β 细胞充分的休息。膳食 GL 与冠心病、糖尿病的发生有关，低膳食 GL 有助于预防这些疾病。经过精加工的谷物食品比全谷物食品 GL 值高，我国的膳食结构中，谷物食品占比较大，糖类摄入较多，食用细粮的人膳食 GL 值普遍较高，引入 GL 值概念有助于帮助糖尿病患者选择食物摄入。

Ⅱ型糖尿病的致病机理主要分为两种，一种是胰岛 β 细胞功能衰退，另一种是人体出现胰岛素抵抗，其中胰岛 β 细胞功能衰退在糖尿病发生发展中起主导作用。有研究发现，GI 值与胰岛 β 细胞功能变化有较大关联。长期摄入高 GI 食品，会增加人的血糖摄入，增加细胞负担，使细胞产生氧化应激损伤，抑制 β 细胞功能。β 细胞受损，会使机体对胰岛素需求增加，长时间的胰岛素需求会更加损伤胰岛 β 细胞，产生恶性循环，发展为糖尿病。氧化应激反应也会引起胰岛素抵抗，产生代谢综合征。低 GI 膳食可降低Ⅱ型糖尿病的风险。

三、脂质

由脂肪酸和醇作用生成的酯及其衍生物统称为脂质，这是一类一般不溶于水而溶于脂溶性溶剂的化合物。脂质有重要的生理功能，是生物膜的重要组成部分，可为人体供能，是维生素的溶剂。

按照化学结构和组成，脂质可分为简单脂质、复合脂质和衍生脂质。其中，简单脂质是由脂肪酸和甘油形成的酯，它可分为三酰甘油（由 3 分子脂肪酸和 1 分子甘油组成）和蜡（由脂肪酸和长链醇或固醇组成）。复合脂质是指除含有脂肪酸或固醇外，还含有其他非脂分子的成分，其包括磷脂类和糖脂类。衍生脂质为简单脂质和复合脂质衍生而来或与之关系紧密的物质，可分为取代烃、固醇类、萜类和其他脂质。取代烃主要为脂肪酸及其碱性盐和高级醇，脂肪醛，脂肪胺和烃；固醇类包括固醇、胆酸、强心苷、性激素、肾上腺皮质激素；萜类包括天然色素、香精油、天然橡胶等；其他脂质为维生素 A、维生素 D、维生素 E、维生素 K、脂多糖、脂蛋白等。

谷类中的脂肪含量较少，通常占 $1\%\sim4\%$，燕麦可达到 7%，主要集中在糊粉层和胚芽部分。小杂粮中脂类含量高于小麦和大米，谷物脂类可分为淀粉脂类和非淀粉脂类。淀粉脂类存在于淀粉粒内部，处于直链淀粉的螺旋结构中，结构稳定。淀粉脂类主要分为 3 类：非极性脂类、糖脂和磷脂。磷脂是最主要的淀粉脂类，在淀粉脂类的磷脂中，溶血卵磷脂占有很大的比例。非淀粉脂类包括淀粉粒以外的谷物籽粒各部分中的脂类。根据脂类结构的差别，非淀粉脂类分成极性脂类、糖脂和磷脂，主要为极性脂类。

脂肪酸是天然脂质加水分解生成的脂肪族羧酸化合物的总称，脂肪酸的碳链长度、饱和程度以及顺反结构差异导致其物理化学特性不同，最终组成的三酰甘油性质不相同，根据脂肪酸是否饱和可将脂肪酸划分为饱和脂肪酸和不饱和脂肪酸。饱和脂肪酸一般为 $C_4\sim C_{30}$，碳氢链不存在双键结构，谷物中籽粒中的饱和脂肪酸主要为软脂酸、硬脂酸和花生酸。不饱和脂肪酸是指碳氢链中含有双键。含有 3 个双键以上的脂肪酸称为多不饱和脂肪酸。必需多不饱和脂肪酸是人体必需的脂肪酸，需要由膳食提供，如亚麻酸、亚油酸等，这些脂肪酸对人体有特殊生理功能。研究表明，小杂粮中脂类以不饱和脂肪酸为主，必需脂肪酸含量高。必需脂肪酸是指机体生命活动不可缺少，但机体自身不能合成，必须由食物供给的多不饱和脂肪酸。必需脂肪酸主要分为两种，一种是 $\omega-3$ 系列的 $\alpha-$ 亚麻酸（18：3）和 $\omega-6$ 系列的亚油酸（18：2）。必需脂肪酸占脑组织干重的 20%，是磷脂的重要成分，对神经元细胞膜的完整性具有重要的作用。必需脂肪酸被用于关节炎、哮喘、过敏症、改善皮肤的营养治疗，对糖尿病、抑郁症、更年期综合征、肥胖、记忆力衰退、学习障碍、眼睛疾病、消化系统紊乱等疾病也起重要的作用。

三酰甘油（甘油三酯）是酰基甘油的一种，还有单酰甘油（甘油一酯）和二酰甘油（甘油二酯）。常温状态下呈液态的酰基甘油称为油，呈固态的酰基甘油称为脂，谷物中多为油。

磷脂根据醇成分不同分为甘油磷脂和鞘磷脂，由甘油构成的磷脂称为甘油磷脂，神经鞘氨醇构成的磷脂称为鞘磷脂。磷脂是构成生物膜的重要组成部分，可以促进神经传导，提高大脑活力，可预防脂肪肝，还可降低血液黏度，促进血液循环。植物油料种子中磷脂多与蛋白质、酶、苷或糖以结合态形式构成复杂的复合物。

糖脂是指通过其半缩醛羟基以糖苷键与脂质连接的化合物。糖脂是一种极性脂，根据醇成分不同，又分为鞘糖脂和甘油糖脂。糖脂的脂肪酸成分主要为亚麻酸（约占 90%）。含有硫酸基的糖脂称为硫脂，硫脂的脂肪酸成分主要为亚油酸、亚麻酸和软脂酸。鞘糖脂由脂肪酸、鞘氨醇和单糖分子组成，其结构式是由鞘氨醇和脂肪酸形成神经酰胺，羟基和单糖分子通过 β-糖苷键连接。谷物中常见的神经酰胺糖脂主要有 N-脂酰鞘氨醇己糖苷和 N-脂酰鞘氨醇乙三糖苷等。

四、膳食纤维

膳食纤维在过去被认为是没有营养价值的粗纤维，很少受到重视，但是随着社会经济和人们生活水平的大幅度提高，人们的饮食结构也发生了较大的变化，植物类摄入量明显减少导致膳食纤维的摄入量减少，高热能、高蛋白、高脂肪的动物性食品摄入量增加，使人们的膳食营养失衡，造成现在的肥胖症、高血压、糖尿病、心血管疾病等"富贵病"发病率不断上升，随着科学的发展，人们将膳食纤维称为"第七营养素"，膳食纤维受到越来越多的关注。

我们通常说的膳食纤维，是多糖中除淀粉外约 10% 的非淀粉多糖，包括纤维素、半纤维素（又称戊聚糖、阿拉伯木聚糖）、β-葡聚糖等，是构成谷物细胞壁的主要成分，又称为细胞壁多糖。由于谷物多糖组成不同、结构不同，因此理化性质和功能特性也不同。该类物质虽然不能够被人体消化系统吸收，但是由于它们本身所具有的结构和理化特性，对谷物的品质、加工和食用等具有重要的影响。

我们常说的膳食纤维即为总膳食纤维，按在水中的溶解能力分为水溶性膳食纤维（SDF）和水不溶性膳食纤维（IDF）。水溶性膳食纤维是指不被人体消化道酶消化，但可溶于温水、热水，和水结合会形成凝胶状物质，且其水溶液又能被其 4 倍体积的乙醇沉淀的膳食纤维，主要是细胞壁内的贮存物质和分泌物；另外还包括部分微生物多糖和合成多糖，其组成主要是一些胶体物质。主要包括：植物类果实和种子黏质物，果胶、阿拉伯胶、角叉胶、瓜尔豆胶、琼脂、半乳糖、甘露糖、葡聚糖、海藻酸钠、微生物发酵产生的胶和人工合成半合成纤维素，以及真菌多糖等。大麦及麸皮、米糠、燕麦及燕麦糠等含有丰富的水溶性膳食纤维。水溶性膳食纤维可减缓消化速度，调节免疫系统，促进胆固醇排泄，控制血液中的血糖及胆固醇水平等。水不溶性膳食纤维是指不被人体消化道酶消化且不溶于热水的膳食纤维，主要是植物细胞壁的组成成分，包括纤维素、半纤维素、木质素和动物性甲壳质及壳聚糖等。水不溶性膳食纤维可降低患肠癌的风险。

纤维素是植物细胞壁的主要构成部分，是由 D-葡萄糖残基通过 β-1,4 糖苷键连接而成的聚合体。纤维素分子没有支链，为直线结构，故纤维素结构紧密，不溶于水及一般有机溶剂。在谷物的茎秆、皮壳中存在较多，其含量可达40%～50%。带有颖壳的谷物含有的纤维素较多，如大麦、燕麦。谷物胚乳纤维素含量较少。

半纤维素，又称戊聚糖，广泛分布在谷物籽粒中，是构成细胞壁和将细胞壁与纤维素紧密结合的几种不同类型多糖的混合物。组成半纤维素的糖主要是五碳糖（如木糖、阿拉伯糖），还有少量的葡萄糖、葡萄糖醛酸、甘露糖和半乳糖等。近些年的研究表明，半纤维素主要由阿拉伯木聚糖（Arabinoxylan）组成，以木糖经 β-1,4 糖苷键连接而成的木聚糖为主链，以阿拉伯糖为侧链连接而成。图 1-1 为半纤维素主要组成成分阿拉伯木聚糖的结构。

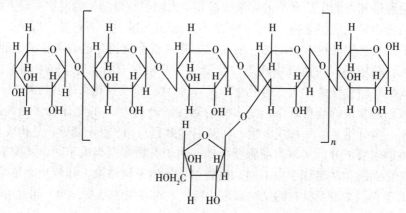

图 1-1　半纤维素主要组成成分阿拉伯木聚糖的结构

半纤维素会连接酚酸类物质，主要因为阿魏酸残基可使其与其他多糖及与其他物质之间相互连接，它可通过共价键或非共价键与其他物质相连接而形成多组分的细胞壁网络结构。大多数谷物中胚乳和糊粉层细胞壁物质的 60%～70% 由戊聚糖组成，但大麦和大米胚乳细胞壁中戊聚糖的含量相对较少，分别为 20% 和 40% 左右。谷物的非胚乳部分戊聚糖含量相对较高，尤其是果皮和种皮中具有非常高的戊聚糖含量，谷物的品种、遗传因素及环境会影响戊聚糖的含量。纤维素和半纤维素虽在人体中不能被吸收利用，但可帮助肠胃蠕动，促进消化。

谷物中的 β-葡聚糖是一种线性无支链的多聚糖，β-吡喃葡萄糖是构成 β-葡聚糖的基本结构单位。β-葡聚糖有 2 种同分异构体：β-1,4 葡聚糖和 β-1,3 葡聚糖，隔 2～3 个连续的 β-1,4 键就插有一个 β-1,3 键，分布无一定规律。β-1,3 键能溶于水，β-1,4 键不溶于水，因此 β-葡聚糖分为可溶性和不溶性两种。

目前生物医学界普遍认为，谷物β-葡聚糖具有清肠、调节血糖、降低胆固醇、提高免疫力四大生理功能。β-葡聚糖是膳食纤维的组成部分，膳食纤维对人体的一个最主要功能是预防结肠癌，医学上的解释是膳食纤维减少了肠道黏膜和致癌物质的接触，从而使肠内物质快速通过内脏，而达到清肠的作用。β-葡聚糖的另一个重要作用是降血脂，其原理是由于β-葡聚糖和水混合后具有黏性，食用后减少了肠胃吸收脂肪酸的速率。β-葡聚糖能显著降低实验动物血浆胆固醇含量，防止心血管疾病，预防肿瘤，提高机体的免疫能力。

β-葡聚糖也是一种抗营养因子。其抗营养性主要与以下几方面有关：①β-葡聚糖具有高黏性，降低了食糜通过速度，并与底物结合，降低饲料养分吸收。②葡聚糖的高亲水性，导致肠黏膜表面水层厚度增加，降低饲料养分的吸收。③葡聚糖可吸附 Ca^{2+}、Zn^{2+}、Na^+ 和有机质，从而影响这些物质代谢。在酿造啤酒时，高β-葡聚糖会使麦汁的过滤速度降低，不利于生产加工，因此通常酿造啤酒的原料是大麦，而不是含β-葡聚糖较高的青稞。

膳食纤维含量受加工程度影响较大，加工越精细的谷类膳食纤维含量越低，故提倡在日常膳食中多选用全谷物作为主食，以保证膳食纤维摄入充足。

五、维生素

维生素是一类维持机体正常代谢所必需的低分子有机化合物。人体对维生素的生理需求虽然极其微量，但大多数的维生素机体不能自身合成，同时也不能大量贮存在机体中，必须从食物中补充。谷物中均含有微量的维生素，但集中分布在皮层、糊粉层和胚芽中，因此谷类在精加工过程中易失去维生素，维生素含量只剩下 10％～30％，长期食用精制的米、面或过度加工的谷类，就容易患脚气病、口腔溃疡、癞皮病等，小杂粮是获取维生素的良好来源。

根据维生素是在水中溶解还是在脂中溶解，将其分为水溶性维生素和脂溶性维生素两大类。

水溶性维生素包括 B 族维生素（维生素 B_1、维生素 B_2、烟酸、维生素 B_6、叶酸、维生素 B_{12}、泛酸、生物素等）和维生素 C，它们易溶于水，不溶于脂类及有机溶剂，对酸稳定，易被碱破坏。B 族维生素和维生素 C 大多是辅酶的结构成分，参与人体多种代谢过程。这类维生素不会在人体内累积，达到饱和后随尿液排出体外，故不会引起中毒。谷物中含有的维生素主要为 B 族维生素，维生素 B_1、维生素 B_2 和泛酸含量较多。维生素 B_1 主要存在于谷物的外皮和胚中，在稻谷、小麦、玉米等的胚及麸糠（包括糊粉层）中含量丰富，而在谷物籽粒胚乳中含量很少。未经精制的谷物中含有大量的维生素 B_1，如果加工过于精细（例如在加工过程中过多地除去谷物外皮及胚），会导致维生

素 B_1 大量丢失。因此，多吃全麦面包、糙米、胚芽米和胚芽面包等便能摄取较多的维生素 B_1。谷物籽粒中的维生素 B_2 主要分布于胚、糠皮等部位，小麦、黑麦中含有较多的维生素 B_2，豆类及发芽种子中维生素 B_2 的含量也较多。泛酸在谷类皮层和胚中含量较多，而精制面粉、精制大米可失去谷粒中泛酸总量的 $80\%\sim90\%$。人的膳食中长期缺乏泛酸，会患对称性皮炎（又名癞皮病）。未精制的谷物食品均富含烟酸。维生素 B_6 在米糠等谷物副产物中含量较多，它耐热、酸、碱，但对光敏感。许多小杂粮中也富含叶酸（维生素 B_9），如谷子、藜麦等。叶酸是机体发育必不可少的微量营养素，低叶酸水平会造成不良妊娠。成熟的谷物籽粒不含维生素 C，但在发芽籽粒中含有维生素 C。

脂溶性维生素主要有维生素 A、维生素 D、维生素 E 和维生素 K 等，还有一些脂溶性维生素以维生素原的形式存在于植物组织中，如胡萝卜素等。脂溶性维生素常与脂类共存，脂类吸收不良可引起脂溶性维生素缺乏症。吸收后的脂溶性维生素大部分贮存于肝中。脂溶性维生素可通过胆汁排泄出体外，但代谢缓慢，大量摄入会引起中毒。谷物中不含维生素 A，但含有维生素 A 原（类胡萝卜素），1 分子的 β-胡萝卜素在人体肠黏膜和肝内可以转化为两分子的维生素 A。大麦、燕麦、小米等籽粒中均发现类胡萝卜素。类胡萝卜素为黄色结晶，呈黄色的谷物较白色谷物中的类胡萝卜素含量高。谷物籽粒中也不含维生素 D，但含少量的维生素 D 的前身物质维生素 D 原，如麦角固醇、谷固醇。谷物中维生素 K 的含量也较少。维生素 E 又称为生育酚，主要分为四种：α-生育酚、β-生育酚、γ-生育酚和 δ-生育酚，在谷物胚芽中含丰富的维生素 E。维生素 E 是一种抗氧化剂，在细胞内阻止羟基自由基引起的多不饱和脂质氧化，具有延缓机体衰老，保护机体不受自由基的伤害，预防皮肤炎症，保护器官等作用。

六、矿物质

矿物质是构成人体组织和维持正常生理功能必需的除碳、氢、氧、氮外其他元素的总称，也称为无机盐或灰分。一般将人体内含量高于 0.01% 的矿物质称为常量元素，包括钠、氯、钙、磷、镁、钾、硫。微量元素是指人体内含量低于 0.01% 的矿物质，包括铁、铜、锌、锰、钴、碘、硒等。

谷物中含有的矿物质超过 30 种，含量为 $1.5\%\sim3\%$，含量较多的有磷、钾、镁、钙、钠、铁、硒等，含量较少的有锌、硫、硼、铜、碘等。谷物灰分中矿物质磷较多，占总灰分的 $40\%\sim50\%$，钾含量约占 20%，其次是镁、钙、钠，这些矿物质有的是细胞壁或原生质的组成部分，有的是调节生物有机体生理活动的组成部分，还有的是酶的组成部分。矿物质随着谷物种类、种植地区、条件等差异而有很大的不同。

硒是人体健康所必需的微量元素，也是人体缺乏严重的微量元素。据中国营养学会报道，我国人均硒总摄入量为 $26\sim32\mu g/d$，低于每日建议摄入量（$55\mu g/d$）。经研究证明，当人体硒含量低于 $0.10\mu g/g$ 时就会出现缺硒症，主要表现为脱发、脱甲等，还有可能患一些地方性骨骼关节扭曲、心肌疾病，如克山症、大骨节病等。在国标《富硒稻谷》中规定，富硒的标准为硒含量应为 $0.04\sim0.30\mu g/g$。谷子中硒含量平均为 $0.053\,3\mu g/g$，燕麦中硒含量为 $0.150\mu g/g$，因此谷子和燕麦为富硒谷物。藜麦中也富含硒元素。

谷物中的灰分主要分布在皮层（包括果皮、种皮和糊粉层）及胚芽。通过谷物加工实现皮层胚和胚乳部分的分离，加工精度很高的谷物制品（如面粉、大米、玉米糁等）中的灰分含量很少，因此谷物加工业以灰分含量作为鉴别谷物加工精度或确定等级的依据。谷物制品的加工精度越高，加工设备就要求越完善，加工工艺就越复杂，耗能就越多，其功能特性或食用品质可能也会越好，但谷物制品的营养品质也就越差。

第三节 小杂粮主要生物活性成分

一、酚类化合物

酚类化合物是所有酚类衍生物的总称，是一类具有广泛生物活性的植物次生代谢物，主要为酚酸（包括羟基肉桂酸）和类黄酮，后者主要存在于水果和蔬菜的外层及整粒的谷物中（木聚素）。新鲜蔬菜中的多酚可高达 0.1%，最常见的类黄酮是槲皮素。黄酮类化合物（flavonoids），又称生物类黄酮（bio-flavonoids）或类黄酮，是一类广泛分布于植物界的多酚类化合物，具有抗炎、抗微生物、增强免疫、抗氧化、抗肿瘤、保护心血管、抗衰老等生物学功能。

（一）酚酸

酚酸（phenolic acids）是一类具有酚羟基结构的化合物，几乎存在于所有的植物源食物中。酚酸对植物的生长发育有重要影响，在养分吸收、光合作用、蛋白合成及细胞骨架与构成等方面均有一定作用。酚酸也能提高植物的抗逆性，能在植物面对病虫害等生物胁迫及低温、干旱、紫外线辐射和盐胁迫等非生物胁迫下大量累积。不仅如此，酚酸大多都具有药理活性，对人体具有较强的抗氧化、抗癌、抑菌、抗感染、降血糖及降胆固醇等重要作用。

酚酸在人体中不能自行合成，需要从食物中获取，以往的研究普遍认为蔬菜和水果与谷物相比，具有更高的酚酸含量及生物活性，然而随着谷物中大量结合酚酸的发现，人们才逐渐认识到谷物也是膳食多酚的重要来源之一，其多酚含量与果蔬相当。谷物中甚至还独有一些特殊的高活性酚类物质，如燕麦中的蒽酰胺、高粱中的 3-脱氧花青素等。

天然酚酸一般由两个不同的碳架组成：羟基肉桂酸和羟基苯甲酸结构。虽然基本骨架保持不变，但芳香环上羟基的数量和位置变化却能产生 1 000 多种酚酸类化合物。羟化肉桂酸衍生物主要有对香豆酸、阿魏酸、芥子酸和咖啡酸，结构上具有 $C_6 - C_3$ 特点，它们通常与奎尼酸或葡萄糖酯化形成化合物；羟化苯甲酸衍生物主要有对羟基苯甲酸、没食子酸、香草酸、丁香酸和原儿茶酸，具有 $C_6 - C_1$ 结构，它们除被酯、配体糖取代外，多以游离形式存在，或者与糖类及有机酸以共价结合形成酚酸衍生物，或者与细胞壁连接形成木质素。

谷物籽粒中的酚酸只有少部分以游离态存在，多数与纤维素、蛋白质、木聚糖、阿拉伯木聚糖和半纤维素等结合存在于植物的细胞壁中，因此谷物中酚酸多集中在糠麸和胚芽部位，胚乳部分含量较少。不同谷物中的游离态及结合态酚酸含量不同，大部分谷物中酚酸主要以结合形式存在，目前谷物中发现的酚酸有没食子酸、原儿茶酸、龙胆酸、p - 香豆酸、绿原酸、香草酸、咖啡酸、丁香酸、阿魏酸等。其中阿魏酸是主要的酚酸，图 1 - 2 为阿魏酸

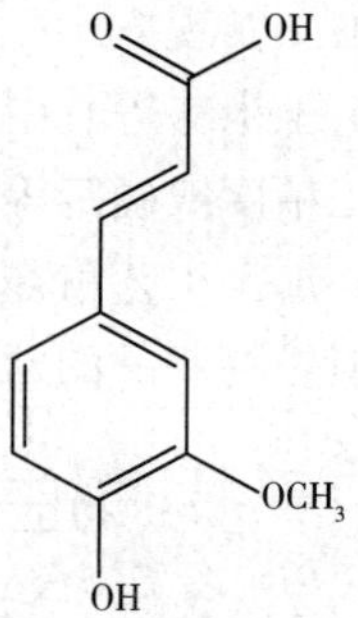

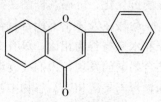

图 1 - 2　阿魏酸的结构式

的结构式。游离态阿魏酸：可溶性结合态：结合态阿魏酸＝0.1：1：100。大多数谷物中结合态酚酸占总酚酸含量的 70%～90%。不同品种谷物间酚酸种类及含量差别较大，同种谷物由于品种间差异以及酚酸提取方法存在差异，酚酸含量及比例差异也较大。阿魏酸是一种优良的氢自由基清除剂，在癌症的预防中有重要作用。顺式阿魏酸为黄色油状物，反式阿魏酸为白色至微黄色结晶物，其苯环上的羟基是抗氧化活性基团，可消除自由基，抑制氧化反应。阿魏酸现已是国际公认的天然抗氧化剂，阿魏酸及其衍生物在药理药效方面具有抗炎、抗血栓形成、减少动脉粥样硬化、镇痛、抗紫外线辐射、抗氧化、消除机体内自由基、预防结肠癌、增强精子活力等作用，在临床上主要用于治疗冠心病、血管病、脉管炎及白细胞和血小板减少等疾病。

（二）类黄酮

类黄酮是一类由超过 3 000 种结构的酚类化合物组成的具有广泛生物活性的植物雌激素，以黄酮为母核，其共同的特点是具有 $C_6 - C_3 - C_6$ 碳骨架结构，如图 1 - 3 所示。根据三碳键（C_3）结构的氧化程度和苯环连接位置等特点，类黄酮分为：①黄酮类，包括黄芩素、黄芩苷等；②黄酮醇类，包括芦丁、槲皮素、山奈酚等；③异黄酮类，包括黄豆苷元、黄

图 1 - 3　黄酮母核

豆黄素等；④黄烷醇类，包括儿茶素、绿茶素等；⑤黄烷酮类，包括圣草酚、橙皮素等；⑥花青素类，包括花青色素、花葵素等。谷物中类黄酮存在于整粒籽粒中。

类黄酮物质可防止低密度脂蛋白的氧化，清除生物体内自由基，在抗衰老、预防心血管疾病、防癌抗癌方面有一定功效，具有降低心肌耗氧量、使冠状动脉和脑血管血流量增加、抗心律失常、软化血管、降血糖、调血脂、抗氧化、消除机体内自由基、抗衰老、增强机体免疫力等功能，具有很强的抗氧化活性。类黄酮物质具有清除超氧阴离子自由基和羟自由基的能力已被证实，是极具开发潜力的老年食品的保健配料。

花青素又名花色素，属于黄酮类化合物，主要存在于细胞液中，可由叶绿素转化产生。花青素主要存在于带有颜色的谷物（如大麦、藜麦等）中，一般颜色越深，花青素含量越丰富。花青素是公认的天然抗氧化剂，能帮助胶原蛋白纤维形成交联结构，还可预防胶原纤维及弹性纤维退化，维持肌肤的弹性，避免肌肤下垂而出现皮肤松弛和皱纹。花青素还具有抗炎、增强抵抗力、维持心血管和毛细血管弹性、维持血压稳定等功效。

二、酶类

谷物发芽需要水解淀粉获取能量，因此谷物中存在淀粉酶，主要为 α-淀粉酶和 β-淀粉酶。α-淀粉酶作用于淀粉分子内部的 α-1,4-糖苷键，水解产物的构型为 α-D 型。谷物在发芽时会产生大量 α-淀粉酶，大麦芽中 α-淀粉酶活性较高，常作为 α-淀粉酶供给剂。β-淀粉酶是从淀粉分子的非还原末端逐次水解，产生麦芽糖，产生的麦芽糖属于 β 构型。β-淀粉酶存在于整粒谷物中，其含量不会随谷物发芽而大量增加。谷物籽粒中淀粉的降解和转运主要由 β-淀粉酶参与催化，通过对淀粉的降解和转运为萌发提供能量。例如大麦 β-淀粉酶与麦芽糖化力密切相关，是衡量麦芽糖化力大小的主要育种指标。

谷物中含有一部分蛋白酶，通常将能水解蛋白质或多肽的酶称为蛋白酶。蛋白酶根据水解蛋白质方式的不同分为内肽酶和外肽酶。内肽酶能水解蛋白质多肽链内部的肽键，使蛋白质变成多肽碎片。外肽酶可以从蛋白质或多肽链的游离氨基端或游离氨基酸的氨基酸残基逐一水解成游离氨基酸。谷物中含有少量的蛋白酶，在谷物发芽时活力有所增加，谷物籽粒中蛋白酶主要存在于胚芽和糊粉层中，胚乳基本无蛋白酶。

脂肪酶又称为脂类转化酶，可以分解三酰甘油，大多分布于种子的皮层和胚中，不同谷物中脂肪酶含量差异很大。由于游离脂肪酸更容易氧化酸败，因此脂肪酶活性对谷物贮藏有很大影响。燕麦中的油脂含量较多，同时燕麦的脂肪酶活性较高。燕麦脂肪酶主要分为脂肪水解酶和脂肪氧化酶。脂肪水解酶催化油脂水解反应，脂肪氧化酶催化多不饱和脂肪酸发生过氧化反应，产生的底物具有不饱和双键，这并不利于燕麦贮存。当燕麦完整时，燕麦油脂和脂肪酶并不接触，但加工过程中破坏了燕麦的结构，会增加燕麦中油脂与脂肪酶的接触，增加燕麦腐败的概率，因此要有效防止燕麦加工产品的腐败。

植酸酶可以水解植酸，使其转化为肌醇和游离磷酸。谷物中有 70%～75%的磷元素是以植酸的形式存在，植酸是一种抗营养因子，植酸酶将植酸转化为肌醇，成为营养物，同时也释放出被结合的钙、锌、铁、锰等微量元素。黑麦、小麦中含有活性较高的植酸酶，大麦、燕麦中含有少量的植酸酶，但活性较低。

三、色素

谷物籽粒呈现不同颜色是由于籽粒皮层和胚中含有大量的天然色素。谷物色素大部分属于类胡萝卜素或花色苷。谷物茎叶中含叶绿素，谷穗和谷粒中也含有叶绿素，随着谷物成熟，谷粒中叶绿素逐渐消失。

谷粒中花青素大部分属于类胡萝卜素类，小部分属于黄酮类。类胡萝卜素是广泛存在于微生物、植物、动物及人体内的一类黄色、橙色或红色的脂溶性色素，在植物和微生物体内可自行合成，但动物体内不能自身合成。主要有胡萝卜素（分为 α-胡萝卜素、β-胡萝卜素、γ-胡萝卜素）、叶黄素和番茄红素等，类胡萝卜素是维生素 A 的前体，能提供一定量的维生素 A，增强人体对铁的吸收，还具有抗氧化、抗肿瘤、增强免疫力和保护视觉等多种生物作用。不同谷物中的类胡萝卜素含量差异大，通常深色谷物中的类胡萝卜素的含量较多。在加工过程中，类胡萝卜素发生降解，产生紫罗兰酮、香叶基丙酮等挥发性成分，这些成分刺激性小，香气较好。谷物加工程度过细会导致类胡萝卜素损失较多，同时由于类胡萝卜素中的共轭双键不稳定，会在加工和贮藏中受到氧气、光照、热度等因素影响，使其被破坏或转化成其他物质，导致谷物颜色、风味等品质受到影响。

四、皂苷

皂苷又名皂素，是由皂苷元（sapogenin）和糖、糖醛酸及其他有机酸组成的，是一类具有苦味的化合物，它们可与蛋白质和脂类形成复合物，豆科植物中的皂苷特别丰富。常见的组成皂苷的糖有葡萄糖、半乳糖、鼠李糖、阿拉伯糖、木糖及其他戊糖类。皂苷是一类广泛存在于植物茎叶和根中的化合物，具有调节脂质代谢、降低胆固醇、抗微生物、抗氧化、抗血栓、免疫调节等生物学作用。如燕麦皂苷具有很强的体外抗肿瘤活性，还有降低胆固醇的作用。藜麦皂苷具有镇痛、消炎、抗病毒等生理活性，可降低胆固醇对机体的影响。

五、植物固醇

植物固醇也称甾醇，属于脂类中非皂化物，以环戊烷多氢菲环结构为主，分为 α 型和 β 型，主要包括 β-谷甾醇、豆固醇和菜油固醇等。

植物固醇主要存在于植物的种子及其油料、豆类中，也少量存在于其他植物性食物如蔬菜、水果中，具有降低胆固醇、抗癌、调节免疫及抗炎等生物学作用。植物固醇可以干扰食物中胆固醇在肠道的吸收，干扰胆汁分泌的胆固醇的重复吸收，促进胆固醇排泄，降低人体血清胆固醇含量，预防心脑血管疾病的发生。植物固醇在人体内可转变成胆汁酸和激素参与人体的新陈代谢活动。人体植物固醇的每日摄入量为 150～400mg，与胆固醇摄入量相当。机体对植物固醇的吸收率很低，约为 5%。

六、蛋白酶抑制剂

植物蛋白酶抑制剂是一种能抑制蛋白水解酶活性，还可与蛋白酶发生相互作用，产生一些特殊功能的蛋白质。植物蛋白酶抑制剂主要由多肽和蛋白质组成。天然的蛋白酶抑制剂主要存在于种子、球茎和子叶等贮藏组织中。蛋白酶抑制剂对人体抗营养作用主要表现在降低营养物质的消化利用率，阻碍人体生长和胰腺功能亢进等。通常有物理法、化学法及微生物发酵法三种方法去除蛋白酶抑制剂。物理法尤其是加热是主要的也是现在研究最多的去除蛋白酶抑制剂的处理方法。加热、超声波以及微粒化处理能消除蛋白酶抑制剂因子，但处理过程中会使食品营养物质受到损失。化学法会导致化学物质残留而降低食品营养。

七、植酸

植酸又称肌醇六磷酸酯，是一种广泛存在于植物中、含有六分子磷酸的肌醇酯，植酸的结构式如图 1-4 所示。植酸主要存在于种子胚层和谷皮中，在谷类和豆类中含量可达 1%～6%。含麸皮的谷类食品中植酸的含量最高。植酸具有抗氧化、调节免疫、抗肿瘤等多种生物学作用。但在食品中，植酸会与蛋白质形成机体不可吸收的植酸-蛋白质复合物，与钙、镁、铜、锰、锌等矿物质形成络合物，阻碍人体对营养的吸收与利用。现在主要利用一些技术如浸泡、发芽、蒸煮和发酵等使谷物中的植酸去磷酸化，以减少抗营养作用。

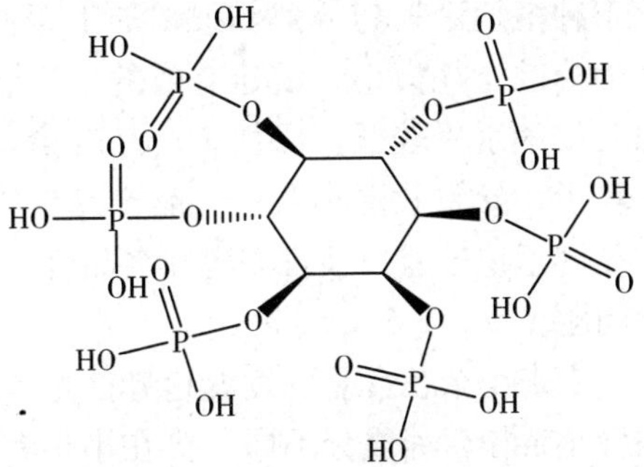

图 1-4 植酸的结构式

第四节　小杂粮加工的利用现状与发展趋势

小杂粮加工可按加工深浅分为初加工和深加工，家庭食用主要就是将小杂粮煮粥或蒸饭，还有一些地方特色的食品如山西将荞麦做成特色面食等，属于初加工，其加工程度浅，层次少，营养成分和理化性质变化小。小杂粮深加工的加工程度深、层次多，分为若干道加工工序，使原料理化特性发生较大的改变。随着人们生活质量提高，小杂粮加工制品的质量与等级标准需要进一步修订和完善。我国小杂粮食品主要有主食类、小杂粮烘焙类、小杂粮膨化小食品、小杂粮饮料、小杂粮发酵制品（如酒、醋）等。

从总体发展看，我国小杂粮加工技术开发工作起步较晚，普遍存在的问题是产品科技含量和附加值低，生产企业设备简陋，缺少新技术支撑。在以家庭作坊为主的加工过程中，只能提供低档次食品，保质期短，市场占有份额少，导致规模较小，整体效益不高。

近年来，一些地方正在形成小规模小杂粮加工工厂，一些小杂粮加工产品受到人们的欢迎。山西高平太行农谷公司生产的小米速溶粉、小米速溶粥等，贵州水城满全农业开发公司的苦荞茶、苦荞米、苦荞面、苦荞醋、苦荞酱油等，北京朔方公司生产的燕麦汁饮料、红豆燕麦粉等，张家口莜莜农业科技公司生产的莜麦啤酒、莜麦饮料等，已得到了人们的广泛认可。总体上看，近年来我国与小杂粮品种配套的加工技术和加工工艺研究都有了显著进步，甘肃、山西、内蒙古、四川、贵州等省份都相继建立了一批专业小杂粮生产基地，产业化程度有极大提高，在面向市场发展、提高小杂粮科技总体水平等方面取得了明显成效，小杂粮出口创汇也正在稳定增长。

现在我国小杂粮加工主要存在一些问题。由于小杂粮种植主要为小农户种植，受到市场的影响，小杂粮作物的数量及种植品种不能得到保证，同时各种品种的交替生产，会造成品种品质下降，使小杂粮产品品质不稳定，加上由于种植地区较为分散，很多加工企业是建在主要种植地区，因此加工企业较为分散，规模小，缺乏有效的生产组织和管理，缺乏市场竞争力。我国的加工技术水平较低，深加工产品较少，同时缺乏可实际操作的生产技术，研发较少，导致我国小杂粮食品产品形式单一，营养水平较差；又加上小企业的品牌意识较差，很难创建知名品牌，很难打通国际市场，这些都是亟待解决的问题。

未来小杂粮食品的发展趋势首先是要提升原材料的质量，不同地区生产的同种小杂粮营养成分不同，要在小杂粮发展水平较高的地区大规模集中生产，注重标准化和规模化。加强小杂粮食品的认证方式，使消费者认同小杂粮食品。同时要加强小杂粮深加工产品的研发，努力研究开发新产品、新工艺，尤其是加强高档化、方便化产品的研发，提高小杂粮食品的功能特性和营养特性。虽然小杂粮的营养好，但适口性较差，使小杂粮市场受到制约，可以通过基础研究了解食品风味、功能特性以及食品的组分及其相互作用；进行食品加工前后的感官品质测定等，积极着眼于口感改善、保健成分的利用等方面的研究，并将研究成果与生产结合起来，以科技加速小杂粮工业的发展，提升产品质量和档次。

要立足国内消费，着眼国际市场，积极培育市场，通过合理、有序的信息网络建设，扩大宣传范围和宣传力度，及时有效地提供供求信息；成立专门的产后服务中介组织，形成订单农业为主体，多渠道、规范、健全的小杂粮市场体系，实现产、供、销一体化，加快产业化步伐。我国的小杂粮加工企业可以利用或借鉴国外的资金、技术、经营和管理经验，提高企业的管理水平、经营水平和生产者的素质，建立现代企业制度，提高国际市场竞争力。实施战略结构调整，积极推进小杂粮加工的产业化发展，加紧制定与国际接轨的各类小杂粮食品标准，积极开展国际认证，建立小杂粮诚信档案，最终是要建立起适应国际、国内市场需求的种植、加工和销售的先进管理体系，使小杂粮加工业形成强大的产业优势。

参 考 文 献

卞科，郑学玲，2017. 谷物化学［M］. 北京：科学出版社.

林汝法，柴岩，廖琴，等，2002. 中国小杂粮［M］. 北京：中国农业科学技术出版社.

舒小丽，吴殿星，张宁，等，2017. 稻米功能成分研究与育种［M］. 北京：中国农业出版社.

孙元琳，陕方，赵立平，2012. 谷物膳食纤维——戊聚糖与肠道菌群调节研究进展［J］. 食品科学，33（9）：326-330.

唐文娟，赵红清，许宙，等，2016. 谷物蛋白分离纯化方法的研究进展［J］. 食品与机械，32（2）：178-182.

吴跃，2015. 杂粮特性与综合价格利用［M］. 北京：科学出版社.

杨柳，谢虹，章泾萍，2012. 血糖负荷在 2 型糖尿病饮食治疗中的应用现状［J］. 中国老年学杂志，32（4）：861-863.

曾果，2018. 公告营养学［M］. 北京：科学出版社.

曾杰，杨继国，2011. 五谷杂粮食品加工［M］. 北京：化学工业出版社.

赵文竹，陈月皎，张宏玲，等，2017. 基于结构糖组学的食源性糖蛋白研究进展［J］. 食品工业科技，38（12）：333-337，341.

赵晓丹，2015. 食物抗营养因子［M］. 北京：中国农业大学出版社.

中国营养学会，2016. 中国居民膳食指南（2016）科普版［M］. 北京：人民卫生出版社.

朱永义，2002. 谷物加工工艺与设备［M］. 北京：科学出版社.

马燕，魏媛，王冕，等，2019. 谷物酚酸合成途径及代谢调控研究进展［J］. 食品科学
（15）：1-11.

杜亚军，田志芳，周柏玲，2017. 燕麦脂肪及其对加工影响综述［J］. 粮食与油脂，30
（5）：4-7.

张越华，曾和平，2006. 脂肪酸在生命过程中的作用研究进展［J］. 中国油脂（12）：
11-16.

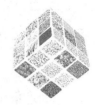

第二章　谷　子

谷子又称粟，脱壳后称为小米，是起源于我国的古老作物，其栽培历史超过 8 000 年，主要用于日常食用，还可作为牲畜饲料。随着人们对食品营养、健康与安全的关注，以谷子为主的小杂粮逐渐成为人们餐桌上的必备食品。

第一节　谷子概述

谷子（*Setaria italica* Beauv.）是禾本科（Gramineae）狗尾草属一年生草本植物。数千年来谷子一直作为中国北方的主栽作物，被誉为中华民族的哺育作物。谷子被普遍认为是一种抗旱耐瘠作物，具有生育期短、适应性强、耐贫瘠、耐干旱、易贮存等特点。谷子与黍（黍稷、糜子，*Panicum miliaceum*）、稻（水稻，*Oryza sativa*）、麦（小麦，*Triticum aestivum* L.）和菽［大豆，*Glycine max*（Linn.）Merr.］被称为中国传统农耕文明的"五谷"。其中谷子在"五谷"中位列重要位置，可见这种作物对中华文明发展的重要性。

一、谷子的生物学特性

谷子的根属须根系，由初生根、次生根和支持根组成。初生根由胚根发育而成，主要集中在 20～40cm 的土层内，次生根发生在茎基部各茎节上。谷子的茎由胚轴发育而成，谷子的茎秆由节和节间组成，呈圆柱形，基部微扁，节间中空或稍有髓。植株主茎高度 1～1.5m，茎节数 18～25 个。谷子除第一片真叶顶端圆钝外，其余叶片狭长、扁平，呈披针形；叶片上有明显的中脉和其他平行的小脉；表皮有很多茸毛，叶缘向叶尖方向斜生细刺。谷子的花序属圆锥花序，一个谷穗是由穗轴和众多的谷码组成。由于谷穗第一级枝梗长短、稀密不同，以及穗轴顶端是否分叉，形成不同形状的穗形。生产上常见的谷子品种穗形有圆筒形、棍棒形、分枝形等。

谷子幼穗发育完成后，穗子从旗叶的叶鞘中伸出，开始抽穗，春谷抽穗约在 7 月下旬到 8 月上旬，夏谷抽穗约在 8 月中旬。从开始抽穗，到谷穗全部抽出，大约需要 3d 时间。抽穗期间是营养体生长的顶点，全部抽出后到开花，植株高度不再增加，茎叶生长趋于停止。谷子抽穗早晚取决于幼穗分化的早晚。除品种间有所差异外，缩短光照也能提早抽穗；如遇干旱则延迟抽穗，并造成"卡脖旱"，抽穗不畅或抽不出穗来。谷子幼穗分化过程的好坏，决定每穗粒数的多少，这是高产的第一步，还不是实际的产量，只是产量容纳的能力。真正产量要看在灌浆期间全部小花的充实饱满程度。灌浆充实饱满，籽粒产量就高。抽穗后保持较大的绿叶面积并延长绿叶功能期，从而增强光合作用，有利于提高穗粒重。

谷子成熟过程，可以分为以下 3 个时期：①乳熟期，植株养分大量向籽粒输送，是粒重增长的主要时期，籽粒颜色由深绿变成浅绿，胚乳由清乳状浓缩成炼乳状，水分含量由 80% 减少到 50% 左右。乳熟后期，干重急剧增长。②蜡熟期，籽粒表面由绿色转变为黄绿色，胚乳由浓缩状变成湿粉状，籽粒上部挤出少量乳状物，干重增长由快减慢，籽粒含水量下降到 35% 左右。③完熟期，籽粒胚乳变硬，含水量下降到 20%。含水量下降与气候条件关系很大。天气干燥，籽粒含水量可以下降到 15% 以下，籽粒干物质停止积累，籽粒体积缩小，颖片失水干枯。谷子的籽粒是一个假颖果，是由子房和受精胚珠连同内外稃一起发育而成的。籽实较小，千粒重一般在 2.5～3.5g。籽实结构包括皮层、胚和胚乳三部分。在生产上，常把生育期为 60～100d 的谷子品种定为早熟品种，100～120d 的谷子定为中熟品种，120d 以上的谷子定为晚熟品种。

谷子的籽粒颜色是鉴别品种的重要依据，它的主要颜色包括黄色、红色、青色，少数呈褐色、黑色以及白色。而米色是指谷子脱去壳之后得到的小米的颜色，包括黄色、浅黄色、鲜黄色、黄褐色、白色及绿色。谷子籽粒的品种很多，按籽粒的性质可分为糯性和粳性两类；按谷壳的颜色可分为黄色、白色、褐色等多种，其中红色、灰色者多为糯性，白色、黄色、褐色、青色者多为粳性。一般来说，谷壳色浅者皮薄，出米率高，米质好；谷壳色深者皮厚，出米率低，米质差。

二、谷子的起源与历史

（一）谷子与糜子、黍、稷的关系

我国谷子的栽培历史悠久，其又称为粟（小黄米）。糜子（大黄米）包括黍（糯性）和稷（粳性）。

我国农学界的观点认为糜子包括黍和稷，它们是属于同一种作物的两种类型，糯者为黍，粳者为稷。黍稷是由野生稷进化而来，从其进化过程来看，最初作为野草的野生稷，籽粒是粳性的，没有糯性的。野生稷进化为栽培稷，栽培稷再进化为栽培黍。作为野草的野生稷，在各类禾本科野草中，不论其生育期、抗旱性、耐瘠性和籽粒产量上都有明显的优势，由此推断，野生稷被原始人类作为最早赖以生存的采集植物。根据现代遗传学的研究，野生稷的染色体和栽培黍稷的染色体数完全相同，都是 $2n=36$，通过对酯酶、同工酶的研究，结果表明，野生稷的谱带和栽培黍稷的谱带也基本相同。由此确定，野生稷和栽培黍稷亲缘关系很近，属同一个物种，学名 *Panicum miliaceum* L. 。由于野生稷和栽培稷有很近的亲缘关系，导致了栽培稷成为人类最早的、也是最容易驯化的作物，也是起源于中国最早、比谷子的起源还要早的作物。为此，古人又把稷列为五谷之长、百谷之主，作为祭祀祖先的供品，以表达不忘先祖给后代带来赖以生存食粮的恩德。1 世纪，东汉班固撰《白虎通义》中记载："人非土不立，非谷不食。土地广博，不可偏敬也，五谷众多，不可一一而祭也，故封土立社，示有土也。稷，五谷之长，故立稷而祭之也。"《汉书》记载："稷者，百谷之主，所以奉宇宙，共粢盛，古人所食以生活也。"11 世纪末期，北宋的《毛诗名物解》记载："稷，祭也，所以祭，故谓之穄。"穄和稷同音，由于稷作为祭祀祖先的供品，所以后人又以稷引申出穄来，其实都是指同一种作物，但说明稷在人类历史长河中年代久远。我国各个朝代的京城也相继修建"社稷坛"，作为皇帝祈求神灵保佑，在新的一年风调雨顺、五谷丰登、百姓平安的地方。这里的稷，也是谷神的意思。直到现在，北京城天安门旁的中山公园里仍然保留着规模宏大的"社稷坛"。由于稷是人类最早驯化栽培的作物，黍和稷是同一种作物，只是不同的类型而已，黍稷成为古人最早栽培的作物。《中国大百科全书·农作物卷》及《中国农业百科全书·粮食作物》均将黍与稷列为同类。20 世纪 90 年代，农业研究专家王星玉所著的《中国黍稷》、柴岩所著的《糜子》等专著中也都认同这种观点。

(二) 谷子的起源

对于谷子的起源，国内外学者有三种说法：一是起源于印度，二是起源于埃及，三是起源于中国。前两种观点由于论据不足，已被否定。中外学者逐步深入研究，从谷子的野生分布、遗传关系、考古遗存等多个方面证明谷子是中国最早栽培的古老作物之一，中国是世界上栽培谷子的起源中心。

苏联植物学家尼古拉·伊万诺维奇·瓦维洛夫是用生物学研究农业起源的先驱。他访问了 52 个国家，根据世界不同地区谷类植物基因的差异，提出了植物栽培的 8 个起源中心，其中第一个中心便是中国。由于我国谷子遗传资源丰富，形态多样，瓦维洛夫因此推定中国是谷子的起源中心。此外，在河北武安县磁山村遗址和内蒙古赤峰市兴隆沟遗址中，均发现有少量谷子的遗存，前者为距今 7 500～8 700 年，后者为距今 7 500～8 000 年。根据间接的技术证据，科研人员在河北徐水县南庄头遗址和北京门头沟区东胡林遗址中，提取到了具有驯化特征的谷子淀粉粒，时间在距今 9 500～11 000 年。这一重要鉴定结果将谷子驯化的时间清楚地界定到了 10 000 年以上。相比于世界上其他较早有关谷子的考古发现，中国的谷子文化遗址年代最早。中国栽培谷子的本土特征，也是支持其中国本土起源说的重要证据，正如美籍华人何炳棣所言："中国古代人民种植的是水稻和谷子，饲养的是猪和狗这些原产于该地的物种，看不到外来影响，当西方引入的小麦、大麦、山羊最后到达中国之时，已是一个发达的农业文明建立以后的事了。"而西方学者之所以逐渐接受中国是农业起源的一个独立起源中心，也主要是得力于何炳棣先生的足够证据。值得关注的是，谷子农业还与黄河流域自然环境密切相关。黄河流域属暖温带气候中的大陆东端，冬春干旱而夏季多雨，谷子的基本特点是耐旱喜温，春种秋收，正符合该地区的气候特征。另外，黄土质地疏松，容易被降雨冲刷侵蚀，而黄河流域的降水又正具有集中的暴雨性特点，这就给实行灌溉农业带来很大阻碍，但谷子对灌溉并无严格要求，也应是顺应这一环境的产物。综上所述，谷子是在中国最早被驯化和栽培的农作物。

（三）谷子的地理分布与生产概况

谷子在我国广泛适应于干旱、半干旱地区，主要分布在淮河、汉水、秦岭以北，河西走廊以东，阴山山脉、黑龙江以南和渤海以西的广大地区。其中，有统计面积的多达 23 个省份，其中以下 11 个省份谷子面积占全国谷子面积的 96.9%，分别为山西、河北、内蒙古、宁夏、辽宁、陕西、河南、黑龙江、山东、甘肃、吉林。主产省为河北、山西和内蒙古，它们的总产量分别占全国总产量的 25.3%、17.9% 和 15.0%，三省份合计占 58.2%。按行政区划分，华北、东北、西北，谷子种植面积分别占全国种植面积的 64.3%、15.6% 和 13.9%（图 2-1）；按经济区分，中部、东部和西部，谷子面积分别占全国种植面积的 55.6%、32.1% 和 13.2%；按生态区可分为西北春谷生态类型区、华北夏谷生态类型

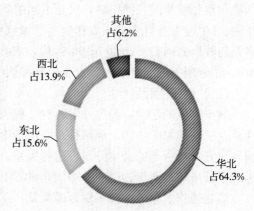

图 2-1　按行政区划分谷子种植面积

区、东北春谷生态类型区，谷子种植面积分别占全国种植面积的 60%、23% 和 17%。

据联合国粮食及农业组织、智研数据中心整理统计，2013 年全球谷子总产量为 2 986.41 万 t，2014 年 3 274.52 万 t。印度是谷子产量最高的国家，其后依次为尼日尔、中国和马里。2014 年产量居世界前三名国家的谷子产量分别为 1 142.00 万 t、332.18 万 t、234.47 万 t。2014 年我国谷子的产量为

234.47 万 t，居于世界第三位。2017 年中国谷子播种面积约 146.67 万 hm²，同比增长 20％左右。主产区中，内蒙古、山西、河北等种植面积同比增加 20％左右，吉林同比增幅在 30％以上，河南、陕西、甘肃、宁夏等保持相对稳定。澳大利亚、美国、加拿大、法国还有日本等发达国家也种植了不同面积的谷子。

我国作为谷子的发源地和主产区，在国际市场上具有竞争优势，虽然谷子的消费量和出口量逐年增加，但是海外市场仍然具有潜力，有待开拓。据中国海关粮油进出口数据统计显示，我国谷子主要销往日本、韩国、印度尼西亚等国家，主要以食用和饲用两种形式出口。食用谷子要求较高，不仅要求商品性较好，还要求食用品质高且无污染，主要出口日本、朝鲜和东南亚国家和地区；饲用谷子则要求色泽鲜艳和千粒重高，主要出口欧洲和美洲。

第二节　谷子营养特性

谷子籽粒脱皮后的种仁称为小米，小米是谷子的主要可食部分。谷子的籽粒营养丰富，口感好，易于消化和吸收，多为产妇和婴儿的良好滋补食品，备受北方广大群众的喜爱，是一种很好的食疗食品。谷子籽粒的蛋白质和糖类含量都比较高，而且含有较多的 B 族维生素和膳食纤维。谷子必需氨基酸含量比大米、玉米、高粱、小麦都高，在谷类粮食作物中，谷子的必需氨基酸配比最合理，且营养价值也最高，在经济作物中有很高的潜力。

一、蛋白质

谷子中的蛋白质平均含量为 13.24％。小米中的蛋白质含量为 7.5％～17.5％，平均为 11.42％，与小麦全粉中的蛋白质含量相近，但低于豆类，其蛋白质的消化率为 83.4％，生物价为 57，高于大米和小麦；谷糠中的蛋白质含量为 16％～20％，平均为 18％。

根据研究实验结果显示，不同小米品种间蛋白质的含量有很大差异，种植在不同的地区、不同的海拔、不同降水量及温度、不同的土壤性质的同一小米品种，其蛋白质含量也不尽相同。不同米质（粳性和糯性）及米色（黄、白、青和灰）的小米中粗蛋白含量不同，其中糯米略高于粳米，黄粒米略高于青色米和灰色米但低于白色米，且同一种米色或米质的小米品种之间的变异很大。

赵学伟等人通过试验得出结论，小米蛋白质主要以蛋白体的形式存在，蛋白体直径为 1～1.5μm。蛋白体位于淀粉粒之间的间隙或"镶嵌"于淀粉粒之间。蛋白体在胚乳外围分布较多，中心部分相对较少。谷子中的蛋白质主要有清蛋白、球蛋白、醇溶蛋白和谷蛋白。刘敬科等通过对谷子各蛋白组分的聚丙烯酰胺凝胶电泳（SDS-PAGE）图谱进行分析，得到清蛋白谱带主要集中在高分子质量范围内，球蛋白、醇溶蛋白主要集中在低分子质量范围内，谷蛋白在高、低分子质量范围内都有。谷子清蛋白、球蛋白、谷蛋白、醇溶蛋白的等电点分别为3.8、3.6、4.4、5.6；谷子清蛋白、球蛋白、谷蛋白、醇溶蛋白、其他蛋白和总蛋白的每百克平均值分别为0.34g、1.17g、1.39g、1.22g、7.42g、11.54g。

小米蛋白质中氨基酸种类齐全，含有17种氨基酸，谷氨酸、亮氨酸、丙氨酸、脯氨酸、天冬氨酸构成了小米氨基酸的主要组成成分，占总量的58.95%，其中人体必需的8种氨基酸占整个氨基酸总量的41.9%，且其含量均高于大米、小麦粉和玉米。

必需氨基酸比例是评价食物蛋白质品质的关键。评价蛋白质营养品质的方法众多，最直接的方法是联合国粮食及农业组织（FAO）、世界卫生组织（WHO）提出的氨基酸评分法，如果得分比标准模式标准值低，说明含量少，没有达到标准，相反，则达到标准。氨基酸评分法中包括色氨酸含量，但是在酸解条件下色氨酸全部被破坏，需要另外的检测方法测出。测定蛋白质时，将氨基酸指数法和鸡蛋的蛋白质结合，进行小米的蛋白质评价。组氨酸是婴幼儿的必需氨基酸，小米又是婴幼儿的重要食物，因此也把组氨酸列入评价之中。鸡蛋是所有天然食物中最好的优质蛋白来源，其氨基酸的组成结构与人体氨基酸的组成结构最为相似，容易被人体利用，所以把小米与鸡蛋作为对比小米与鸡蛋中必需氨基酸含量对比见表2-1。

表2-1　小米和鸡蛋中必需氨基酸含量对比

单位：mg/g

必需氨基酸名称	小米	鸡蛋
异亮氨酸	41.18	54
亮氨酸	127.09	86
赖氨酸	19.56	70
甲硫氨酸＋胱氨酸	48.80	57
苯丙氨酸＋酪氨酸	78.46	93
苏氨酸	33.50	47
色氨酸	13.96	17
缬氨酸	52.13	66
组氨酸	19.58	22

注：1. 小米和鸡蛋必需氨基酸数据来自文献《小米蛋白质的氨基酸组成及品质评价分析》（杨春等，2008）。

2. 色氨酸数据来自文献《小米谷糠蛋白的提取及其保健功能的研究》（许洁，2012）。

除色氨酸之外，小米含的必需氨基酸占蛋白质总量的42.03%。小米中大部分必需氨基酸的评分比 FAO/WHO 模式标准值要高，缺乏的仅是赖氨酸和苏氨酸，赖氨酸为小米的第一限制氨基酸。由此可见，小米是一种优质蛋白质的来源。许洁检测了小米中的色氨酸含量为 13.96mg/g。

二、糖类

小米中糖类的含量占小米重量的 63%～70%，低于稻米、小麦和玉米中的糖类含量。

（一）多糖

小米水溶性多糖的组成结构中，主要是阿拉伯糖和木糖，还有少量的甘露糖、D-半乳糖以及一定量的葡萄糖。阿拉伯糖、木糖、甘露糖、D-半乳糖的结构式分别如图 2-2、图 2-3、图 2-4、图 2-5 所示。

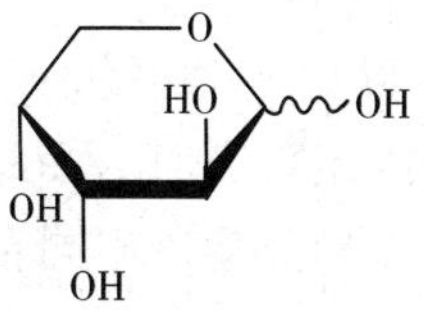

图 2-2　阿拉伯糖

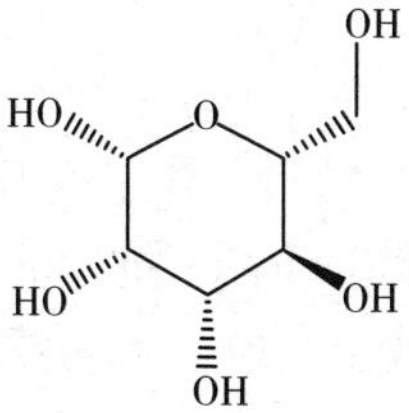

图 2-3　木　糖

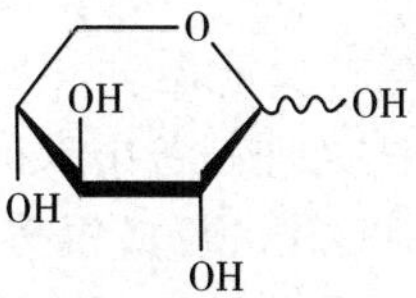

图 2-4　甘露糖

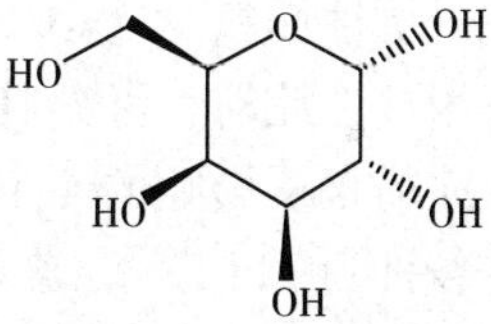

图 2-5　D-半乳糖

诸爱士等用碱提法和水提法提取小米多糖，得到的小米多糖含量分别为 47.27mg/g 和 7.90mg/g。这两种提取方法相比较，碱提法可以明显缩短提取时间，提高多糖提取效率。王玺等采用超声波辅助碱提法提取沁州黄小米中的多糖，得到的提取率为 70.29%，与前面的两种提取方法相比较，其提取率大大提高。这是由于超声波产生了高速、强烈的空化效应和搅拌作用，破坏了小米中的细胞，使溶剂渗透到小米细胞中，加快了小米中的多糖物质溶出。随着提取技术的不断发展，微波辅助法也开始应用到小米多糖的提取中。张秀媛等采用微波辅助法提取米糠多糖，得到的提取率为 2.83%，与那些传统的提取方法相比较，既节约了成本，又提高了提取率。

（二）淀粉

小米糖类中淀粉含量占 56%～61%，其中直链淀粉含量为 14%～25%，在体内酶的作用下被转化为葡萄糖和能量以供机体利用,其消化率为99.4%。小米淀粉的平均粒径(D_{50})相对较小,为6.14~11.96μm。淀粉包括直链淀粉和支链淀粉两种,直链淀粉含量与支链淀粉含量的比值对小米的品质和口感(也可称为蒸煮性质)有直接影响。直链淀粉含量与支链淀粉含量的比值低,支链淀粉含量较高,亲水基团多,蒸煮时增加了小米饭的甜味和黏度。一般说来,糯性品种小米的黏度与直链淀粉含量呈负相关,直链淀粉含量低则黏度大,品质好;而粳性品种的小米,直链淀粉的含量以14%~17%为佳。因此淀粉的结构与性质直接影响小米的食用品质和加工品质。马力等对小米淀粉和玉米淀粉进行比较分析,得出小米的直链淀粉含量高于玉米。小米淀粉具有凝胶稳定性好、持水力强、膨胀力高、糊化温度高、热焓变化大的优点,但具有透明度低、冻融稳定性差和热稳定性差的缺点。小米谷糠中淀粉含量为26%~32%。

抗性淀粉是谷子中的重要功能成分,是指在健康人体小肠中不能被消化吸收,而能在大肠中被发酵分解的淀粉及其降解物。中国谷子地方品种抗性淀粉平均值为2.43%,含量变幅为0~6.74%,变异系数为50.26%,呈偏正态分布。不同生态区谷子抗性淀粉含量从高到低依次为内蒙古高原、华北平原、东北平原、黄土高原,且内蒙古高原和黄土高原之间差异显著;不同省份抗性淀粉含量存在一定差异,其中黑龙江谷子抗性淀粉含量显著高于内蒙古谷子和甘肃谷子,其他省份的谷子差异不大;不同省份谷子(黑龙江除外)和不同生态区品种谷子抗性淀粉含量以2.00%~4.00%为主。张振等采用普鲁兰酶法处理制备小米抗性淀粉,考察其pH、普鲁兰酶添加量、反应温度和反应时间对小米抗性淀粉含量影响的4个因素,得到普鲁兰酶法处理制备小米抗性淀粉的最佳工艺条件为pH 5.0、普鲁兰酶添加量180 ASPU/g、反应温度55℃及处理时间12h,此条件下制备的小米抗性淀粉含量最高值为13.16%。

三、脂质

谷子的脂肪主要存在于胚的油脂体中,脂肪含量范围主要集中在2.1%~4.0%。小米的粗脂肪含量虽然平均含量仅为4%左右,但其中不饱和脂肪酸总量占比高达76.69%~88.62%,主要为棕榈酸8.1%、硬脂酸6.2%、油酸13.2%、亚油酸68.4%、亚麻酸1.8%、花生酸2.0%。饱和脂肪酸总量占比11.51%~23.31%。不饱和脂肪酸是一种生物活性独特的物质,对人体有着重要的生理功能,ω-3、ω-6多不饱和脂肪酸是合成类二十烷酸化合物的前体,它们在稳定细胞膜功能、调控基因表达、维持细胞因子和脂蛋白平衡、抗心血管病、促进生长发育等方面有不可替代的作用。但是人体不能合成亚油酸和亚麻酸,必须通过食物来获得。此外,小米脂肪消化率为90.8%。因此,小米脂肪为优质脂肪。小米谷糠中粗脂肪含量为16%~18%。

崔素萍等采用超声波辅助索氏提取法对小米中的脂肪进行提取，使脂肪的提取率比索氏提取法平均提高 30.36%，而对小米中脂肪酸的种类和含量几乎没有影响。因此，超声波法可用于小米中脂肪的辅助提取。

脂肪在长期保藏过程中，由于微生物、酶和热的作用发生缓慢水解，产生游离脂肪酸。而脂肪的质量与其中游离脂肪酸的含量有关。一般常用酸值作为衡量标准之一。在油脂生产的条件下，酸值可作为水解程度的指标。酸值越小，说明油脂质量越好，新鲜度和精炼程度越好。李红等对谷子的基本组成和谷子油的理化性质及脂肪酸组成进行了分析检测，小米油的酸值为11.9mg/g，高于常见植物油脂的酸值。小米油的碘值较高，说明小米油中不饱和脂肪酸含量偏高，放置时应该防止氧化，氧化后小米油的过氧化值变高，为30.9mol/kg，小米油的皂化值是 194.4mg/g，比常见食用油脂的皂化值（200mg/g）稍微偏低，所以可以判断，组成小米油的脂肪酸相对分子质量大于常见的食用油脂。中国产小米亚油酸与不饱和脂肪酸含量呈北方省份高、南方省份低的趋势，棕榈酸和饱和脂肪酸含量则是南方省份高于北方省份。

四、膳食纤维

小米中膳食纤维含量为 1.6% 左右，是大米的 2.5 倍。膳食纤维是食物中不能被胃肠中的消化酶消化的食物的总称，曾被认作不能被人体消化吸收的成分，没有任何价值。但是现代医学证明，膳食纤维是膳食中重要的构成部分，被称为第七营养素。膳食纤维根据溶解性不同分为可溶性膳食纤维（soluble dietary fiber，SDF）和不溶性膳食纤维（insoluble dietary fiber，IDF）两类。可溶性膳食纤维主要有抗性寡糖、抗性糊精、改性纤维素、合成多糖以及植物胶体等，在食品中主要起凝胶、增稠和乳化的作用；不溶性膳食纤维主要包括纤维素、半纤维素和木质素等，在食品中主要起填充作用。

张荣等认为，可溶性膳食纤维在许多方面的生理功能要优于不溶性膳食纤维，有营养保健功能。郭文奎等利用酶解法提取小米中可溶性膳食纤维，并使用近红外光谱对小米中可溶性膳食纤维进行结构分析，结果显示可溶性膳食纤维具有糖酯的特征结构。通过高效液相色谱分析得出可溶性膳食纤维主要由半乳糖、阿拉伯糖、葡萄糖及鼠李糖共 4 种单糖组成，且单糖组成极为相似。

小米谷糠中的膳食纤维含量为 18% 以上，目前对于谷物类膳食纤维，主要研究的是小麦、燕麦、玉米等植物中的膳食纤维。刘倍毓等采用酶-化学法提取糯性小米麸皮、非糯性小米麸皮中的膳食纤维，对其化学成分、单糖组成进行分析，并对提取出的膳食纤维进行物化特性测定，试验结果表明，小米麸皮可作为富含大量优质膳食纤维的潜在来源。

五、维生素

维生素是人生命活动中必不可少的营养素，大多数维生素不能在人体内合成，只能由食物供给。小米中维生素 B_1 的含量较多，维生素 A、维生素 D、维生素 C 和维生素 B_{12} 的含量较低；胡萝卜素含量为 0.12mg/100g，一般粮食中不含有胡萝卜类；维生素 E 含量相对较高，为 5.59~22.36mg/100g。小米中 B 族维生素含量很丰富，维生素 B_1 是保证正常神经功能和糖类新陈代谢不可缺少的物质；维生素 B_2 是构成脱氢酶的主要成分，为活跃细胞中氧化作用所必需；小米中的维生素 B_3 的利用率较高，不像玉米中的维生素 B_3 呈结合型而不利于人体吸收。小米中富含的色氨酸在人体中也能转化为维生素 B_3，因此小米中的维生素 B_3 可以满足人体的需要。维生素 B_9 又称为叶酸，其含量为 0.1mg/100g，它是人体在利用糖分和氨基酸时的必需物质。小米中的维生素组成及含量见表 2-2。

表 2-2　小米中的维生素组成及含量

单位：mg/100g

维生素	含量
维生素 B_1	0.79
维生素 B_2	0.12
维生素 B_3	1.6
维生素 E	5.59~22.36
维生素 A	0.19
胡萝卜素	0.12
叶酸	0.10

六、矿物质

小米中的矿物质含量相对较少，与大米相比，小米中矿物质的含量特点是钾、铁、磷含量较高。赵闪闪等采用电感耦合等离子原子发射光谱法（ICP-AES）测定样品中的矿物质元素含量，锌含量为 23.58μg/g，铁含量为 100.45μg/g，镁含量为 1 485.80μg/g，钙含量为 1 033.16μg/g，铜含量为 3.52μg/g。张勇等研究小米中的矿物质含量，分析籽粒中包括铁、锌、锰、铜等微量元素和钙、钾等常量元素在内的主要矿物质元素含量，研究得出结论：微量元素中，铁平均含量最高，为 41.9μg/g；铜含量最低，为 5.54μg/g；锌和锰含量居中，分别为 29.3μg/g 和 36.3μg/g；铁和锌元素含量的最高值分别为 65.6μg/g 和 43.9μg/g。常量元素中，钾平均含量最高，达 4 747μg/g；钙含量最低，为465μg/g。文杰研究认为，小米中的铁含量比大米中的高1倍，对于气血不足的老人，小米不但可滋阴补血，还可润秋燥。

《富硒稻谷》（GB/T 22499—2008）规定，富硒稻谷的硒含量为 0.04～0.30μg/g，谷子中矿物质元素特别需要指出的是硒元素的平均含量为 0.053 3μg/g，硒不仅对细胞膜有一定的保护作用，还能对多种维生素的吸收与消耗进行调节，在机体代谢方面起重要作用。小米中硒以有机硒的形式存在。高硒小米是非常理想的营养保健食品。谷子的硒含量与产地相关，其中西北地区的谷子硒含量最高，其次是黄土高原、华北平原和东北平原，最后是内蒙古产区。谷子的硒含量也与籽粒的颜色相关，红色谷子的硒含量最高，其次是黄色谷子、青色谷子，硒含量最低的是褐色谷子。谷子的硒含量与谷子籽粒中蛋白质含量呈正相关。

第三节　谷子生物活性成分

一、多酚

谷子中多酚含量丰富，多酚为最主要的对人体有益的活性化合物。田志琴研究了小米、高粱、大麦、燕麦和小麦中的多酚含量，小米中多酚含量达到 1 387μg/g，仅次于高粱中的多酚含量。小米中的多酚生物学活性较高，可以直接加工为保健品，也可以添加到食品中提高其保健功效。小米中的主要多酚是酚酸和黄酮。多酚在小米中呈不均匀分布，主要存在于小米的糊粉层、种皮和果皮层中，其中几乎 60% 的多酚集中在小米的种皮层（约占种子质量的12%）。这些多酚分为两类：羟基苯甲酸和羟基肉桂酸。羟基苯甲酸直接来源于苯甲酸，包括没食子酸、对羟基苯甲酸、香草酸、紫丁香酸和原儿茶酸；羟基肉桂酸含有 C_6 - C_3 结构，包括香豆酸、咖啡酸、阿魏酸和芥子酸。Zhang 等测定了晋谷 28 和晋谷 34 谷子中游离酚、结合酚和总酚的含量，如表 2 - 3 所示。

表 2 - 3　两种不同品种谷子中游离酚、结合酚和总酚含量

单位：mg/100g DW

谷子品种	含量		
	游离酚	结合酚	总酚
晋谷 28	25.10	41.16	78.79
晋谷 34	41.16	76.45	114.22

目前对酚类化合物的提取，根据其种类和聚合度不同采用不同的提取方法。田志琴分别用超声辅助法、微波辅助法和常规溶剂法对晋谷 9 号小米酚类

化合物的提取工艺进行了研究，得到的提取率依次为 75.77mg/100g、105.38mg/100g 和 73.20mg/100g。这三种提取方法相比较，常规溶剂法提取率最低，超声辅助法提取率次之，微波辅助法提取率最高，这是由于微波剪切力破坏了小米中的细胞壁，加快了小米中的酚类化合物物质溶出。

（一）酚酸

小米中的主要酚酸有绿原酸、丁香酸、咖啡酸、对香豆酸和阿魏酸等，其含量如表 2-4 所示。酚酸分为游离型和结合型，小米中的结合型酚酸主要为阿魏酸、对香豆酸以及绿原酸。Rao 等则研究了小米中的结合酚酸主要为阿魏酸（18.60mg/100g），游离酚酸主要为原儿茶酸（45.0mg/100g）。Devi P B 等总结了小米中发现的酚酸，包括香豆酸、对羟基苯甲酸、香草酸、原儿茶酸、没食子酸、丁香酸、肉桂酸、反式阿魏酸和槲皮素，并认为这些酚酸是小米中的主要有益于人体健康的活性物质。

蒸的方式处理能使小米结合酚酸的比例提高 8%～16%，减少游离酚酸、结合酚酸的绝对含量 58% 和 40%，煮小米中减少游离酚酸 59%、结合酚酸 6%，游离酚酸在蒸煮加工环节损失过半。

表 2-4 两种不同品种的谷子酚酸组成

单位：mg/100g DW

项 目	谷子品种	含 量		
		游离型酚酸	结合型酚酸	总酚酸
绿原酸	晋谷 28	6.14 (34.72)	11.54 (65.28)	17.68
	晋谷 34	6.54 (40.70)	9.53 (59.30)	16.07
丁香酸	晋谷 28	1.49 (100)	未检出	1.49
	晋谷 34	0.81 (100)	未检出	0.81
咖啡酸	晋谷 28	未检出	3.70 (100)	3.70
	晋谷 34	4.03 (52.41)	3.66 (47.59)	7.69
对香豆酸	晋谷 28	未检出	3.77 (100)	3.77
	晋谷 34	未检出	4.46 (100)	4.46
阿魏酸	晋谷 28	未检出	12.86 (100)	12.86
	晋谷 34	4.72 (29.60)	11.23 (70.40)	15.95

注：括号中是不同类型酚酸占总酚酸含量的百分比，单位为%。

（二）黄酮

黄酮类化合物（flavonoids）主要指具有 2-苯基色原酮结构的化合物。小米中的黄酮类物质主要是菊花黄酮，包括芹菜素、木犀草素、荭草素、麦黄酮、牡荆素。

雷金仙等对比超声波提取法、微波提取法、溶剂法 3 种不同方法提取小米中黄酮类化合物，得到超声波提取法提取率最高（0.189mg/g），溶剂法提取率最低（0.146mg/g），微波提取法和超声波提取法比溶剂法提取小米中的黄酮消耗时间短、提取效率高。吴立根等研究发现小米中游离黄酮含量379.83mg/100g，结合黄酮含量为 240.94mg/100g。

二、黄色素

小米中的黄色素多存在于种皮细胞，即小米的表层细胞中，是一类天然的食用黄色素，其在胚乳细胞和糊粉层细胞中含量很少。黄色素是小米营养的重要组成部分，其化学成分与玉米黄色素基本相同，主要包括玉米黄素（3,3'-二羟基-β-胡萝卜素）、隐黄素（3-羟基-β-胡萝卜素）和叶黄素（3,3'-二羟基-α-胡萝卜素）等，属于天然类胡萝卜素。小米黄色素的各组分中，叶黄素的含量最高，其次为玉米黄素和隐黄素。小米黄色素中叶黄素的含量为总体黄色素含量的 50% 以上，可达 69% 左右，玉米黄素含量约占 19%，隐黄素含量约占 4.9%，α-隐黄素和 β-胡萝卜素酮分别占到 4% 及 3%。

杨延冰等检测了来自不同地区的 169 份谷子品种，发现黄小米黄色素含量为 5.40～19.55mg/kg，绿小米黄色素含量为 10.14～16.44mg/kg，白小米黄色素含量较低。

王海棠等对小米黄色素的提取工艺进行了优化，95% 乙醇为最佳提取剂，乙醇：小米＝3：1，室温提取 3～4 次，提取时间为 2～4h。研究还发现，该色素的最大吸收波长为 445nm，具有一定的耐热性、耐氧化性和耐还原性，但耐光性较差，Fe^{3+} 对其有破坏作用。谭国进等以乙醇为浸提液从小米中提取黄色素，并对其稳定性进行研究。结果表明，温度、碱性条件、氧化剂、还原剂、食品添加剂对小米黄色素的稳定性无影响，而光照和酸性条件对其稳定性有明显影响。对提取的小米黄色素进行急性毒性试验，LD_{50} 未检出，证明该色素安全无毒。小米黄色素可用于多种食品、饮料及糖果着色，其安全无毒，着色力强，色泽明亮自然，具有很高的营养保健作用。

三、肌醇

肌醇是一种水溶性维生素，是 B 族维生素中的一种。小米肌醇的含量为 0.5%～0.7%。肌醇和胆碱一样是亲脂肪性的维生素，具有降低胆固醇、促进健康毛发的生长、防止脱发、预防湿疹等作用。

四、甾醇

甾醇主要存在于小米油中。甾醇在小米糠油中的含量约为 3%。Takatsuto S

等采用气质联用的方法研究了小米中的甾醇。霍权恭等利用 Q－MS910 型气-质联用仪从小米不皂化物中分离鉴定出了豆甾二烯、菜油甾醇、麦角甾烷醇、豆甾醇、β-谷甾醇及 3-乙氧基胆甾醇 6 种主要的植物甾醇。小米甾醇具有降低体内的胆固醇、修复组织、抑制肿瘤生长的作用。甾醇的乳化性能好而且稳定，可用作生化试剂盒医药原料。

第四节　谷子的营养作用

小米自古就有药用的先例。《本草纲目》说："粟米味咸淡，气寒下渗，肾之谷也，肾病宜食之，虚热消渴泻痢，皆肾病也，渗利小便，所以泄肾邪也，降胃火，故脾胃之病宜食之。"《神农本草经》记载，小米具有养肾气、除胃热、止消渴（糖尿病）、利小便等功效。

中医学认为，小米味甘、微寒、无毒，入肾、脾、胃经，具有和中、益肾、除热、解毒、养阴、壮阳、消肿等功能，主治脾胃虚热、反胃呕吐、消渴、泄泻等症。

一、助消化作用

中医认为，小米具有健脾、和胃功效，能治脾胃不和、脾虚久泻、消化不良和积食腹痛等症。小米中含有较多的可溶性膳食纤维，膳食纤维不能被人体消化吸收，但是可以促进肠道的蠕动，加快消化腺的分泌，减少肠黏膜与粪便接触的时间，降低某些致癌物质的产生，对消化道疾病有一定的预防作用。此外，范冬雪等人对小米进行蒸制、煮制以及挤压处理，发现挤压处理的加工方式在影响小米蛋白消化率方面优于蒸制和煮制。这是由于挤压作为一种高温短时的加热处理方式，在加工过程中，对小米蛋白质有很大的影响。挤压温度和样品水分是影响蛋白质结构的重要指标。通过挤压导致的蛋白质变性可以暴露蛋白酶作用位点，从而提高蛋白消化率。

二、抗氧化作用

小米中具有抗氧化作用的成分主要为小米多肽、维生素 E、黄色素以及多酚。刘剑利等采用碱水解法提取小米蛋白中的多肽物质，以二苯代苦味肼基（DPPH）自由基的清除率作为指标，结果表明小米多肽具有很强的抗氧化作用。研究发现，叶黄素可延缓细胞和机体器官衰老；隐黄素具有极强的抗氧化活性并且可以在体内转化为维生素 A；玉米黄素可降低自由基单线态氧和光化学敏感剂的活性而具有抗氧化作用，同时由于玉米黄素的分子结构中末端基团上带有羟基，可增强其抗氧化能力，保护生物系统免受氧化应激所产生的潜在有害作用。Sripriya G 等比较研究了小米、高粱、小麦、大米等对自由基的清除作用,其中小米多酚对羟基自由基的清除率高达 91%,高于其他大部分谷物。然而,Hegde P S 等发现小米等谷物中多酚的含量与抗氧化活性并不呈线性相关关系,说明小米中可能存在比多酚抗氧化活性更强的物质。

对于谷子抗氧化活性评价方法不一致,采用较多的是 ABTS 法和 DPPH 法。田志琴通过 DPPH、ABTS、超氧阴离子自由基和还原能力的测定评价小米的抗氧化活性,表明小米有较好的抗氧化能力。Dykes 等通过 DPPH 法测定谷子、小麦和大米的抗氧化活性,发现谷子的抗氧化活性高于小麦和大米。Sreeramulu 等研究发现种皮中的酚类物质具有较高的抗氧化活性;Ragaee 等将大麦、珍珠稷、黑麦、高粱的营养组成及抗氧化活性和小麦粉做了比较,结果发现通过 DPPH 法和 ABTS 法测定的抗氧化活性中,高粱抗氧化活性最好,其次是谷子和大麦。

三、抗脂肪肝及肝损伤作用

小米中除赖氨酸含量较低外,人体必需的其他 7 种氨基酸含量都高于小麦和大米。林金剑、朱克瑞研究证明,小米中的色氨酸有一定的预防脂肪肝的作用。

小米谷糠中的蛋白含量较高,研究发现小米谷糠蛋白具有抗 CCl_4 所致化学性肝损伤和酒精性肝损伤的作用。于书佳等人通过试验得出菠萝蛋白酶水解的小米谷糠多肽具有抑制肝损伤的作用,其原理可能为组成小米谷糠多肽的氨基酸在起作用。亮氨酸具有螯合金属离子的作用,通过降低金属离子的氧化还原电势,减小金属离子的催化氧化,提高肽的抗氧化能力,有助于抑制肝损伤;谷胱甘肽可以通过抗氧化、解毒起到抵抗化学性肝损伤的作用。Nishizawa探讨了小米蛋白可以有效修复 D-半乳糖胺所导致的肝损伤。以小鼠作为试验对象,连续喂养 14d 后,小米蛋白有效抑制由 D-半乳糖胺所引起的血清中丙氨酸转氨酶、天冬氨酸转氨酶和乳酸脱氢酶活性的积极作用逐渐显现,这也为小米蛋白可以护肝提供了有力的科学依据。

四、降血脂及抗动脉硬化作用

小米中含有较多的具有降血脂功效的成分,如黄酮类、不饱和脂肪酸类、维生素 E、甾醇、膳食纤维等。小米麸皮中含有较多的膳食纤维,研究表明小米中膳食纤维对胆固醇具有明显的吸附作用,且随着膳食纤维添加量的增加,其吸附效果增强。李红等人的试验结果表明,小米中的亚油酸可以降低低密度脂蛋白胆固醇。在诸多食物中,小米中的色氨酸含量相当可观,同时有资料表明,人体内的大部分胆固醇可在与不饱和脂肪酸中的亚油酸或亚麻酸等必需脂肪酸结合下进行转运，可被带入肝后进行代谢分解。赵陈勇通过动物实验研究了小米糠油对高脂血型大鼠血脂水平的影响，结果表明喂食小米谷糠油后，大鼠的血清胆固醇、三酰甘油含量显著降低，高密度脂蛋白胆固醇含量显著升高。

动脉硬化的形成与脂质过氧化损伤有关。γ-亚麻酸可抑制脂质过氧化及降低血浆中低密度脂蛋白含量而起到抗动脉硬化的作用。Fiona 等研究表明，共轭亚油酸能够显著地降低血浆总胆固醇、低密度脂蛋白的含量，使早期动脉硬化明显减轻。

五、降血压作用

小米脂肪中含有的 α-亚麻酸具有降血压的作用。陶国庆等研究表明，α-亚麻酸代谢产物可以扩张血管，增强血管弹性，因而起到降血压的作用。赵德义等发现，α-亚麻酸可以通过影响肾素-血管紧张素系统，降低血液黏滞度，降低血压。

六、滋补作用

小米因含有丰富的氨基酸，具有滋阴养血的功能。中医学者认为，小米粥表面上的黏稠物，俗称"米油"，营养成分丰富，甚至可以和参汤媲美，有"代参汤"之美誉。这是由于小米油中的不饱和脂肪酸含量高达 80％以上，其中亚油酸含量在 70％左右，是目前常见食用油中亚油酸含量最高的一种油脂。有研究表明，亚油酸能促进胆固醇和脂类的代谢，降低血浆中胆固醇的含量。此外，小米油中还含有能调控烟酰胺腺嘌呤二核苷磷酸（NADPH）生成酶，它能抑制肝生成过量的甘油三酯和胆固醇的谷维素；可以通过其抗氧化性对低密度脂蛋白（LDL）起保护作用，从而防止低密度脂蛋白被氧化；通过降低 3-羟基-3-甲基戊二酰辅酶 A（HMG-CoA）还原酶的活性来抑制胆固醇的合成，同时可加快胆固醇转变成粪胆汁酸，随大便排出体外。因此可用于生产后的妇女调理身体，缓解产后体力不支，调养产妇的体质，对于促进产妇分泌乳汁也有作用。在中国北方，妇女生产后，多用小米和红糖调养身体，恢复体力。此外，宋东晓、高德成研究证明，小米蛋白是一种低过敏性蛋白，不含易引起婴幼儿过敏、腹泻、腹痛等症状的蛋白酶抑制剂、血球凝集素、致甲状腺素、抗生素等，特别适宜于孕产妇和婴幼儿食用。

七、助眠作用

林金剑、朱克瑞研究证明，小米中的色氨酸，可以加快人体褪黑激素的分泌和转化，还有催眠、保健等诸多功效。睡眠和困倦程度与食物中色氨酸含量有一定的联系，色氨酸能促使大脑中的神经细胞分泌出"血清素"——五羟色胺，从而使大脑思维活动受到暂时抑制，使人具有困倦感。因此，小米对改善人体的情绪和提高睡眠质量有着重要的作用。小米蛋白富含色氨酸，可以治疗失眠。失眠患者以小米粥适量加入少许糖食疗，效果极佳。

八、抑菌作用

小米中富含 B 族维生素，维生素 B_1 具有治脚气病、神经炎和癞皮病的功效；维生素 B_2 具有解除口臭，减少口中的细菌滋生，缓解失眠、头疼、精神倦怠、皮肤"出油"以及头皮屑增多等症状的作用。谷糠油外用可消炎祛湿，并对皮肤致病真菌的抑制有很好的效果。

小米种皮和全粉中的多酚提取物均可以抑制蜡样芽孢杆菌和黄曲霉生长，且小米种皮中多酚提取物的效果要比小米全粉中的好。

小米中的 γ-亚麻酸对革兰氏阴性菌、革兰氏阳性菌及藻类的生长具有抑制作用。γ-亚麻酸进入细胞壁后，结合或插入细胞膜，改变膜的流动性及其他生理性质，从而使菌体生长受到抑制。Lee 等研究证实，α-亚麻酸对蜡状芽孢杆菌和金黄色葡萄球菌有很强的抑制作用，与甘油一酸酯结合后作用更强。

九、抗癌作用

维生素 E 对某些化学致癌物质有抵抗作用。山西大学生物技术研究所的李卓玉教授以纯天然小米谷糠为材料，首次发现了其中含有抗结肠癌活性的功能蛋白，并采用丙酮硫酸铵沉淀法、Q 阴离子交换柱、SP 阳离子交换柱和利用蛋白的热稳定性对该水溶性蛋白进行逐步分离纯化。通过细胞增殖实验（MTT 法），筛选出抗肿瘤活性蛋白单一组分，命名为 FMBP，其分子质量约为 35ku。基因测序结果表明，该蛋白是具有抗结肠癌活性的新型蛋白。研究结果显示，FMBP 蛋白处理癌细胞能够使细胞周期在 DNA 合成前期（G1 期）被阻滞，从而显著抑制人结肠癌细胞株（DLD1）的生长，并且具有明显的剂量和时间依赖性，但对人体正常肝细胞株 HL-7702 无明显抑制作用。通过流式细胞术检测细胞凋亡，结果表明，FMBP 处理能显著诱导结肠癌细胞凋亡，FMBP 处理后 DLD1 细胞线粒体的膜电位明显下降。通过蛋白质印迹法（Western blotting）检测，发现 FMBP 处理后，Caspase-8 和 Caspase-3 被显著激活，促凋亡蛋白 Bax 的表达量上调、抗凋亡蛋白 Bcl-2 表达量下降，表明 FMBP 诱导细胞凋亡是通过经典的 Caspase 途径。进一步研究发现，FMBP 能显著抑制裸鼠体内肿瘤细胞的生长。综上可知，FMBP 蛋白是一种新型抗结肠癌活性蛋白，它不但能显著杀伤结肠癌细胞，而且对正常细胞没有明显毒副作用。

Shi 等从小米麸皮中分离得到了一种内壳性结合多酚，可以诱导人结肠癌细胞 HCT－116 的凋亡。研究发现，小米中酚类物质可以显著抑制人肝癌细胞 HepG2 和乳腺癌细胞 MDA 的增殖。

十、其他营养保健作用

文杰研究认为，小米有清热、消渴的功效，可以缓解脾胃气弱、食不消化等症状；食用小米可防止幼儿贫血，对孕妇有安胎助产之效，这是由于小米维生素中含有叶酸，如孕妇在怀孕前 3 个月内缺乏叶酸，可导致胎儿神经管发育缺陷，从而增加裂脑儿、无脑儿的发生率。孕妇经常补充叶酸，可防止新生儿体重过轻、早产以及婴儿腭裂（兔唇）等先天性畸形。原敏研究认为，小米具有减轻皱纹、色斑、色素沉着的美容功效。小米种皮中的多酚可以抑制醛糖还原酶（aldose reductase，AR）的活性，从而预防白内障。

第五节　谷子食品加工

小米营养丰富，是一种优质谷物，以其为原料可加工成的食品种类繁多，并且营养成分齐全，具有一定的保健作用。以小米精粉添加其他配料，可加工出小米饼干、小米面包、小米蛋糕以及小米桃酥等焙烤食品；将小米加水加热煮熟后，在特定条件下，利用微生物的作用，经发酵等工艺处理，可生产酸粥、小米发酵饮料、小米黄酒、小米醋以及小米酸奶；将小米经高温膨化后粉碎的成品可作为小米速溶粉的基础原料。

一、小米粥

小米粥不仅可以开胃，还可以补虚。《本草纲目》记载小米能"养肾气，去脾胃中热，利小便"。随着生活水平的不断提高，人们已经不仅仅满足于吃得饱，而是更希望食品具有良好的口感、丰富的营养，并具有一定的保健功效。以小米为原料煮制粥是家庭常用的烹饪方式，小米粥在北方也是孕产妇的传统食物，甚至被视为"月子"里的必备食品。但是现有的小米粥成分单一，而且营养也不够全面。因此，目前不仅有小米药膳粥、小米山药粥、小米扁豆粥、小米绿豆莲子粥，还有小米方便粥、小米绿豆速食粥、苦荞小米方便粥以及孕妇型小米粥等。以下介绍几种小米粥。

（一）小米方便粥

以黑小米和黄小米为主要原料，配以红枣、山药、莲子、黑芝麻，开发出口感盈润、营养丰富、滋补健脑的冲调型方便米粥。

工艺流程：

原料（其中黑小米：黄小米＝7：4）→清洗→浸泡→红枣、山药、莲子去皮、核→蒸煮→破碎→混合→造粒→干燥→包装

蔗糖、糊精、芝麻粉

（二）孕产妇小米混合保健粥

以小米、玉米和大米等功能性粮食为主要原料，以枸杞子、花生、芝麻为辅料制作一种适合孕产妇的小米复配粥，以满足孕产妇对于营养的需求。

工艺流程：

原料预处理（其中小米：玉米＝3：1）适量枸杞子、花生、芝麻→粉碎→混合→灭菌→包装→成品

（三）小米绿豆速食粥

以小米和绿豆为主料，配以甘薯淀粉等制作解暑滋补的冲调型小米绿豆速食粥。

工艺流程：

小米→预处理→煮米→蒸米→冷水浸渍→干燥

绿豆→预处理→煮豆→蒸豆→干燥　配比　→混合→包装→成品

甘薯淀粉＋其他辅料→混合→造粒→干燥

（四）小米海参粥

海参富含蛋白质、矿物质、维生素、氨基酸以及 ω-多不饱和脂肪酸，具有延缓衰老、提高免疫力、改善骨质疏松、助产催乳、益智健脑等功效。将海参放入小米粥中一起煮制，可使粥的营养更加丰富。

工艺流程：

小米、海参→清洗→浸泡→煮制→成品

（五）小米养颜粥

在小米粥中添加一定量的玫瑰花，可美颜护肤、平衡内分泌、补气血、消除疲劳。

工艺流程：

玫瑰花

小米→清洗→浸泡→煮制→成品

（六）小米山药粥

山药中的皂苷有利于胃部的保护，山药中的黏液所特有的黏稠质地可以对胃壁形成保护，减轻胃黏膜的压力。将山药与小米一起熬制所做的粥可起到健脾养胃、助消化、益肺止咳以及预防心血管疾病等功效。

工艺流程：

山药
↓

小米→清洗→浸泡→煮制→成品

二、小米面食

以小米为主料，经过精加工和制糕点技术工艺处理，可生产出适口性好、营养价值高的产品。小米面食有很多种，如小米馒头、小米摊黄儿、小米煎饼、小米凉粉等，其中山东的小米煎饼在历史上享有盛誉。另外，还有多种适合不同需要的大众化新型糕点，如小米水磨年糕、小米饵块以及小米山楂丝糕等。

小米制粉的方法可分为干磨和湿磨两种。干磨即直接将净化后的小米用粉碎机一次性粉碎，其粉称为粗米粉；湿磨即先将小米用清水捞过，待米吸水并稍干，用磨面机粉碎过筛，其粉称为细米粉。根据小米本身的特殊直链淀粉组织结构和油脂特性，可利用制豆粉的锤片式粉碎机，靠气流吹粉法获得精粉。所谓"精粉"是指面粉细度正常通过 80 目以上筛孔的均匀细粉。

（一）小米馒头

用一定比例的小米粉与小麦粉混合制成小米馒头，当小米粉添加量为15％～20％时，小米馒头不仅品质良好，而且营养价值也比较高。

工艺流程：

36℃水、酵母
↓

小米粉和小麦粉→和面（5min）→36℃发酵1h→揉面（5min）→成形→二次醒发（24℃/20min）→蒸制（20min）→小米馒头

（二）小米摊黄

小米摊黄儿是一种烙制食品，以小米为主要原料制成，其色泽金黄，酥软甜香。小米摊黄儿是晋东南、晋中等地区的家常小吃名品。所需原料为小米面1 000g、黄豆面100g、水2 000g、色拉油、适量碱和鸡蛋1个。其制作方法为：将小米面和黄豆面放入盆内搅匀，放入鸡蛋和碱，加水调制成稀糊状面糊；在特制烙饼小鏊抹上食用油，舀入面糊（约150g），将其烙至皮呈金黄色时，用铲子对折成半圆形即可。

（三）小米煎饼

煎饼是中国传统食品之一，用调成糊状的杂面摊烙而成。煎饼的水分少，较干燥，可厚可薄，方便叠层，疏松多孔，口感筋道，食后耐饥饿。煎饼多以粗粮制成，常吃煎饼可以促进肠胃蠕动，有益肠胃健康。煎饼筋道耐嚼，常吃煎饼有益于牙齿健康。

　　小米富含各种营养元素，常吃可以促进人体血液循环，能够降血脂、健脾养胃、促进消化。

　　工艺流程：

小米面、黄豆面、碱、盐→搅拌→面糊→放入饼铛摊平→煎饼

（四）小米水磨年糕

　　江南水乡的水磨年糕的食用历史悠久，以选料讲究、精工制作著称。年糕含有蛋白质、脂肪、糖类、烟酸、钙、磷、钾、镁等营养元素。年糕因为与"年高"谐音，意寓着年年高升，再加上有着多种多样的口味，几乎成了江南人新年家家必备的食品。

　　工艺流程：

　　选取新鲜优质的小米→浸泡→磨浆→压滤→打粉→蒸煮→压延成形→切断→冷却→装盒

（五）小米饵块

　　饵块为云南特有，是腾冲最著名的小吃之一，也是昆明地区常见的传统食品之一。传统饵块是以大米制成，而小米也可用类似的加工工艺制成饵块。小米饵块呈淡黄色，可以切成丝、条、丁、块等各种形状，可以冷吃、油炸、放入火锅煮食，也可以放入汤料中稍煮，再加些调味佐料成为南方早点食品，味道极佳。

　　工艺流程：

浸泡小米→滤去水→粉碎成粉→逐层蒸熟→成形→包装

（六）小米山楂丝糕

　　将发酵粉放入盆内，用温水溶解，把小米面倒入，揉成面团发酵；把山楂洗干净，用刀切开，把果核取出，放锅内用水煮烂，将白砂糖倒入锅内，同山楂一起搅拌均匀，制成山楂酱；将发酵好的小米面团加入适量的食用碱揉匀，稍微醒一会儿，面团醒好后分成 2 份；笼屉内铺上湿屉布，将一份面团铺在屉布上抹平，把制好的山楂酱放到面上铺平抹匀，再把另一份面团铺到山楂酱上；用旺火沸水蒸约 1h 即熟；蒸熟的小米山楂丝糕倒在案板上，用刀切成菱形小块，装盘即可。

三、小米谷物饮料及冰淇淋

（一）小米饮料

　　利用小米制备谷物饮料的研究将越来越多，谷物饮料的种类及营养性也将不断增加。当添加稳定剂配比为瓜尔豆胶 0.35%、阿拉伯胶 0.60%、结冷胶

0.30%时，可以有效地降低小米饮料的沉淀率为 5.85%，比用单一稳定剂的沉淀率低，并且小米饮料的口感和黏稠度均较好。室温下放置 2 周后，小米饮料无分层现象和沉淀。

工艺流程：原料的预处理→高温糊化→酶处理→过滤→调制→灌装→杀菌→成品

（二）小米乳饮料

将经蒸煮、粉碎过筛后形成的小米浆液按比例与牛奶混合，高压均质后可以形成品质稳定的小米牛奶饮料。将小米与羊奶等量配比，使小米和羊奶中各自匮乏的氨基酸得到相互补充，制得小米羊奶复配乳饮料。将小米浸提液与牛乳混合，并配以 0.02%卡拉胶、0.03%黄原胶和 0.03%瓜尔豆胶（三种胶作为稳定剂）制得新型小米乳饮品。

（三）小米大豆饮料

小米和大豆是公认的营养价值较高的食品，将小米汁添加到豆乳中能实现二者营养的互补。小米大豆饮料的最佳配方为豆乳 40%、小米汁 26.6%、水 16.2%、白砂糖 16.7%、阿拉伯胶 0.47%。虽然豆乳具有较高的营养价值，但在小米大豆饮料中豆乳的添加量并非越多越好，其添加量过多会使豆腥味太浓，影响饮料品质。

工艺流程：

炒制小米（10min）→浸泡（30min）→磨浆→离心取汁 ⎫ 白砂糖、阿拉伯胶
　　　　　　　　　　　　　　　　　　　　　　　　⎬　　↓
黄豆→浸泡（20h）→磨浆→过滤取浆→杀菌 ⎭ →调配→灭菌→灌装

（四）小米冰淇淋

以小米作为冰淇淋的固形物填充料，成品呈淡黄色，并有淡淡的米香，组织细腻柔滑，无冰晶颗粒，口感盈润饱满，与传统方法生产的冰淇淋外观无明显差别，且内在营养指标有所提升，蛋白质和脂肪含量均有所增加。

工艺流程：

原料预处理→配料→杀菌→均质→冷却→老化→凝冻→灌装→速冻→包装→检验→冷藏

四、发酵食品

（一）小米发酵粥

酸粥又称酸饭，是内蒙古西部地区的一种传统发酵食品。发酵菌种主要是乳酸菌，其能赋予产品独特的风味。将糯米、糜米、小米和玉米糁四种原料混合发酵制成酸粥，最佳发酵酸粥的原料配比为 1∶1∶1∶1，发酵产品酸度适中，香味突出，发酵后酸粥中各种氨基酸含量及氨基酸总量明显增多，总糖量

为 11.55%，蛋白质含量为 1.28%，氨基酸总量为 12.70mg/g，脂肪含量为 0.57%。

工艺流程：

原料米→淘洗→沥干→加水（原料米的 6 倍）→65℃/30min 预煮杀菌→冷却→接种发酵→蒸煮成熟→成品

（二）小米甜酒酿

人体极易吸收小米甜酒酿中的低糖成分，小米甜酒酿具有健脾、健胃、快速补充能量的作用。同时，小米甜酒酿含有的有机酸、维生素和矿物质也能被人体快速吸收，达到均衡营养保健的作用，因此人们常把甜酒酿作为产妇、体质虚弱人群恢复体力的补品饮用。以小米为发酵原料制作甜酒酿，使小米的营养成分被充分利用，以满足产妇等特殊人群的需求。

工艺流程：

小米、糯米→浸泡 24h→蒸煮 30min→淋凉开水降温至 30℃→拌入甜酒曲→搭窝→30℃密封发酵→成品

（三）小米发酵饮料

1. 小米绿豆乳酸菌发酵饮料 以小米和绿豆为原料，将小米和水以 1∶3 比例浸泡 8h，之后在 80℃下按料液比 1∶15 磨浆，在 90℃下将绿豆煮沸 5min，使其中的尿酶失活。绿豆中所含蛋白质的氨基酸构成比例较好，赖氨酸含量高于小米，所以将绿豆与小米混合发酵制成的乳酸菌饮料，集绿豆与小米的营养保健功能于一体，口味清新，而且具有乳酸发酵特有的滋味和香气。

工艺流程：

小米→除杂→浸泡→热烫→磨浆→按比例加入经除杂、浸泡、热烫、磨浆等工序处理的绿豆→煮浆→离心分离→调配→均质→杀菌→冷却→接种→发酵→质量检验→成品

2. 益生菌发酵小米饮料 发酵使用的菌种除嗜热链球菌和保加利亚乳杆菌以外，还有双歧杆菌，三者以 1∶1∶2 的比例接种。发酵工艺参数为：白砂糖添加量 8%、益生菌接种量 2.5%、发酵温度 38℃、发酵时间 9h。

工艺流程：

白砂糖
↓
小米→前处理→磨浆→糊化→酶解→灭酶→离心→标准化→均质→灭菌→接种→发酵→成品
益生菌

3. 格瓦斯 格瓦斯是俄罗斯的一种传统发酵饮料，主要以面包屑为原料，

经乳酸菌和酵母共同发酵制得，含有丰富的维生素以及人体所需的氨基酸。以小米为原料制得一种风味良好的新型谷物格瓦斯饮料，具有小米的香气和发酵醇香，其酒精含量为 0.05%～1%，具有开胃健脾、助消化等功能。

工艺流程：

淀粉酶　乳酸菌、酵母菌
↓　　↓
小米→粉碎→浸提→糖化→发酵→杀菌→冷却→灌装→成品

（四）小米酒

1. 小米黄酒　黄酒是中华民族历史最悠久、最古老的酒种之一，也是我国特有的酒种。黄酒一般按酒的糖分分类，大体可分为干型、半干型、半甜型和甜型四种。传统黄酒的酿造工艺是采用大米、糯米、玉米等作物，以特制的酒曲和酵母进行发酵，再经过压榨、过滤、灭菌等工艺得到的产品。黄酒以独创的复式发酵酿造工艺，跻身成为包括葡萄酒、啤酒在内的世界三大酿造酒之一。黄酒中含有丰富的糖类、维生素、微量元素、γ-氨基丁酸、生物活性肽、酚类，以及 20 种左右的氨基酸。小米发酵酒中的低糖成分易被人体吸收，具有健脾、健胃、快速补充能量的作用，利用小米为发酵原料制作酒酿，可以使小米的营养成分被充分利用。

工艺流程：

酒曲　酵母
↓　　↓
小米→筛选、除杂→浸渍→沥水→蒸煮→冷却→糖化→发酵→压榨→澄清→过滤→成品

2. 小米啤酒　小米含有的营养物质极其丰富，例如有蛋白质、糖类、维生素、烟酸等，还有钙、铁等很多微量元素，特别容易被消化和吸收，因此将其作为啤酒辅料能够产生很好的保健效果。小米啤酒的生产工艺就是用小米代替了原来作为辅料的大米，赋予了啤酒更加醇厚的酒体和丰满、柔和的风味特征。

工艺流程：

酒花＋糖
↓
小米→筛选、除杂→粉碎→糖化→过滤→煮沸→回旋沉淀→冷却→发酵→成熟→过滤→包装→成品

（五）小米醋

根据山西老陈醋的酿造工艺，以小米为主要原料，麸皮、谷糠作为辅料，豌豆和大麦做成的大曲作为糖化发酵剂，经过熏醋后酿成的小米醋酸味柔和、香气浓郁，总酸、总氨基酸的含量明显高于普通的酿造食醋。对酒

化、醋化阶段理化指标进行跟踪测定，发现总酸、氨基酸态氮、不挥发酸、总酯的含量总体呈上升趋势，不挥发酸、总酯的含量在醋化阶段的后期有所降低；还原糖的含量在酒化阶段的前三天迅速增长，随后逐渐降低，醋化阶段逐渐增长。

此外，还有一些新型小米醋，如蜂蜜小米养生醋、苦荞小米营养醋等。

工艺流程：

大曲　　辅料

原料清洗→润料→原料打浆→酒化阶段→醋化阶段→熏醅→淋醋→灭菌→小米醋成品

(六) 小米酸奶

1. 小米红枣酸奶　以牛奶为原料，添加红枣汁、小米浆，经保加利亚乳杆菌和嗜热链球菌发酵制成营养丰富的凝固型小米红枣酸奶，是一种具有一定保健功能的新型营养食品。小米红枣酸奶风味独特，口感细腻，酸甜适口。其配方为小米浆 20%、红枣汁 10%、蔗糖 8%、接种量 4%，发酵时间 5h。

工艺流程：

红枣汁、小米浆、蔗糖

鲜牛奶→混合→均质→杀菌→冷却→接种→发酵→冷藏→成品

2. 小米绿豆酸奶　以绿豆、小米、牛奶为原料，蔗糖为辅料，采用保加利亚乳杆菌和嗜热链球菌为发酵菌种，当小米汁含量为 40%、绿豆汁含量为 20%、牛乳 10%、蜂蜜 5%、砂糖 5%、菌种接种量 7%、水含量 13%，温度为 41℃时，得到的产品口感良好，营养丰富。小米绿豆酸奶是一种新型的保健乳制品。小米绿豆酸奶还有明显的清凉解毒、利尿、明目的功效，是极好的夏令时节消暑解热食品。

工艺流程：

绿豆→浸泡→热磨→过滤→绿豆汁 ⎫
小米→浸泡→热磨→过滤→小米汁 ⎬ 蔗糖、鲜牛奶→混匀→调配→均质→
分装→灭菌→冷却→接种→发酵→低温贮藏（0~5℃）→包装→成品

3. 燕麦小米酸奶　以燕麦米、小米为主要原料，糖、奶粉为配料用干酪乳杆菌、保加利亚乳杆菌、嗜热链球菌按 1:1:1 比例接种，制作凝固型燕麦小米酸奶。

工艺流程：

小米→淘洗→煮沸→打浆　打浆←煮沸←浸泡←去杂←燕麦米

配料（糖、奶粉）预热→均质→杀菌→冷却→接种→发酵→成品

4. 苦荞小米酸奶 苦荞小米酸奶以生牛乳、苦荞、小米为主要原料。苦荞小米酸奶的配方为苦荞浆：小米浆＝20：10，蔗糖添加量5％，发酵剂添加量5％，发酵时间5h。制作出的苦荞小米酸奶口感细腻，具有苦荞的清香味。

工艺流程：

苦荞浆、小米浆、蔗糖
↓
生牛乳→净化→标准化→预热→混合→均质→杀菌→冷却→接种→灌装→发酵→后熟→检验→成品

五、焙烤食品

焙烤可以改善小米的口感。小米焙烤类食品主要有小米饼干、小米面包、小米蛋糕等制品。其中小米饼干包括小米酥性饼干、小米韧性饼干、豆渣小米纤维饼干以及小米威化饼干等；小米面包包括小米面全营养面包、小米燕麦粗杂粮面包以及无麸质小米面包等；小米蛋糕包括小米面夹馅蛋糕、小米荞麦蛋糕、豆渣小米蛋糕等。

（一）小米饼干

饼干中添加全脂奶粉会起到乳化作用。蛋黄和全脂奶粉还赋予酥性饼干一定的特殊风味和营养。食盐可以增加面团的弹性和韧性，因此食盐对韧性饼干影响大，对酥性饼干影响不大，它能够改善饼干的口感。

1. 小米酥性饼干 以小米粉和小麦粉为主料，奶粉为辅料，通过烘烤制成酥性饼干，烘烤参数为：上火180℃，下火260℃，随着时间的变化应适当降低温度。

工艺流程：

白砂糖加水溶解→加入食盐、小苏打并溶解→加入黄油搅拌均匀→小麦粉、小米粉和奶粉混合→面团的调制→辊轧成形→焙烤→冷却→成品

2. 小米韧性饼干 以小米粉和小麦粉为主要原料，制作小米韧性饼干。

工艺流程：

原料预处理（小米浸泡1～2h，在60～65℃条件下烘干，用粉碎机粉碎为小米粉，小米粉与小麦粉过筛）→调制面团→辊轧（10次）→成形→烘烤（下火180℃，上火200℃）→冷却→成品

3. 豆渣小米纤维饼干 用豆渣粉、小米粉为原料，配以鸡蛋、泡打粉、色拉油，制成的富含纤维、味道独特的营养饼干。小米蛋白中色氨酸的含量较高，甲硫氨酸含量更高，若与含有丰富的赖氨酸而甲硫氨酸缺乏的豆渣配合，则能发挥氨基酸的互补作用，提高蛋白质的营养价值。另外，小米能很好地减少豆腥味。

工艺流程：

豆渣粉、鸡蛋、小米粉、泡打粉、色拉油

$$\downarrow$$

原辅料预处理→搅拌→挤注→焙烤→冷却→成品

4. 小米威化饼干 小米威化饼干具有色泽金黄、结构膨松、酥脆、入口即化、外形完整、花纹清晰、夹心无溢出和分离现象的特点，有小米焙烤后特有的香味。小米威化饼干中的锌、硒含量比普通威化饼干高，对促进儿童身体及智力发育有积极作用。

工艺流程：

原辅料预处理→打浆料→烘烤→夹馅→切块→包装→成品

(二) 小米面包

1. 小米营养面包 以小米粉和小麦粉为主要原料，采用一次发酵法制作营养型面包。在小米粉和小米浆中添加蛋白酶或 α-淀粉酶会改善小米面包品质，改善面包的质构特性，延缓老化时间。同时，α-淀粉酶的最佳浓度为 0.45%。

工艺流程（一次发酵法）：

调粉→发酵（蛋白酶或 α-淀粉酶）→分割、搓圆→静置→醒发→烘焙→刷油→冷却→成品

2. 小米燕麦粗杂粮面包 小米燕麦粗杂粮面包外形饱满，表皮呈金黄色，有独特的小米、燕麦风味，口感松软适口，切面层次清晰，组织细腻有弹性。

工艺流程（一次发酵法）：

原辅料预处理→面团调制→静置松弛→分割、搓圆、整形→醒发→烘烤、冷却

(三) 糕点

1. 豆渣小米蛋糕 豆渣小米蛋糕纤维含量高，不腻口，无豆腥味，蛋白质营养价值高，具有特殊的米香味。与传统蛋糕相比，豆渣小米蛋糕的蛋白质可得到互补，因为豆渣中富含赖氨酸，而面粉中缺乏赖氨酸；小米中富含甲硫氨酸，而豆渣中缺乏甲硫氨酸。

工艺流程：

面粉、豆渣粉、小米粉、泡打粉→打糊→拌粉→装模→烘烤→冷却→包装→成品

$$\uparrow$$

鸡蛋、白砂糖

2. 小米荞麦蛋糕 荞麦蛋糕是一种以荞麦面粉为原料的食物。用小米配荞麦做成的蛋糕，质地细软顺滑，蛋糕口感松软，有独有的小米和荞麦香味。

工艺流程：

原辅料预处理→打蛋→调制面蛋糊→注模成形→烘烤→冷却→包装→成品

3. 小米山药桃酥 小米山药桃酥是一种南北皆宜的乐平传统特色小吃，以其干、酥、脆、甜的特点闻名全国，其主要成分是低筋面粉、鸡蛋、猪油等。以小米粉和山药粉混合等量替换低筋面粉，以棕榈油为原料，以黄油代替猪油，通过调整加工工艺及配方烘焙得到的小米山药桃酥，其营养丰富，且具有食疗保健功效，适合于不同人群食用。

工艺流程：

过筛粉料
↓
白砂糖、棕榈油、黄油→搅拌乳化→拌粉→成形→烘烤→成品
↑　　　　　　　↑
鸡蛋液、清水　　刷蛋液

六、膨化食品

传统的膨化食品一般属于高脂肪、高能量、低粗纤维的食品。随着人们生活水平的提高，食用健康食品的意识逐渐深入人心，传统的膨化食品已经不能满足人们的需求，营养型膨化食品是膨化食品发展的必然趋势，而粗粮由于其丰富的营养物质也将成为时代的宠儿。

膨化是物料从一种相变为另一种相的过程，膨化过程的基本原理一般指外施加热和加压使物料结构膨大并改变其某些理化性质，利用高温高压使物料内部水分急剧汽化，形成疏松、酥脆的多孔结构，从而改变食品原料的特征。膨化还是一种烹饪技术，可在短时间内将原料变成营养和口感兼备的谷物膨化食品，将食品加工成一种健康零食，扩大了零食市场。膨化技术具有产品多样化、营养成分保存率大、易于贮藏、原料适用性广、利用率高、不易老化、生产设备简单、无污染的特点。膨化技术主要包括挤压膨化技术、微波膨化技术、油炸膨化技术、气流膨化技术、焙烤膨化技术。

小米淀粉在膨化的过程中，淀粉粒致密的结构被破坏，氢键断裂，淀粉大分子降解，半晶体结构解体，淀粉粒迅速吸水，支链淀粉分子从淀粉颗粒中溶出，使淀粉分子的黏度、透明度发生改变，产生蓬松、多孔、松脆适口的结构。膨化加工提高了小米淀粉的糊化度，并改善了其加工性能。

(一) 速溶小米粉

速溶粉的制备目的是适应目前快速的生活节奏。在西方，目前人们多以快餐为主，但众所周知，快餐营养低且脂肪含量高，会导致饮食不健康。速溶小米粉在一定工艺条件下可以最大限度地保持"原生态"的营养价值，同时也具备方便食用的特性。单独的小米速溶粉从营养角度来讲还是有一定缺陷的，因此还有小米复合速溶粉，如小米绿豆速溶粉、小米山药速溶粉等。

1. 小米绿豆速溶粉 工艺流程：

绿豆→挑选除杂→浸泡（去腥）→脱皮→热烫（灭酶）→（小米→挑选除杂→漂洗）混合磨浆→浆渣分离→冷却→配料（杀菌）→均质→喷雾干燥→常温贮存→检验→包装→成品

2. 小米山药速溶粉 山药含有大量的蛋白质、维生素及微量元素，能有效阻止血脂在血管壁的沉淀，预防心血管疾病；能够调理肠胃，可减少皮下脂肪堆积，起到减肥的作用。

工艺流程：

小米、山药（8∶2）→挤压膨化→成品

（二）小米锅巴

小米锅巴以小米粉为主要原料，加入淀粉、奶粉、调味料，经螺旋式自熟机膨化，然后油炸而成，其特点是体积膨松、口感松脆、风味独特，深受儿童的喜爱。

小米锅巴的主要产品为麻辣味、蟹黄味等不同口味的产品，以及新型产品，如香菇小米锅巴、霉干菜扣肉小米锅巴、小米奶粉锅巴等。

1. 香菇小米锅巴 小米锅巴中加入香菇，使其具有独特的风味，可提高产品维生素、矿物质以及蛋白质的含量，此外，香菇中的氨基酸多为 L 型氨基酸，其活性较高，易被人体吸收利用。

2. 霉干菜扣肉小米锅巴 将传统特色霉干菜扣肉制作成小米锅巴，并且采用特定温度的冷冻和特定功率的微波加工工艺替代油炸工艺，不仅能将这道传统美味佳肴开发成休闲食品，而且能使锅巴具有糖类、蛋白质、脂质和粗纤维多种营养成分，并减少加工过程中有害物质的产生。

工艺流程：

原料蒸制→混合压片→冷冻→微波膨化→成品

3. 小米奶粉锅巴 工艺流程：

原料混合→加水搅拌→膨化→冷却→切段→油炸→调味→包装→成品

（三）小米麦丽素

麦丽素是由小米、玉米、大米混合后经膨化形成的膨化球再涂裹均匀的巧克力，经上光精制而成。麦丽素具有光亮的外形、宜人的巧克力香味，入口酥脆，甜而不腻。

工艺流程：

浇糖液　　　　　　糖液
　↓　　　　　　　　↓
原料→膨化→球形芯料→分次涂巧克力酱→成圆→静置→抛光→包装→成品

第六节　谷子的其他利用

谷子脱壳后的小米在工业上可用于生产淀粉糖；小米在医药上具有独特的食疗作用，其性甘、微寒，有健胃除湿、和胃、安眠的功效。谷子外壳中含有大量纤维、戊聚糖和灰分，经粉碎后也可制成混合饲料。

一、保健作用

从古至今小米在医药中就有所应用。食用小米具有预防脂肪肝、降低胆固醇和抗癌等作用。Nishizawa 等研究表明，小米蛋白质对由 D-半乳糖胺导致的肝损伤有修复作用，并且有望成为一种新的护肝食品。李春花通过给脑出血病人定时定量进食小米汁，发现小米汁除了可以增强肠胃功能、促进吸收外，还可以增加病人营养、增强机体免疫力，对病人康复有积极作用。这可能是由于碱性的小米汁可以中和胃中过多的胃酸，改善胃肠环境；小米汁可以附着在胃内壁上，并形成具有保护溃疡面作用的保护膜，阻止病情进一步恶化；鼻饲凉米汁可以降低上消化道出血病人胃黏膜温度，并提高胃壁张力，压迫血管，进而达到止血的目的。陈静通过对正常高血压及轻度高血压人群进行小米主食干预 12 周，并测定其血压、肾素-血管紧张素-醛固酮系统指标等，结果表明，经过干预，受试者的血压显著降低，肾素-血管紧张素-醛固酮系统指标没有显著变化，说明小米可以显著降低血压，同时试验表明小米对血糖水平、体质指数和体脂肪率有明显改善作用。

谷糠对人体有很好的保健和防病治病的作用。谷糠补而不滞，温而不燥，正常服用可增强人体的免疫功能，达到既防病又治病的目的。谷糠膳食纤维是将小米糠经过脱脂、酸碱液提取、漂洗、干燥、超微粉碎等工艺得到小米糠膳食纤维制品，其适口性好，具有较好的减肥、通便、降血糖和降血脂等功效，可用作多种食品的膳食纤维营养强化剂，可制成胶囊或片剂直接食用，以补充人体所需的膳食纤维。

脑脊液游离型髓鞘碱性蛋白（FMBP 蛋白）是以纯天然小米米糠为原料，利用生物化学技术手段从米糠蛋白粗提液中获得的单一的抗肿瘤活性蛋白组分。由于 FMBP 蛋白不但能显著杀伤结肠癌细胞，而且对正常细胞没有明显的毒副作用。因此，FMBP 蛋白有望开发成为低毒、高效的新型抗癌药物。

二、制作饲料

谷子是粮草兼用作物。种植谷子除收获籽粒外，还能收获数量较多、质量较高的谷草和谷糠。谷草和谷糠质地柔软，有甜味，适口性好，是北方家畜和家禽的重要饲料。谷子的干草、鲜草及青贮物中的营养成分相当丰富。钙、磷的含量比较丰富，谷草含可消化蛋白质0.7%～1.0%，可消化总养分47.0%～51.1%，比麦秸、稻草等可消化蛋白质的含量高0.2%～0.6%。谷粒、谷糠是家禽的良好饲料。

中国是世界上最大的鸟饲谷子出口国。完整的标准谷穗作为鸟食，在国际市场上价格很高。鸟饲谷子的出口具有较严格的标准，鸟饲谷子包括穗用型和粒用型两种，穗用型要求谷穗较长，便于挂在树上，刺毛较短以免刺伤鸟眼，品种要求粟粒色泽鲜艳，以便于鸟类发现，以红粒为主，黄粒、白粒也可，千粒重在30g以上。谷糠中的细糠可作为猪、鸡、鸭的精饲料，粗糠可作为羊、鹅、兔的上等饲料。

三、制作扫帚

将谷子的籽粒、叶鞘及箭杆下面的节去除，分选后平铺在地上，压软，掸水润湿，扎结勒紧，去掉谷壳，用硫黄熏蒸，即可制得扫帚。

四、提炼化工制品

（一）黏合剂

小米淀粉中的变性淀粉主要包括白糊精、α-淀粉、羧甲基淀粉、羧乙基淀粉和交联淀粉，可制备替代水玻璃（硅酸钠）的淀粉黏合剂，克服了以玉米、小麦、木薯等淀粉为原料制备黏合剂中氧化程度不易控制、质量不稳定、反应时间长、自然风干时间长等问题。成品具有良好的稳定性及较高的强度，而且工艺简单，成本低廉，性能优越，经济环保，具有很高的应用和推广价值。

（二）着色剂

在以乙醇为浸提液从小米中提取黄色素时，温度、碱性条件、氧化剂、还原剂、食品添加剂对小米黄色素的稳定性无影响，而光照和酸性条件对其有明显的影响。有关专家研究开发了具有耐热性、耐还原性和耐氧化性的小米黄色素，它可广泛应用于糖果、食品、饮料着色，其着色力强，用量少，色泽鲜艳明亮，自然逼真，无异味，口感好，可代替纯胡萝卜素作为着色剂使用。

第七节　萌芽谷子的利用

种子萌发是淀粉、蛋白质和脂肪等贮藏物质的分解、转化、运输与重建的过程。谷子是适合中国北方干旱、半干旱地区种植的一种优良的抗旱作物资源，在禾谷类作物种子萌发过程中，糖类和蛋白质等主要贮藏物质在酶的作用下被水解为简单的有机物，并运送到幼胚中，为新器官、新组织的合成提供必需的营养物质和能量。对谷子萌发的研究可以通过对种子萌发过程中贮藏物质的代谢变化来进行。

一、谷子种子萌发过程中营养成分含量的变化

（一）谷子种子萌发过程中可溶性蛋白质含量的变化

在干种子中，随种子吸水萌发时间的延长，可溶性蛋白质含量先减少后增加，在 30h 时达到一个峰值，然后又急剧下降，比干种子降低约 19%。可溶性蛋白质含量在种子萌发初期的降低主要是由于种子吸水后，种子中的蛋白水解酶活化与形成，促进蛋白质水解用于萌发，此后蛋白质含量的回升可能是由种子内淀粉等物质降解转化引起的，而后期因为胚根的生长需要大量营养物质，从而又使蛋白质迅速降解。

（二）谷子种子萌发过程中可溶性糖含量的变化

谷子种子的可溶性糖含量随着萌发时间的延长而降低，在露白阶段时到达最低点，比干种子降低 45%左右。这说明谷子种子在萌发初期利用了种子内部预存的可溶性糖这类小分子糖，为胚生长以及其他各项生命活动提供所需的能量。而之后可溶性总糖含量的降低可能是由于淀粉等物质降解成小分子糖引起的。

（三）谷子种子萌发过程中还原糖含量的变化

谷子在萌发初期还原糖含量较低，在萌发过程中还原糖含量总体呈先下降后上升的趋势。还原糖含量先下降，说明种子中的贮藏物质发生水解，形成还原性糖类，在谷子萌发的 24～30h 这一阶段，种子的胚根已开始突破种皮，所以还原糖含量降低可能是由于此阶段胚根、胚芽的生长大量消耗了小分子糖造成的，而之后还原糖含量的升高是由种子内淀粉、蛋白质快速水解引起的。

（四）谷子种子萌发过程中淀粉含量的变化

在谷子种子萌发的整个过程中，淀粉含量逐渐下降。培养 36h 后，种子淀粉含量比干种子降低 20%。谷子的淀粉含量较其他贮藏物质高，说明谷子种子是以淀粉为主要贮藏物质。

（五）谷子种子萌发过程中淀粉酶活性的变化

在谷子干种子中就存在淀粉酶，这可能有利于萌发初期物质与能量代谢的快速启动，随着萌发的进行，种子淀粉酶活性逐渐升高，这与种子中淀粉含量的变化相反。

二、发芽食品

（一）发芽小米面包

发芽小米面包，具有健胃消食、增强食欲的功效，其口感蓬松细腻，成品

中保有小米和小米芽特有的营养价值，具有丰富的营养与保健功效，提升了传统面包产品的营养功能性。

工艺流程：

发芽小米粉、小麦高筋粉、糖、油、酵母粉、盐→加水成面团或面糊→醒发→整形→二次醒发（35℃，60min）→烘烤→面包

（二）发芽小米糕

使用发芽小米粉作为原料制成米糕，能提高传统小米糕的营养与保健作用。

工艺流程：

发芽小米粉、小麦低筋粉、糖、油、酵母粉、盐→加水成面糊→醒发→整形→蒸制→发芽小米糕

参 考 文 献

蔡亭，汪丽萍，刘明，等，2014. 挤压加工对小米多酚及抗氧化活性的影响研究［J］. 食品工业科技，35（20）：102-106.

刁现民，2016. 基础研究提升传统作物谷子和黍稷的科研创新水平［J］. 中国农业科学，49（17）：3261-3263.

何红中，惠富平，2014. 中国古代粟作史［M］. 北京：中国农业科学技术出版社.

何勇林，刘丹，王帅，等，2017. 小米营养成分制备方法研究进展［J］. 食品安全质量检测学报（6）：105-110.

李变梅，2014. 谷子高产高效栽培技术［M］. 北京：中国农业科学技术出版社.

李暮男，兰凤英，2017. 小米的营养成分及保健功能研究进展［J］. 河北北方学院学报（自然科学版），33（7）：56-60.

李顺国，刘斐，刘猛，等，2018. 近期中国谷子高粱产业发展形势与未来趋势［J］. 农业展望，14（10）：39-42.

刘敬科，张玉宗，刘莹莹，等，2014. 谷子蛋白组分分析研究［J］. 食品与机械（6）：39-42.

马文静，张瑞，周荣雪，等，2018. 膨化技术及其在谷物淀粉制品中的应用研究进展［J］. 食品工业，39（11）：232-236.

王海棠，尹卫平，阳勇，等，2004. 小米黄色素的初步研究——化学成分及应用研究［J］. 中国粮油学报（3）：26-30.

吴立根，屈凌波，2018. 谷子的营养功能特性与加工研究进展［J］. 食品研究与开发，39（15）：199-204.

吴跃，2015. 小杂粮特性与综合加工利用［M］. 北京：科学出版社.

徐倩，刘回民，郑明珠，等，2017. 小米黄色素的分离提取及应用研究现状［J］. 食品工业，38（8）：243-246.

许洁，2012. 小米谷糠蛋白的提取及其保健功能的研究 ［D］. 太原：山西大学.

严泽湘，2013. 小杂粮保健食品加工技术 ［M］. 北京：化学工业出版社.

杨春，栗红瑜，邓晓燕，等，2008. 小米蛋白质的氨基酸组成及品质评价分析 ［J］. 农产品加工（学刊）（12）：8-10.

于迪，乔羽，李江涌，等，2018. 小米醋的制作工艺及理化指标分析 ［J］. 中国调味品，43（2）：48-51，57.

张荣，任清，罗宇，2014. 小米可溶性膳食纤维提取及其理化性质分析 ［J］. 食品科学，35（2）：69-74.

张云，王慧军，2014. 中国粟文化研究 ［M］. 北京：中国农业科学技术出版社.

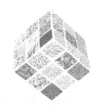

第三章 燕 麦

燕麦是一种小宗作物，与生活中常见的大米、小麦、玉米等粮食作物相比，其营养成分的含量均居于首位，是一种低糖、高营养、高能食品。燕麦性味甘平，能益脾养心、敛汗。1997年美国食品与药品管理局（FDA）认定燕麦为功能性食物，具有降低胆固醇、平稳血糖的功效。美国《时代》杂志评选的"全球十大健康食物"中，燕麦位列第五，是唯一上榜的谷类。其具有较高的营养价值和多种生理功能，如调节血脂和血糖、减肥、延缓衰老、改变胃肠道功能等。燕麦可以运用到许多领域，如膨化食品、粮食主食、酒类发酵、化妆品类核心组分、造纸行业、牲畜饲料、医学等领域。随着人们生活条件的改善和生活水平的提高，关注食物结合医疗保健功能成为人们对食物选择的首要条件，小杂粮主食化的时代已离我们不远了，而燕麦是世界公认的、理想的健康食物源，在我们人类的生产过程中充当着一个重要的角色。

第一节 燕麦概述

一、生物学特性

燕麦种子发芽后能长出初生根3～5条，可维持吸收水分和养分两个月左右。燕麦开始分蘖后，在分蘖节上着生次生根，主要分布在10～30cm的耕层内，根群较大，能扎入90～150cm的土层中。茎圆而中空，一般地上部分有3～5个节。茎节数、茎节间长度、茎的粗细与色泽会因为种、品种以及栽培条件而不同。株高60cm以上，最高可达200cm，地上部各节都有一个潜伏芽，穗下节的潜伏芽有时能长出茎，并可抽穗结果实。苗期植株长相可分为直立型、半直立型、匍匐型三种，耐寒、耐旱者多为匍匐型，弱冬性燕麦属于此类；耐水肥、抗倒伏者多为直立、半直立型，春性燕麦属于此类。燕麦叶是由叶鞘、叶舌、叶片组成。叶舌突出薄膜状齿形，无叶耳，穗为圆锥花序，分为周散型、侧散型两种，这是区别于其他麦类作物的重要特征。其中带稃型燕麦粒紧裹在内颖与外颖之间，稃壳占种子重量的25%～40%，千粒重20～40g；裸粒型则松散，种子不带皮（稃），千粒重16～25g。小穗或小花基部是否具有吸盘（蹄口）是区分栽培种与野生种的一个主要依据。燕麦是长日照作物，对光照敏感，延长光照对提早抽穗有促进作用。在我国南方，燕麦一般3月底

4 月初播种，早熟品种生育期 76～85d，6 月上旬就能收获；中熟品种一般生育期为 86～100d；晚熟品种一般 5 月播种，9 月中旬收获，生育期 101d 以上。繁殖时，于分蘖至孕穗期日加光 4h 可提前两个多月成熟。燕麦喜凉爽湿润，忌高温干燥。燕麦对水分反应比较敏感，种子发芽时需要水分含量比小麦、大麦多 10%～15%。生育期间需要≥5℃的活动积温 1 300～2 100℃。种子在 12℃即开始缓慢发芽。

二、起源与历史

燕麦（*Avena Satiua* L.）是禾本科（Gramineae）禾本目。燕麦属一年生草本植物，是重要的饲料、饲草和粮食作物，在世界谷物生产中位于小麦、玉米、稻谷、大麦及高粱之后居于第六位。

燕麦不同的种起源于不同地区，据有关学者考证，燕麦四大起源中心分别是地中海的北岸、东非埃塞俄比亚高原、中国的西部以及西亚伊朗高原。其中地中海北岸被称为普通燕麦的发源地，东方燕麦又称为鞑靼燕麦，起源于西亚，而世界植物学家一致认为中国是莜麦（裸燕麦）的发源地。《育种理论》一书中提道："经常发现极其有趣的原始隐性类型，这是自交和突变的结果，裸粒是典型的隐性性状，大粒裸燕麦可能是从这些隐性性状中分离出来的，并与中国古代育种者进行的选择有关。"1935 年瓦维洛夫在论文《世界栽培作物起源八大中心》中指出："裸燕麦起源中国"。1960 年斯坦顿在《燕麦与燕麦改良》一书中提道："裸粒大粒型燕麦与欧洲栽培燕麦有关，其染色体数目相同，彼此间很容易杂交，通过同样的途径感染真菌，绝对来源于中国。"1967 年茹考夫斯基在《育种的世界基因资源》中更进一步指出："裸粒类型燕麦是地理特有类型，在中国与蒙古国的接壤地带由突变产生。因此，这个发源地可以认为是裸燕麦初生基因中心。"以上研究均能证明裸燕麦起源于中国。

（一）燕麦种植历史

燕麦作为一种古老的农作物，现存最早的燕麦出土物是瑞士湖畔发现的青铜器时期遗址中的砂燕麦（*A. strigosa* Schreb.），燕麦原为谷类作物的田间杂草，约在两千年前才被驯化为农作物。南欧首先将燕麦作为饲草栽培，以后才作为谷物种植。

欧洲在 1 世纪前开始种植燕麦，据罗马科学家普林尼记述，燕麦是日耳曼民族的一种食物。而我国燕麦的种植历史可以追溯到公元前 104—公元前 96 年，据《史记》记载，《司马相如列传》在追述战中轶事提到"䅟"，按孟康（三国广宗人、魏明帝任弘农守）的注释："不也似（是）燕麦"，故与稻、秫、菰一样，同属大宗栽培作物；在《尔雅·释草》中名为"蘥"；《司马相如传》中称"䅁"；《唐本草》中谓之"雀麦"。在《唐书·吐蕃传》中记载了青藏高原一带早已种植着一种莜麦（裸燕麦）。《本草纲目》中有："燕麦多为野生，因燕雀所食，故名。"此外，《救荒本章》和《农政全书》等古籍中，对燕麦都有记述。从以上文字记载证实，中国燕麦的栽培始于战国时期，距今至少已有2 100年之久，略早于世界其他国家。

（二）燕麦分类和命名

1916年，英国Etheridge认为燕麦属内有9个种，按颖壳紧包籽粒及其结构等特性分为：普通燕麦（*A. sativa* L.）、裸燕麦（*A. nuda* L.）、野燕麦（*A. fatua* L.）、地中海燕麦［*A. byzantina*（C. Kock）Tell.］、砂燕麦（*A. strigosa* Schreb.）、阿比西尼亚燕麦（*A. abyssinica* Hochst.）、短燕麦（*A. brevis* Roth.）、鞑靼燕麦或称侧穗燕麦、东方燕麦（*A. orientalis* Schreb.）。

燕麦属内按染色体划分，现在确认燕麦属共有25个种，其中二倍体（$2n=2x=14$）11个种、四倍体（$2n=4x=28$）7个种、六倍体（$2n=6x=42$）7个种。世界上栽培的燕麦主要是六倍体的普通燕麦、东方燕麦、地中海燕麦和裸燕麦4个种。

燕麦的品种类型一般按其外稃性状分带稃型和裸粒型两大类。世界各地栽培燕麦以带稃型的普通燕麦（又称皮燕麦）品种为主；而中国则以无外稃的裸粒型的裸燕麦品种为主。带稃型燕麦的外壳长而硬，成熟时籽粒包于壳中，被称为皮燕麦，主要用作饲料和饲草。不带稃型燕麦成熟时外部有一层毛包裹，被称为裸燕麦，主要用作粮食被人们食用。

历史上中国燕麦的异名更多，如"草""枬草""草麦""迦师""错麦""雀麦""野麦""野小麦""油麦""龙麦""乌麦"等。现在，中国裸燕麦在东北称为"铃铛麦"，华北称为"莜麦"，西北称为"玉麦"，西南称为"燕麦"或"莜麦"等。由于我国具有生产燕麦的特有地理优势和生态优势，所以表现出裸粒、大粒和优质等特殊品质。

三、地理分布

相传在公元前几千年燕麦就跟小麦、大麦混生在一起，后来随着生产的发展，人们发现燕麦也是一种很好的粮食作物，经过长期的自然选择，使燕麦形成了抗旱耐瘠、适宜在高寒冷凉以及高海拔地区生长的特性。

（一）国外燕麦产区分布

燕麦在全世界五大洲76个国家均有栽培，受生物学特性的影响，燕麦分布具有较严格的局限性，在燕麦黄金生长纬度带，其主产区是中欧亚大陆的寒温带，北纬41°～43°，最佳生长自然环境为海拔1 000m以上的高原地区，年均气温2.5℃，日照平均可达16h。据联合国粮食及农业组织统计，2011—

2014年全球主要谷物产量统计见表3-1。据2014年中国产业信息网统计，近年来全世界燕麦年平均种植面积约11.72亿亩*，年均总产2 355万t，平均亩产192.8kg。从图3-1可知，各大洲燕麦种植面积以欧洲最大，占世界总播种面积的64%，其次是美洲，占世界总播种面积的25%，大洋洲、亚洲和非洲的种植面积较小，分别占世界总播种面积的5%、5%和1%。燕麦种植面积最大的国家是俄罗斯，其种植面积占世界总种植面积的17.21%，其次是美国、加拿大、澳大利亚、波兰等。燕麦单产最高的国家是爱尔兰，平均产量为每公顷6.45t，其次是荷兰、英国等，平均产量为每公顷4.8～5.1t。

表3-1　2011—2014年全球主要谷物产量统计

单位：$\times 10^3$t

项目	2011年	2012年	2013年	2014年
小麦	649 709	695 950	658 715	716 823
水稻	449 960	466 985	471 941	476 880
玉米	835 324	888 072	867 996	988 701
大麦	123 197	133 545	129 799	145 487
高粱	61 129	57 145	57 725	60 281
燕麦	19 645	22 308	21 105	23 553
黑麦	11 408	12 248	13 771	15 829

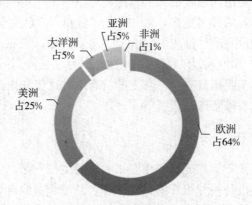

图3-1　全球燕麦分布

（二）国内燕麦产区分布

燕麦在我国不同历史时期的总种植面积差异很大，就目前而言，我国燕麦

---

* 亩为非法定计量单位，1亩≈667m²。——编者注

的品种资源主要有 9 个种，主要栽培种有 2 个，即普通栽培燕麦和裸燕麦。据 2010 年国家燕麦产业技术体系统计，平均亩产 80.95kg，亩产仅为爱尔兰、丹麦、瑞典等国的 1/4～1/3。2014 年，我国燕麦播种面积为 66.67 万 hm^2，其中裸燕麦的种植面积占燕麦总播种面积的 92%，主要分布在内蒙古、山西、河北等地的高寒地带，普通栽培燕麦约占 8%。由于受经济、文化科学技术、品种、生态条件的限制，我国燕麦的产量相差悬殊，最高产量为每亩 200kg，而全国常年产量为每亩 75～100kg。近年来，由于新品种的推广和配套高产栽培技术的实施，全国平均单产有了一定提高，并涌现出一批大面积亩产 300kg 以上的高产基地，但与世界高产国比较，我国燕麦的产量仍然很低。

燕麦喜冷凉，我国燕麦主要分布在年有效积温（在日平均温度≥5℃以上）2 500℃以内地区，集中分布于华北（北方春性燕麦早熟区）、西北（北方中、晚熟燕麦区）和西南（高山晚熟燕麦区和平坝晚熟燕麦区）三大主产区。华北主产区位于华北阴山山脉和燕山山脉的河北、山西、内蒙古三省份，占全国燕麦种植面积的 70%；西北主产区是位于西北六盘山、贺兰山麓的陕西、甘肃、宁夏、青海四省份，占全国燕麦种植面积的 20%；西南主产区是位于西南大小凉山的云南、贵州、四川三省份，其种植面积约为全国种植面积的 5%；其余 5% 种植分布在新疆、西藏、黑龙江、吉林、辽宁等省份。

（三）中国燕麦整体产业现状

据中国产业信息网统计，2016 年我国种植燕麦进出口贸易总量 2 740t，贸易总额 159.8 万美元；2017 年进出口贸易总量 9 500t，贸易总额 579.2 万美元；2018 年 1 季度进出口贸易总量 1 300t，贸易总额 82.5 万美元。2016 年我国滚压或制片的燕麦片进出口贸易总量 900t，出口贸易总额 160.6 万美元；2017 年进出口贸易总量 2 100t，贸易总额 216.0 万美元；2018 年 1 季度进出口贸易总量 1 900t，贸易总额 127.0 万美元。无论是燕麦还是燕麦片，我国的进口量远大于出口量，每年进口燕麦原料和成品燕麦片 6 万 t 左右。在国内燕麦其他产品如燕麦速食面、方便面等的销量也呈上升趋势。燕麦片主要消费于沿海发达地区和北京、上海等大城市。

燕麦的营养、食用、医疗保健、饲用价值等是其他粮食作物难以比拟的。随着人们生活条件的改善和生活水平的提高，关注食物结构、追求食物营养和医疗保健功能成为人们对食物选择的首要条件，燕麦是区域性农业生产和调剂城乡人民生活不可缺少的作物。因此，通过燕麦区域化布局，对提高中国燕麦产品质量、增强燕麦在国内外市场的竞争力具有重要意义。随着畜牧业生产的发展，食品工业和饲料加工业的兴起，燕麦作为高营养食品和医疗保健食品的开发，以及高产、优质新品种的不断育成和栽培水平的日益提高，我国的燕麦产业必将出现一个加速发展的美好前景。

第二节 燕麦营养特性

随着社会生产力的发展，当代人们对膳食方面的基本需求已经从吃饱、吃好转变成营养与保健，燕麦作为谷物中最好的全价营养食品之一，恰恰能满足这方面的需要。在 1985 年第二届国际燕麦会议上，美国著名谷物学家罗伯特指出："与其他谷物相比，燕麦具有独一无二的特色，即具有抗血脂成分、高水溶性胶体、营养平衡的蛋白质，它对人类提高健康水平有着异常重要的价值。"

皮燕麦片和裸燕麦片的组分比较见表 3-2。裸燕麦片的蛋白质平均含量（12.89%）高于皮燕麦片（12.47%），与 2013 年闫金婷测定纯燕麦片的蛋白质平均含量相近。测定裸燕麦片的脂肪平均含量（8.22%）显著高于皮燕麦片（4.83%）。皮燕麦片的 β-葡聚糖平均含量（3.78%）显著高于裸燕麦片（3.22%）。裸燕麦片的平均热量值（1 801.21kJ/100g）也显著高于皮燕麦片（1 753.39kJ/100g）。

表 3-2 皮燕麦片和裸燕麦片的组分比较

营养成分	蛋白质平均含量（%）	脂肪平均含量（%）	糖类含量（%）	β-葡聚糖平均含量（%）	灰分含量（%）	热量（kJ/100g）
皮燕麦片	12.47	4.83	62	3.78	1.88	1 753.39
裸燕麦片	12.89	8.22	66	3.22	1.83	1 801.21

无论是皮燕麦还是裸燕麦，它们的营养价值都较高。根据 1998 年中国预防医学科学院营养与食品卫生研究所对我国种植的裸燕麦和人们日常食用的 7 种谷物粮食中营养成分的分析结果对比（表 3-3），裸燕麦中蛋白质、脂肪、维生素 B_2 以及钙、磷等含量都较为丰富，尤其是蛋白质和脂肪的含量高，分别为 15.6g/100g 和 8.8g/100g。

表 3-3 裸燕麦和人们日常食用的 7 种谷物粮食中营养成分的分析结果对比

营养成分	裸燕麦	小麦粉	大麦粉	小米	粳米	高粱粉	黄米面	玉米面
蛋白质（g/100g）	15.6	9.4	10.5	9.7	5.7	7.15	11.3	8.9
脂肪（g/100g）	8.8	1.3	2.2	1.7	0.7	2.6	1.1	4.4
糖类（g/100g）	64.8	74.6	66.3	76.1	76.8	70.9	68.3	70.7
热量（kJ/100g）	1 636	1 460	1 473	1 502	1 460	1 406	1 377	1 498
粗纤维（g/100g）	2.1	0.3	6.5	0.1	0.3	1.2	1.0	1.5

（续）

营养成分	裸燕麦	小麦粉	大麦粉	小米	粳米	高粱粉	黄米面	玉米面
钙（mg/100g）	69	8	43	21	8	44	—	31
磷（mg/100g）	390	133	400	240	120	—	—	367
铁（mg/100g）	3.8	3.3	4.1	4.7	2.3	—	—	3.5
维生素 B_1（mg/100g）	0.49	0.46	0.36	0.66	0.22	0.27	0.20	
维生素 B_2（mg/100g）	0.19	0.06	0.1	0.09	0.06	0.09	—	0.22
烟酸（mg/100g）	0.8	2.5	4.8	1.6	2.8	4.8	4.30	1.6

一、蛋白质

（一）蛋白质含量

皮燕麦中的蛋白质含量十分丰富，不同品种间含量有些许差异（12%～20%），其蛋白蛋含量是大米、小麦粉的 1.6～2.3 倍。裸燕麦中的蛋白质含量平均高达 12.4%～24.5%，比标准小麦粉高 65.8%，比籼米、粳米分别高105.3%、132.8%，比玉米高 75.3%。燕麦蛋白具有来源丰富、口味平和等优点，蛋白含量在 18% 以上的品种有 30 多个，更重要的是，与大多数其他的谷物蛋白相比，燕麦蛋白的人体利用率更高，其蛋白质功效比（PER）超过2.0，而小麦和玉米的还不足 1.5，其生物价（BV）为 72～75，也是植物蛋白中的佼佼者。燕麦蛋白包含清蛋白、球蛋白、醇溶蛋白和谷蛋白，各组分的含量如表 3-4 所示，球蛋白是燕麦蛋白的主要组分，燕麦球蛋白含量高达55.10%，是大米、玉米、小麦等谷物的 5 倍以上。目前，球蛋白的获取大多源于哺乳动物、牛奶和鸡蛋。有研究表明，燕麦球蛋白不仅具备免疫活性，还具有一定的抗氧化性作用。

表 3-4　燕麦中蛋白质的主要组成及含量

单位：%

蛋白组分	清蛋白	球蛋白	醇溶蛋白	谷蛋白
含量	2.22	55.10	23.68	10.00

（二）蛋白质分布

燕麦由壳、胚、皮层及胚乳所组成，它们的质量占比分别为 7%、3%、30% 和 60%，其蛋白质含量分别为 2%、31%、32% 和 17.5%。燕麦胚乳中大部分贮藏性蛋白属于可溶性的球蛋白，其次是醇溶蛋白、谷蛋白、清蛋白；相对而言，胚乳中醇溶蛋白较低，球蛋白与醇溶蛋白比例为 2∶1。根据 SDS-

PAGE 电泳分析各类蛋白的组成结果表明，燕麦麸中清蛋白、球蛋白、醇溶蛋白和谷蛋白占蛋白质总量依次为 63.40%、15.18%、8.18% 和 13.24%。燕麦麸中清蛋白含量最高，且蛋白质亚基分布广泛。

(三) 蛋白质性质

燕麦蛋白的等电点为 4.2，麦麸蛋白等电点为 4.4，燕麦胚乳蛋白是包裹着燕麦淀粉的胶状物质，结构紧密；燕麦粉蛋白分子质量分布在 14.4～66.2ku，分子质量大小为 35.0～45.0ku 和 20.0～28.5ku 的蛋白含量较高；燕麦蛋白在相对的 pH 等外界条件相同的情况下，起泡性和泡沫稳定性都随着蛋白质浓度增大而增加。燕麦蛋白质有表面活性作用，燕麦蛋白体系在加热过程中黏性和弹性变化规律相同，在 20～100℃ 都是先减少后增大再减小，只是增大和减小的幅度不同，可能原因是在温度达到使蛋白质分子变性前，水分子进入蛋白质分子结构的能力逐渐增强，蛋白质构象松弛，体系流动性变大，故黏性、弹性都降低；蛋白质变性后，易形成连续的网状结构，使水、油等小分子能被包埋在网络内，可形成水分子分散在蛋白质分子中的体系，即蛋白包围水的体系，蛋白质形成凝胶，水分子的活动受到抑制，故黏弹性增加；凝胶过强时，整体平衡受到破坏，水被挤出，黏弹性减小。正因为燕麦蛋白有这样的性质，使得燕麦蛋白质凝胶性好，具有表面活性作用。

(四) 蛋白质组成及分类

燕麦蛋白质中含有 17 种氨基酸，其中 8 种是人体必需氨基酸，其配比合理，人体利用率高，对于改善人们的营养状况和提高人们的健康水平有很大的促进作用。如表 3-5 所示，燕麦蛋白质中，含赖氨酸 4.5g/100g、苏氨酸 3.4g/100g、亮氨酸 7.6g/100g、谷氨酸 21.7g/100g、缬氨酸 5.5g/100g、色氨酸 3.9g/100g、苯丙氨酸 5.2g/100g。由此看出，燕麦蛋白中氨基酸种类齐全，且比例均衡。

表 3-5 燕麦蛋白质中氨基酸组成及含量

单位：g/100g

氨基酸种类	燕麦	胚乳	皮	燕麦胚
赖氨酸	4.5	3.7	4.9	6.9
精氨酸	5.5	6.6	6.8	9.0
苏氨酸	3.4	3.3	4.1	4.7
丝氨酸	4.6	4.6	4.6	5.0
半胱氨酸	2.2	2.2	0.5	1.0
丙氨酸	5.0	4.5	3.4	6.9
甲硫氨酸	2.2	2.4	1.5	2.1

（续）

氨基酸种类	燕麦	胚乳	皮	燕麦胚
亮氨酸	7.6	7.3	7.3	7.1
酪氨酸	3.0	3.3	2.9	3.0
组氨酸	2.4	3.7	2.4	3.6
天冬氨酸	3.7	8.5	10.5	9.7
谷氨酸	21.7	23.6	20.3	14.9
脯氨酸	5.5	4.6	2.4	3.6
甘氨酸	5.2	4.7	6.1	6.2
缬氨酸	5.5	5.5	6.4	6.2
色氨酸	3.9	4.2	4.5	3.8
苯丙氨酸	5.2	5.6	5.3	4.4

　　燕麦粉中 8 种必需氨基酸与其他谷物比较如表 3-6 所示，燕麦粉中具有防贫血和毛发脱落作用的色氨酸含量明显高于大米和小麦粉，燕麦粉中赖氨酸的含量是小麦粉、籼米、粳米等主要粮食的 1.5～3 倍。近年来，国内外对谷物中有益于增进智力和骨骼发育的赖氨酸含量有了新的要求，认为提高粮食营养价值主要是提高赖氨酸的含量，当赖氨酸含量提高 0.2%～0.3% 时，粮食的营养价值就能提高 70%～80%，达到动物性食物标准。研究显示燕麦蛋白质必需氨基酸总平均值为 344.23mg/g，低于全鸡蛋蛋白（473mg/g），接近世界卫生组织/联合国粮食及农业组织（WHO/FAO）推荐值 360mg/g。从必需氨基酸平均值与 WHO/FAO 推荐值的比较，可以得出燕麦蛋白质的第一限制性氨基酸是赖氨酸，第二限制性氨基酸是苏氨酸，第三限制性氨基酸是含硫氨基酸（包括甲硫氨酸和胱氨酸）。

表 3-6　燕麦粉中 8 种必需氨基酸与其他谷物比较

含　量	赖氨酸	色氨酸	苯丙氨酸	甲硫氨酸	异亮氨酸	亮氨酸	苏氨酸	缬氨酸
燕麦粉（g/100g）	0.68	0.212	0.860	0.225	0.506	1.345	0.638	0.962
小麦粉（g/100g）	0.277	0.128	0.529	0.168	0.351	0.790	0.247	0.460
稻米（籼）（g/100g）	0.295	0.118	0.355	0.150	0.243	0.654	0.292	0.415
稻米（粳）（g/100g）	0.257	0.121	0.338	0.128	0.246	0.632	0.286	0.391
成人每日需要量（g）	0.400	0.550	0.785	0.625	0.625	0.860	0.860	0.200

二、淀粉

（一）燕麦淀粉含量及分类

燕麦淀粉主要有直链淀粉和支链淀粉两种存在形式。此外，在部分淀粉中还存在第三种存在形式——中间成分。直链淀粉、支链淀粉及中间成分的含量、结构与特性将影响到淀粉的物理、化学性质和功能特性，进而影响到淀粉在食品工业及其他领域中的应用。据 2010 年研究报道，燕麦籽粒淀粉含量为 50%～65%，燕麦直链淀粉含量变化幅度为 21.06%～31.26%。另外，同一燕麦品种，产地不同，直链淀粉含量也有一定的差异，如坝莜 1 号，河北省产地的直链淀粉含量显著高于山西省产地，说明栽培条件、栽培品种对燕麦直链淀粉含量也有一定的影响。

一般谷物淀粉含有 0.5%～1.0% 的脂质，然而研究发现燕麦淀粉中的脂质含量为 1.35%～1.52%，高于玉米、小麦、大米淀粉。而且，燕麦淀粉脂质中 2/3 是溶血磷脂，剩下的是游离脂肪酸。燕麦淀粉中磷含量为 0.06%～0.08%，是由淀粉中的磷脂带来的，其含量与马铃薯淀粉中的磷含量（0.07%）相类似。

（二）燕麦淀粉的结构

燕麦淀粉的结构、成分和理化特性直接影响燕麦制品的质量和品质，也关系到燕麦淀粉新用途的开发。燕麦淀粉颗粒不像小麦和大麦那样容易聚集，燕麦淀粉形状不规则，双折射现象较弱，与大米淀粉的形状和颗粒大小相似，以单个分子形式存在，淀粉颗粒大部分呈椭圆形，部分呈多角形，且分布不均匀，平均粒径 2.0～5.9μm，比玉米淀粉的颗粒粒径（15μm）要小。燕麦直链淀粉的链长要比玉米直链淀粉的稍短一些，也就是说，燕麦直链淀粉的分子质量比玉米直链淀粉的分子质量要小。

（三）燕麦淀粉性质

燕麦淀粉的溶解度、膨润力显著高于玉米淀粉和豌豆淀粉，但低于马铃薯淀粉。燕麦淀粉的冻融稳定性较差，不宜制作冷冻食品。燕麦淀粉糊化透明度显著低于马铃薯淀粉，这可能与淀粉中直链淀粉较多有关，糊化后易发生老化，产生胶凝或凝沉现象，使透明度变低。燕麦淀粉的糊化温度略高于小麦面粉。燕麦淀粉糊化起始温度为 44～53℃，峰值温度为 56～67℃，终止温度为 69～74℃，热焓值为 59～106℃。人们推测糊化特性和淀粉组成、脂质含量以及淀粉颗粒内部相互作用力的数量级有关。脱脂燕麦和炒制燕麦都可以降低燕麦淀粉的糊化温度。

三、脂质

（一）脂质含量及分布

世界上 4 000 多个燕麦品种中，90% 以上的品种含油量约为 9%，明显高于其他谷类。燕麦中脂类物质的含量最高，高达 5%～10%，分别是大米和小麦的 10 倍与 6 倍。脂类物质在燕麦不同部位含量不同，含量最高的部位是胚轴和子叶（盾片），二者在燕麦中所占的比例为 3.23%，所占的比例很小，因此这两部分的脂质仅占燕麦脂质总量的一小部分（9.2%）；其次脂质在麸皮和胚乳中的含量较高，二者在燕麦中所占的总比例为 13.9%，二者在燕麦总脂中的比例最大，即燕麦中近 91% 的脂质来自胚乳和麸皮。如果将燕麦麸皮分离，将会有 36% 的脂质随之损失；脂质含量最低的部位是麦壳，仅为总脂质含量的 2.6%。另外，在燕麦中有部分的脂类物质以淀粉脂质复合物形式存在，含量为 1%~3%，其含量与直链淀粉含量成正比。Morrison 对淀粉部分的脂质做了进一步分类，将其分为存在于直链淀粉螺旋内部的脂质和直链淀粉与支链淀粉表面的脂质，其中内部脂质是真正的"淀粉脂质"。表 3-7 为燕麦粒与其他谷物脂质含量对比。

表 3-7　燕麦粒与其他谷物脂质含量对比

单位：%

谷物种类	燕麦粒	小麦	大米	小米	玉米	大麦	裸麦	高粱
脂质含量	5.0~10.0	2.1~3.8	0.8~3.1	0.8~3.1	4.0~5.5	3.9~5.8	3.3~4.6	2.0~3.5

（二）燕麦脂质组成

燕麦油中主要包含甘油三酯、磷脂和糖脂，并有少量游离脂肪酸、甾醇酯和其他微量成分。燕麦油的含量为 3%~10%，平均含量为 6%~7%，其中 80% 为不饱和脂肪酸。饱和脂肪酸、单不饱和脂肪酸、多不饱和脂肪酸的比例为 0.5：1：1，接近中国营养学会推荐的脂肪酸比例要求（中国国民成人膳食脂肪摄入量应占总能量的 20%~30%，其中饱和脂肪酸摄入量应占总能量<10%、单不饱和脂肪酸>10%、多不饱和脂肪酸>10%）。燕麦油脂肪酸组成与其他谷物一样，长链脂肪酸占多数，其脂肪主要由单一不饱和脂肪酸、亚麻酸和亚油酸所构成，其中 80% 为不饱和脂肪酸，油酸占不饱和脂肪酸的 30%~40%，而亚油酸极为丰富，占不饱和脂肪酸的 35%~52%，占籽粒重 2%~3%；此外还有少量的月桂酸、棕榈油酸、花生四烯酸、二十碳硬脂酸，它们共占不饱和脂肪酸的 28%、亚麻酸占不饱和脂肪酸的 1%~5%，还包含不饱和脂肪酸以及微量的木蜡酸和神经酸。燕麦籽粒与残渣中油脂的脂肪酸组成及含量见表 3-8。

表 3-8　燕麦籽粒与残渣中油脂的脂肪酸组成及含量

单位：%

来　源	肉豆蔻酸	棕榈酸	硬脂酸	亚油酸	油酸	亚麻酸	花生酸
燕麦籽粒	0.17	15.43	1.18	47.14	34.38	0.65	1.08
燕麦残渣	0.08	15.76	1.35	46.69	34.59	0.75	0.78

四、膳食纤维

膳食纤维是指在人体小肠内不被消化吸收，而在大肠被发酵的可食用植物性糖类及其类似物的总称。燕麦中的膳食纤维主要来源于燕麦麸皮，分为两种类型：一种是能起到改善肠道功能作用的不可溶性膳食纤维；另一种是可溶性膳食纤维，是水溶性的黏性溶液。可溶性膳食纤维在调节血脂、血糖及益生菌菌群方面具有较强的作用。我国裸燕麦品种中 β-葡聚糖含量为 $2.5\%\sim7.5\%$，比小麦面粉高 3.7 倍，比玉米面高 6.7 倍，其中可溶性膳食纤维（主要是 β-葡聚糖）约占总膳食纤维的 1/3。不同产地、不同种类燕麦中膳食纤维含量与组成差异较大，总膳食纤维的平均含量为 12%，其中黑龙江的米燕麦、山西的 73014-336、河北的小莜麦总膳食纤维含量较多，均高于 14%。而青海的玉麦-2、宁夏的固原燕麦和云南的德钦燕麦总膳食纤维含量较低；黑龙江的米燕麦的可溶性膳食纤维明显高于其他燕麦，河北的小莜麦和山西的 73014-35 中不溶性膳食纤维含量较高。

五、维生素

维生素是维持人体正常物质代谢活动和某些特殊生理功能所不可缺少的物质，一般在人体内不能合成，必须由食物中获取。燕麦中维生素、烟酸、叶酸、泛酸都比较丰富，每 100g 燕麦粉中维生素 E 含量高达 15mg。1994 年，赵素珍分析，燕麦中含有维生素 B（硫胺素）、维生素 B_2（核黄素）和维生素 E。每 100g 燕麦籽粒中维生素 B_1 的含量为 0.49mg，比小麦标准粉含量高 6.5%，比大米、玉米都要高。维生素 B_1 又称为硫胺素或抗神经炎素，是由嘧啶环和噻唑环结合而成的一种 B 族维生素。在体内，维生素 B 以辅酶形式参与糖的分解代谢，有保护神经系统的作用，还能促进肠胃蠕动，增加食欲。维生素 B_1 缺乏时，可引起多种神经炎症，如脚气病菌。中国古代医书中早有治疗脚气病的记载，中国名医孙思邈已知可用燕麦治疗脚气病。维生素 B_2 又称为核黄素，为体内黄酶类辅基的组成部分，其中黄酶在生物氧化还原中发挥递氢作用，缺乏维生素 B_2 会影响机体的生物氧化，使代谢发生障碍。其病变多表现为口、眼和外生殖器部位的炎症，如口角炎、唇炎、舌炎、眼结膜炎和阴囊炎等。体内的维生素 B_2 贮存是很有限的，因此每天都要由饮食提供。而每 100g 燕麦籽粒中维生素 B_2 的含量为 0.19mg，高于小麦标准粉、大米、玉米中的含量。维生素 B_2 可参与细胞的生长代谢，是肌体组织代谢和修复的必需营养素。维生素 E 因与生育有关，故又名生育酚，属于酚类化合物。维生素 E 与动物的生殖功能有关，而燕麦中丰富的维生素 E 可以扩张末梢血管，改善血液循环，调整身体状况，减轻更年期症状。维生素 E 除具有一定的生理功能外，还具抗氧化作用。

六、矿物质

　　燕麦含有钙、磷、铁、锰、镁、锌、硒多种人体所需的矿质元素，可以满足人体对矿质元素的需求，尤其是儿童生长所需要的铁、锌等微量元素的含量特别丰富。在 2005 年，根据中国预防医学科学院营养与食品卫生研究所傅翠真对食物成分的分析结果，在谷类作物燕麦粉中的钙、磷、镁元素的含量较高，高于大米、小麦粉、玉米面、高粱米、黄米面和小米，燕麦粉中的微量元素锰、锌、硒含量均高于玉米、高粱、大黄米和大米。其中，燕麦中硒含量是大米的 34.8 倍，小麦粉的 37 倍，玉米的 7.9 倍，位居谷物之首，具有增强免疫力、防癌、抗衰老等作用。每 100g 燕麦粉中钙的含量为 69.0mg，比小麦粉、大米、小米、玉米粉分别高 2.0 倍、5.5 倍、2.3 倍、1.5 倍，燕麦粉中磷、铁的含量也均高于其他粮食。

第三节　燕麦生物活性成分

一、β-葡聚糖

　　燕麦中富含 β-葡聚糖（图 3-2），它是一种可溶性纤维素，是主要存在于燕麦籽粒的亚糊粉层细胞壁，是一种非淀粉多糖，含量为 2.5%～7.5%，平均分子质量为 192ku，因产地、品种和环境的不同其含量有所改变。燕麦的β-葡聚糖主要在燕麦麸中富集。不同的加工方式得到的商业燕麦麸 β-葡聚糖比例可达 5%～16.6%。在燕麦加工过程中，由于燕麦籽粒软，因此麸皮和胚乳不能像小麦那样很好地分离，麸皮中包含了一定比例的胚乳，并且具有高比例的蛋白质和膳食纤维。

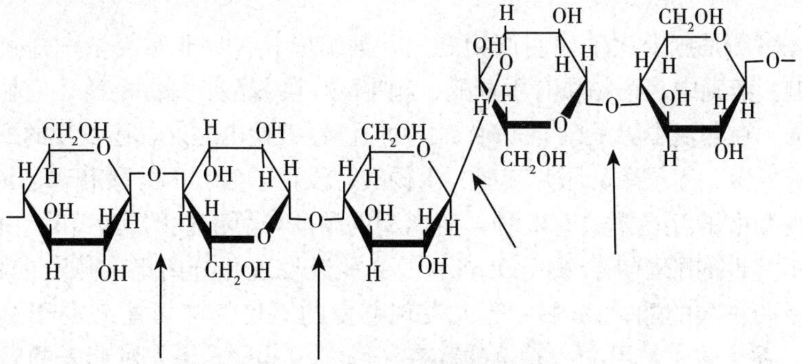

图 3-2　燕麦中的 β-葡聚糖

　　β-葡聚糖是自然合成的多糖，在燕麦籽粒中是半纤维素的主要成分之一。

研究表明，它是吡喃型葡萄糖以 β-(1-3)、β-(1-4) 糖苷键连接成的多聚物，燕麦 β-葡聚糖不是独立的物质，并且不同谷物中糖苷键的比例是不同的。Wood 等人利用高效阴离子交换色谱分析得出，在燕麦中 β-(1-4) 与 β-(1-3) 糖苷键比值为 2.1～2.4、小麦为 3.0～4.5、黑麦为 3.0～3.2、大麦为 2.8～3.3。β-葡聚糖在溶液中可以赋予很高的黏性，属于黏性多糖。

燕麦 β-葡聚糖可以直接参与能量代谢，提高机体的抗氧化能力，从而具有提高机体运动耐力、延缓疲劳发生的作用。有研究表明，燕麦 β-葡聚糖及其荧光标记物的 DPPH 自由基清除能力分别为 33.07μmol 维生素 E/g 和 35.55μmol 维生素 E/g，清除羟自由基的能力分别为 52.95μmol 维生素 E/g 和 46.45μmol 维生素 E/g，抗氧化能力指数分别为 35.53μmol 维生素 E/g 和 34.07μmol 维生素 E/g。表明燕麦 β-葡聚糖具有较强的自由基清除能力。脑组织中能够检测到大量燕麦 β-葡聚糖的存在，表明燕麦 β-葡聚糖能够穿过血脑屏障，参与大脑的神经调控。

二、燕麦多肽

生物活性肽（bioactive petides，BAP）是指对机体的生命活动有益或是具有生理作用的肽类化合物，其相对分子质量一般小于 6 000，是介于氨基酸与蛋白质之间的聚合物，具有多种化学功能。燕麦含有丰富的蛋白质，蛋白质经酶解得到小分子的肽和氨基酸，这类分子中都含有亲水基团，可以吸收水分或细胞表层的水分，防止水分流失，蛋白质多肽也是组织和细胞生长发育必需的营养物质，燕麦多肽有较强的抗氧化和淀粉酶抑制效果。燕麦生物活性肽具有不需消化、吸收快等特点，人体小肠对小肽（2～10 个氨基酸残基组成）透过性比氨基酸高，载体不易饱和，耗能低，不会增加盲肠功能负担。

三、多酚类化合物

燕麦多酚是燕麦次生代谢产物之一，其组成、含量非常复杂，并且受多种因素影响。燕麦中多酚物质有香草醛、咖啡酸、阿魏酸、绿原酸等，它们的抗氧化性较强。在燕麦中除了以上 4 种多酚物质已经被检出之外，还发现的酚酸有香豆酸、苯甲酸、芥子酸、原儿茶酸、水杨酸、没食子酸、丁香酸和苯乙酸。

燕麦酚酸的存在形式有 3 种：游离型的酚酸，可溶性的酯，和蛋白质、糖等组成不溶性的酚酸化合物。Daniels 等人研究发现并分离出了燕麦的阿魏酸、咖啡酸及两种酸的酯；Durkee 等人发现燕麦的不良气味可能来源于燕麦中的阿魏酸、香豆酸、苯甲酸、香草酸和芥子酸。Sosulski 等人对燕麦酚酸进行了定量分析，测得游离型的酚酸含量很低，只有 8.7mg/kg；可溶性的酯含量为 20.6mg/kg；不溶性的化合物含量大于 56.7mg/kg（阿魏酸的不溶性化合物含量为 55.3mg/kg)。Dimberg 等人测得游离型的酚酸含量为 7.3mg/kg；Emmons 等人测得游离型的酚酸含量为 8.6mg/kg，和 Duree 等人的结果非常接近。

四、黄酮类化合物

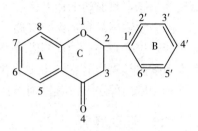

图 3-3　燕麦黄酮类化合物基本母核的结构

黄酮类化合物（flavonoids）又名生物类黄酮化合物（bioflavonoids），是色原酮或色原烷的衍生物，由两个具有酚羟基的苯环（A 环和 B 环）通过中央 3 碳原子相互联结而成，即以 $C_6 - C_3 - C_6$ 结构为基本母核的天然产物，其基本母核的结构如图 3-3 所示。

经分析，燕麦中黄酮类化合物主要包括黄酮和黄烷醇。其中黄酮主要有 3 种：5,7,4'-三羟基黄酮、3',4',5,7-四羟基黄酮、4',5,7-三羟基 3',5'-二甲氧基黄酮，黄烷醇有山奈酚和槲皮素，苷类物质有 5,7,4'-三羟基黄酮-6-碳-葡糖苷、5,7,4'-三羟基黄酮-8-碳-葡糖苷、山奈酚-3-氧-芸香苷、槲皮素-3-氧-芸香苷。目前，一般是根据类黄酮的极性和水溶性的大小选择合适的溶剂进行提取，朱礼艳等测得燕麦粉中总黄酮含量为 0.035g/100g。

五、燕麦生物碱

燕麦中含有一组独特的天然酚类物质，约由 40 种不同的燕麦生物碱组成，燕麦生物碱的化学结构由一系列邻氨基苯甲酸及其衍生物和一系列肉桂酸及其衍生物经过酰胺键连接而成，俗名称为燕麦蒽酰胺，是燕麦多酚类物质中独有的物质。其中燕麦生物碱 A、生物碱 B 和生物碱 C 的含量相对较高，是 3 种主要的燕麦生物碱，燕麦生物碱结构式如图 3-4 所示。

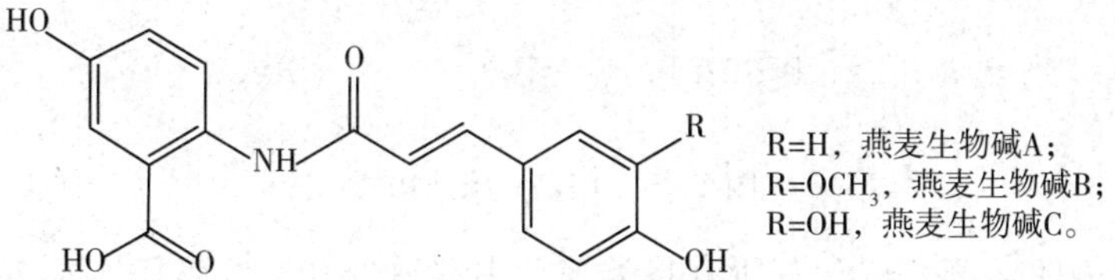

R=H，燕麦生物碱A；
R=OCH₃，燕麦生物碱B；
R=OH，燕麦生物碱C。

图 3-4　燕麦生物碱结构式

Collins 等人研究发现去壳燕麦粉和燕麦壳的甲醇提取物中含有的燕麦生物碱分别为 25 种和 20 种，其中有 15 种是燕麦粉和燕麦壳所共有的。通过高效液相色谱、核磁共振等技术对其结构进行分析，目前从燕麦中提取并鉴定的燕麦生物碱的结构以邻氨基苯甲酸及其衍生物为母体大致分为 4 类，邻氨基苯甲酸衍生物主要有5-羟基邻氨基苯甲酸、4-羟基邻氨基苯甲酸、4,5-二羟基邻氨基苯甲酸和5-羟基-4-甲氧基邻氨基苯甲酸等。此外，还有一类是由4,5-二羟基邻氨基苯甲酸分别与 *p*-香豆酸、阿魏酸和咖啡酸结合生成的3种燕麦生物碱，目前尚未命名。

燕麦生物碱具有抗炎、抗癌、抗瘙痒作用，能减少氧化应激的发生，从而对肥胖、癌症和心血管疾病等有潜在的预防作用。Timbers 等报道，咖啡酸和燕麦蒽酰胺类物质B在麸皮中的含量要高于胚乳淀粉细胞，但它们的含量在胚乳淀粉细胞内外层上没有差别。

六、燕麦皂苷

燕麦皂苷，又名皂素，由皂苷元与糖链构成，是存在于植物界的一类比较复杂的苷类化合物，其主要存在于燕麦麸皮中。在2013年，陆灿经核磁共振技术对其进行结构鉴定，发现三个燕麦皂苷均为一种皂苷化合物，即纽替皂苷。燕麦皂苷结构式见图3-5，分别为燕麦皂苷A（avenacoside A）、燕麦皂苷B（avenacoside B）和燕麦皂苷C（avenacoside C），其中燕麦皂苷C为首次从燕麦等禾本科植物中分得；测得燕麦中总皂苷干物质含量约为占籽粒干重的0.080%，燕麦皂苷A、燕麦皂苷B、燕麦皂苷C含量分别为0.040%、0.023%、0.018%，其中燕麦皂苷A的含量最高，约为总皂苷含量的50%。

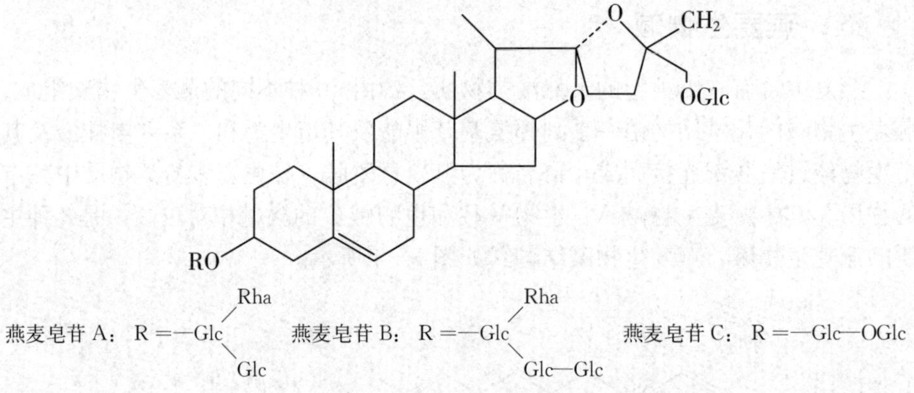
O
CH2
OGlc
O
RO
燕麦皂苷A：R =—Glc
Rha
Glc
燕麦皂苷B：R =—Glc
Rha
Glc—Glc
燕麦皂苷C：R =—Glc—OGlc

图3-5 燕麦皂苷结构式

研究表明，燕麦还含有所有谷类粮食中都缺少的人参皂苷（人参的主要成分），燕麦皂苷与大豆皂苷、三七皂苷、人参皂苷、七叶皂苷等相比，表现出更强的体外抗肿瘤活性，关于其具体的抗肿瘤机制还需进一步的研究。国外学者研究发现，燕麦皂苷在燕麦细胞内某种酶的作用下水解后会具有很强的抑菌活性。据加拿大科学家试验，微量的皂苷与植物纤维结合，可使纤维具有吸附胆汁酸的性能，促使肝中的胆固醇转变为胆汁，随粪便排出体外。由此可见，燕麦皂苷具有降低胆固醇的作用。

七、燕麦植酸

植酸，又名肌醇六磷酸酯。Saastamoinen 发现燕麦中植酸的含量为 5.6～8.7mg/g，而 Miller 发现在去壳燕麦中植酸含量为 12.0mg/g。值得注意的是植酸在作为抗氧化剂的同时，也会螯合一些矿物质（锌、钙、铁、磷），影响它们的吸收，使得这些矿物质的生物活性减少。

第四节　燕麦生理活性

燕麦籽粒中含有多种活性物质，赋予燕麦多种生理活性。现代科学研究表明，燕麦不但具有调节血脂血糖、减少脂肪、提高记忆力、延缓衰老、改变胃肠道等功能，还具有免疫调节、抗疲劳等其他功效。1997 年，美国食品与药品管理局（FDA）宣布燕麦中的可溶性纤维 β-糊精是降低患心血管病概率的首要成分，并且指出由于这种可溶性纤维能够降低血液中的胆固醇，凡用燕麦提取出的可溶性纤维制作的食品，一律可以注明吃该种食物可以减少患心血管病和心脏病的危险。

一、降血脂、降胆固醇功效

燕麦降血脂的主要功能成分包含燕麦 β-葡聚糖、燕麦蛋白、三酰甘油、生育三烯酸以及不饱和脂肪酸。大量研究表明燕麦可以降低胆固醇，其中最重要的功能因子是燕麦 β-葡聚糖和蛋白质。然而其作用机理还不是很清楚，人们就此提出了很多假说，并不断通过动物实验和人体实验加以证明。

燕麦降低血脂的功效因子主要为 β-葡聚糖，它能显著降低血浆中总胆固醇和低密度脂蛋白胆固醇，而对高密度脂蛋白胆固醇和三酰甘油没有明显影响。有关 β-葡聚糖降低胆固醇的机理目前有以下四种假说：①β-葡聚糖可结合胆汁酸，增加了胆汁酸的排泄，从而降低胆汁酸水平和血浆胆固醇浓度；②β-葡聚糖可被肠道中的微生物发酵而产生短链脂肪酸，可抑制肝中胆固醇的合成；③β-葡聚糖可促进低密度脂蛋白胆固醇分解；④β-葡聚糖可在消化道中形成高黏环境，阻碍消化道对脂肪、胆固醇和胆汁酸的吸收。在 1963 年，Degroot 等人发现燕麦 β-葡聚糖能降低肠胃吸收脂肪酸的速率，降低人体胆固醇的合成。随着人们对燕麦 β-葡聚糖的动物实验和人体临床学的研究，结果都证实了 β-葡聚糖在降低胆固醇和预防心血管疾病方面有特异的生理功效。1993 年，T. S. Kahlon 等人分别用去壳全大麦、米糠、燕麦麸等喂大鼠，食用 β-葡聚糖的大鼠血清中的 TC 和 LDL-TC 均低于其他几组，其结果表明 β-葡聚糖能显著降低血浆中的 TC 和 LDL - TC。在 1999 年，Be 等人研究发现，燕麦 β-葡聚糖能促进胆固醇向胆汁酸转化，并促进胆汁酸排出体外，从而有效清除血清中的胆固醇。

燕麦球蛋白是燕麦具有降低胆固醇功能的因子，实验证实燕麦球蛋白能降低胆固醇。研究发现将燕麦糠分成不同的五部分，分别为油脂、蛋白质、淀粉、胶及剩余的可溶性物质，然后将其作为饲料喂鸡。比较发现，分离的燕麦蛋白加到鸡饲料中（占 4.5%～6%），鸡体内的胆固醇含量明显降低，而不同的膳食蛋白，对降胆固醇效果是不一样的。燕麦的蛋白质富含球蛋白，这在温带植物中是独一无二的，其理化性质与动物蛋白极其相似，其降胆固醇效果与动物蛋白也相似。

燕麦的脂质是由油和脂肪组成的，主要为三酰甘油，还包括脂溶性维生素，特别是维生素 E 和脂质中生育三烯酚，它们都具有维生素 E 的活性和其他具有重要功能的微量成分。美国农业部和威斯康星大学的科研人员从燕麦的麸皮中分离出能降低血浆胆固醇浓度的物质——三酰甘油和生育三烯酸。虽然目前这两种物质都没有经过人体试验，但对鸡、白鼠和猪的试验效果良好，饲喂含胆固醇抑制剂饲料的鸡，血液中低密度脂蛋白含量比以玉米为主食的鸡降低 40%，而高密度脂蛋白含量则相当。这可能是因为三酰甘油和生育三烯酸主要抑制胆固醇合成，将其水解为胆汁酸酶的活性燕麦中含有丰富的油脂。在燕麦油中不饱和脂肪酸占脂肪酸总量的 82.17%，其中油酸和亚油酸的含量最高，它们对降低血清胆固醇有显著作用，对降低三酰甘油作用不明显。燕麦的降血脂作用可能与其含有较多的亚油酸有关，亚油酸为不饱和脂肪酸，能与胆固醇结合成酯，进而降解为胆酸排泄。然而，燕麦油脂的数量很有限，所以燕麦油脂对起降低胆固醇作用只是很微小的贡献。

综上可知，燕麦 β-葡聚糖、燕麦蛋白、燕麦脂质共同起到降血脂功效。

二、调节血糖水平

燕麦是中国传统的降血糖食品，属于低血糖指数食品。大量动物及临床试验验证，燕麦中调节血糖平衡的主要有效成分是膳食纤维，尤其是可溶性膳食纤维——β-葡聚糖。关于它的降糖机理众说纷纭。有人认为，燕麦 β-葡聚糖是一种水溶性膳食纤维，它能改变胃肠道中食糜的性质，从而影响胃肠道的排空、肠道的蠕动和营养物质的吸收，使餐后血糖和胰岛素处于较低的水平，因而燕麦 β-葡聚糖有益于 Ⅱ 型糖尿病患者的健康。1994 年，Wood 等人研究表明在口服 50g 葡萄糖时，糖耐量、血糖、胰岛素水平和燕麦 β-葡聚糖黏性的对数呈反比线性关系，并指出 β-葡聚糖的降血糖作用和其黏性、相对分子质量有直接关系，大分子的 β-葡聚糖降血脂和降血糖效果优于小分子的 β-葡聚糖。2001 年，Battilana P 等人试验发现，给予糖尿病人含有燕麦麸的面包 24 个星期，其血糖明显降低，认为燕麦的降糖机理是由于干扰了糖类的代谢，减少了外源葡萄糖的吸收，导致血糖降低。1994 年，Wod 研究发现，每天摄入燕麦 β-葡聚糖 18g 以上可显著降低餐后血糖的上升，而且其摄入量与血糖上升幅度成反比，这可能与高黏度的 β-葡聚糖能延缓胃肠对食物中葡萄糖的吸收有关。2000 年，裴素萍按 133mg/(kg·d)、26mg/(kg·d)、533mg/(kg·d) 的剂量向高脂血症大鼠灌胃燕麦 β-葡聚糖，结果表明燕麦 β-葡聚糖降血脂的效果与其剂量呈量效关系。

燕麦脂是一种新型的脂肪替代物，它适用于制作低热能食品、低脂肪或无脂肪的冷冻甜食以及在低温或室温下生产的其他食品。燕麦皂苷具有降血糖、溶血以及抗疲劳的生物活性。

三、改善肠道菌群，预防肠癌

肠道菌群的调控方式目前主要是集中利用益生菌、益生元和合生元进行调控。燕麦中含有不易被人体小肠消化吸收的膳食纤维，在改善肠道菌群中起主要作用的是燕麦 β-葡聚糖，燕麦 β-葡聚糖具有益生元的作用。

研究发现，食用燕麦的大鼠，其结肠、盲肠内容物以及新鲜粪便中双歧杆菌和乳酸菌的数量增加，大肠杆菌和肠菌群数量减少，表明燕麦 β-葡聚糖能够改善肠道环境，减少肠道和粪便中大肠杆菌的数量，因而促进双歧杆菌和乳酸杆菌的增殖。在 1998 年，Roland 认为燕麦 β-葡聚糖在胃和小肠内部被消化，但很容易在大肠中发酵，发酵能够产生短链的脂肪酸，短链的脂肪酸（尤其是丁酸）可以提供给大肠细胞代谢的能量。并且发酵产生的短链脂肪酸，可使结肠中 pH 降低，防止胆汁酸中毒细菌退化，降低了癌变的发生概率。Wursch 和 Kontula 研究证实，燕麦 β-葡聚糖能够促进肠道有益菌的增殖。申瑞玲发现，不同相对分子质量的燕麦 β-葡聚糖均能使小鼠粪便和肠道中双歧杆菌和乳酸杆菌增殖，而使大肠杆菌减少，表明燕麦 β-葡聚糖可以作为益生元，具有调节肠道菌群的作用。另外，燕麦 β-葡聚糖可通过增加肠道蠕动缩短粪便通过大肠的时间，从而缩短了有毒物质与肠壁的接触时间，减少了它们对肠道的毒害作用，能预防和减少肠癌的发生。在 2012 年，Shen 等人研究发现燕麦 β-葡聚糖能够改善肠道环境，减少肠道和粪便中大肠杆菌的数量，促进双歧杆菌和乳酸杆菌的增殖，同时可以在结肠中发酵产生短链脂肪酸（SCFA），从而调节肠道菌群，具有益生元的作用。

四、免疫调节功效

燕麦具有免疫调节作用，在 1997 年，Estrada 等对感染 *E. vermiformis*

菌的鼹鼠进行研究，发现口服和皮下注射燕麦葡聚糖均能促进小鼠淋巴细胞增殖，增强小鼠抵抗细菌侵袭的能力，刺激巨噬细胞释放细胞因子 TNF-α、IL-1 以及巨噬细胞 p338D1，增强其抵抗细菌侵袭的能力。在 2003 年，Rampitsch 等研究证实燕麦 β-葡聚糖可通过与免疫系统中的巨噬细胞结合来增强活性及吞噬能力，从而达到增强人体免疫力的目的。在 2004 年，Davs 等发现燕麦 β-葡聚糖能够刺激 IFN-γ 和 IL-4 的分泌，增加小鼠抗细菌 *E. vermiformis* 感染的能力。

五、抗氧化作用

现代研究证明，燕麦是天然抗氧化剂的重要来源。燕麦中含有多种抗氧化活性物质，如酚类物质、不饱和脂肪酸、甾醇、植酸、维生素等。研究发现将燕麦粉添加到人造奶油、橄榄油中，它们的稳定性明显增强。用含有燕麦的饲料喂养小鸡，在冷藏期间宰杀后，其肌肉氧化变质的比例明显降低。魏决等研究了燕麦油中甾醇和多酚的抗氧化活性，结果表明这两种物质均具有较强的抗氧化活性，加入燕麦甾醇和燕麦多酚的猪油样品的抗氧化能力有所提高。White 发现燕麦中的燕麦甾醇可抑制处于高温状态的大豆油形成高聚合度的物质而降低油脂的质量。同时，国外学者对于燕麦中类黄酮化合物、植酸以及维生素的抗氧化性研究也趋于成熟。国内方面，毕重铭等研究了燕麦皂苷的抗氧化性，发现燕麦总皂苷对于卵磷脂脂质过氧化、小鼠肝自发性脂质过氧化和诱导的小鼠肝脂质过氧化均具有极显著的抑制作用。

六、抗疲劳功效

在我国燕麦主产区，当地居民都喜欢以莜麦面为主食，民谚"四十里的莜面三十里的糕，二十里的荞面饿断腰"，形容吃完燕麦后不容易饿，说明燕麦具有较强的抗疲劳作用。据西北农林科技大学研究，燕麦全粉高剂量组 21.44kg/(kg·d) 喂养小鼠 1 个月，使小鼠的游泳耐力极显著地增强，降低了血清尿素氮的含量，提高了小鼠体内的肝糖原含量，充分说明燕麦具有明显的抗疲劳作用。美国著名短跑运动员格林、游泳名将菲尔普斯的早餐食谱里都有燕麦粥，说明燕麦作为特殊人群食品具有重要意义。根据文献报道，在提取纯化燕麦 β-葡聚糖的基础上，建立大鼠耐力运动模型，用荧光检测标记 β-葡聚糖组织分布以及排泄情况，并评价了燕麦 β-葡聚糖的抗疲劳作用和对运动疲劳的防护作用。结果显示，燕麦蛋白、燕麦油脂和燕麦 β-葡聚糖共同起到抗疲劳作用，而单独的燕麦蛋白、燕麦油脂和燕麦 β-葡聚糖均没有显著的抗疲劳作用，但燕麦 β-葡聚糖在体内代谢较慢，半衰期较长，生物利用度相对较高，只能说燕麦 β-葡萄糖是燕麦具有抗疲劳功效的重要组成成分。

七、有助于提高记忆力功效

燕麦含有丰富的 B 族维生素、亚油酸等，而亚油酸是合成卵磷脂的主要成分，它可使大脑产生大量的乙酰胆碱。据科学家研究发现，记忆力的提高除靠积极锻炼和掌握记忆的能力外，记忆力也与 B 族维生素、乙酰胆碱等物质的摄取有关。

八、抗菌、抗炎

英国科学家在燕麦中发现了一种可以产生抗生素的酶，这一发现将有助于科学家培育出能抗作物疾病（如全蚀病）的谷物。英国食品研究所发布的新闻公报说，这种酶是由英国诺里奇研究中心的科研人员发现的，被命名为 Sad2。研究数据显示，Sad2 是从细胞色素 P450 酶群通过基因复制进化而来，其功能从原来的生成固醇转变为制造被称为"燕麦素（avenacin）"的抗菌物质。燕麦中的皂苷还具有一定的抗炎功效。

九、其他生理活性

燕麦中含有大量的多酚类抗氧化物质，如肉桂酸衍生物、对香豆酸、对羟基苯甲酸、邻羟基苯甲酸、4-烃基苯乙酸、香草醛、儿茶酚等。《本草纲目》中曾记载，裸燕麦可用于产妇催乳，治疗婴儿发育不良及年老体衰等症。此外，还有报道称燕麦能促进儿童增长。

第五节　燕麦食品加工

人们在对健康食品的研究中发现，众多谷类作物中，燕麦是最优秀、最具营养价值的食品，已被列入了美国食品与药品管理局（FDA）可以直接标注具有降血糖、降血脂、降胆固醇功效的健康保健食品名录之内。

一、燕麦米

燕麦米主要是由裸燕麦去毛加工而成，主要有两种用途，一种是直接食用，即燕麦米与大米按一定比例掺和后，直接焖饭煮粥食用；另一种是作为加工燕麦片的初加工原料。

工艺流程：

皮燕麦→清洗除杂→去稃壳→清理打毛→着水→烘烤灭酶→保温→降温、排湿→二次清理定量包装→成品

裸燕麦→清理打毛→着水→烘烤灭酶→保温→降温、降水→二次清理→定量包装→成品

二、燕麦片

燕麦片是最流行的燕麦食品，因其食用方便，且几乎保留了燕麦中所有的营养成分，是燕麦食品的主要加工形式之一。燕麦片中的膳食纤维具有许多有益于健康的生物活性，可降低甘油三酯的低密度脂肪蛋白，促使胆固醇排泄，防治糖尿病，有利于减少糖尿病血管并发症的发生；可通便导泄，对于习惯性便秘患者有很好的帮助；燕麦片属于低热食品，食后易引起饱腹感，长期食用具有减肥功效。另外，根据燕麦片的厚度和大小，可将其分为全谷物燕麦片、快熟燕麦片和即食燕麦片。燕麦片的加工工艺主要是蒸煮烘干和微波烘干。燕麦片经过蒸煮烘干后总酚含量有所下降，但脂肪酸组成无显著变化，蛋白消化率显著提高；微波烘烤会导致 β-葡聚糖的主要组分分子质量降低。燕麦片蒸煮 30min 与短时间灭酶相比，后者营养物质无显著性变化。

工艺流程：

裸燕麦→多道清理→碾皮增白→清洗、甩干→灭酶热处理→切粒→气蒸→压片

皮燕麦→去稃壳→多道清理→碾皮增白→清洗、甩干→灭酶热处理→切粒→气蒸→压片→糊化→干燥和冷却→包装→成品

三、燕麦粥

燕麦粥是古代日耳曼人的早餐食品，分为两种。第一种燕麦粥是以燕麦片及其衍生物为主的早餐食品；第二种燕麦粥是以燕麦米直接熬粥食用。第一种燕麦粥中，最为典型的是不加任何添加物的原燕麦片，也称老式麦片、5min麦片，作为煮燕麦粥食用，食用时再根据个人喜好加其他辅料。随着人们生活节奏加快，原燕麦片的消费受到冲击。

第一种燕麦粥工艺流程：

燕麦片→加水蒸煮 3～5min→成品

第二种燕麦粥工艺流程：

燕麦米→加水（按适当比例加水）蒸煮 15～25min→形成燕麦粥（可直接食用）

四、烘焙制品

（一）燕麦面包

燕麦面包是市场上较受欢迎的食品之一，其制作原料一般为燕麦全粉或燕麦粉。在中国，燕麦被归属于小杂粮，它的出粉率很高，比小麦高 10％左右，

一般可达95%。古书上曾对燕麦有"磨尽无麸"的记载。在欧洲和其他地区，燕麦面包很受欢迎，市场上也可以看到燕麦黑麦面包。在燕麦籽粒中，谷蛋白的分子质量很小，不具备黏弹性，加水后面筋结构会变得疏松，在生产加工过程中不易形成面团，随着燕麦粉加入量的增加，面团形成时间、面团内部强度及面包体积降低，面团的耐揉性提高。燕麦面团具有的独特的保水性，可使燕麦面包在较长的时间内保持新鲜；燕麦中的脂肪具有抗氧化性，也能使其保持稳定，延长商品货架期。

工艺流程：

原辅料处理→面团调制→面团发酵→分块、搓圆→中间发酵→整形→醒发→烘烤→冷却→包装→成品

（二）燕麦饼干

燕麦饼干不仅保持饼干的独特风味，而且增添了燕麦特有的口感和保健功效，适合于亚健康的人群食用。现在部分公司群发了一系列燕麦饼干产品，就是依据燕麦具有降脂、降糖的功效而为消费者配制成的。

工艺流程：

原辅料预处理→面团的调制→辊轧→成形→烘烤→冷却→包装→成品

（三）燕麦蛋糕

燕麦蛋糕是一种受人们喜爱的焙烤制品，其主要原料是小麦面粉。小麦面粉中含有大量的面筋蛋白，在搅拌过程中形成的面团黏结性强，影响蛋糕的品质和口感。燕麦面粉中面筋蛋白含量极少，燕麦面粉的掺入不仅提高了蛋糕的口感，还增加了蛋糕的营养价值。

工艺流程：

鸡蛋→去壳→搅拌（加糖、泡打粉）→拌面（加燕麦面粉、低筋粉、蛋糕油）→浇模成形→烘烤→出模→冷却→成品

五、面制品

燕麦面（莜面）制品可以按照加工工艺类型划分为传统加工面制品和现代加工面制品。据统计，传统燕麦加工制品近40种，以燕麦为配料的加工制品大约有100种，现代加工面制品种类也多达好几十种。

（一）传统加工面制品

传统加工燕麦面制品大多是莜面制品，包括莜面窝窝、莜面鱼鱼、莜面蒸傀儡、莜面蒸饺、莜面栲栳栳和莜面锅饼子等。我国传统莜面制品的制作工艺由"炒熟、烫熟、蒸熟"三个环节组成，即所谓的"三熟"。莜面是食品中唯一的三熟食品。①炒熟是为了产生焦香味，提高燕麦的出粉率，因为燕麦籽粒硬度低，脂肪受热易黏附在筛孔上，容易堵塞磨粉机和筛网；炒熟还能灭掉酶

的活性，因为过氧化氢酶、脂肪氧化酶会使脂肪在燕麦贮存中氧化酸败而使成品口感劣变，故灭掉酶的活性，阻止其发生氧化反应，从而延长燕麦面制品的贮藏时间。②烫熟使淀粉糊化，通过淀粉颗粒间的黏结性形成面团，便于后续加工。莜面蛋白中的清蛋白、醇溶蛋白含量低，不能像小麦粉一样形成面团，故通过熟化工艺之后，形成面团性较好。③蒸熟的目的是使淀粉糊化、保持形状、赋予成品较好的口感。

莜面经炒熟后粗蛋白含量、热量、β-葡聚糖含量、起始糊化温度均降低，粗脂肪含量、峰值黏度及回生值升高。莜面经烫熟后其蛋白质含量、粗脂肪含量和热量没有显著影响，而面粉中的β-葡聚糖含量有所升高。经过蒸熟的莜面，蛋白质含量和热量没有显著变化，粗脂肪含量升高，β-葡聚糖含量有所升高。因此，莜面经炒熟、烫熟、蒸熟均使样品总淀粉含量增加，直链淀粉含量没有显著影响，过氧化氢酶活性降低。

工艺流程：

莜麦原料→清杂去石→水洗→晾干→炒熟→去毛→磨面

1. 莜面窝窝　根据人数和食用量将莜面称入瓷盆内，将水烧开（要求水温达到98℃以上，水势为翻水花状）；然后将开水倒入莜面中（一般为0.5kg面加0.5kg水），泼熟为莜面窝窝的二熟，倒入水后马上用筷子或者用专用的搅面棒顺着一个方向搅，直至成团块状，在搅和中如果面较多，可在干面中再加适量的开水；将团块状面用手杵揉，直至面块为一整块、表面光滑、柔软筋道、杵时有喷气感为止。

莜面窝窝的食用方法有两种：第一种食用方法为蘸莜面窝窝，将蒸熟的莜面窝窝放入汤卤中或熬菜中搅拌后食用。其中汤卤可分为热汤卤和凉汤卤两种，热汤卤有羊肉蘑菇汤、猪肉蘑菇汤、酸菜汤、炖鸡蛋汤等，根据个人口味进行调味；凉汤卤有黄瓜水萝卜丝汤、酸咸菜汤等。第二种食用方法为凉拌莜面窝窝，蒸熟的莜面窝窝晾凉后用刀切成条，放入葱花、蒜汁、香菜、黄瓜、水萝卜丝及盐、香油、味精、酱油、醋等搅拌后，即可食用。莜面窝窝既可当主食食用，也可当凉菜食用。

2. 莜面鱼鱼　河北、山西和内蒙古自治区三省份为莜麦产区，这三个省份以及周边城乡是莜面鱼鱼主要的食用地区。莜面鱼鱼筋道，润滑可口。

工艺流程：

和面→搓鱼→蒸熟

工艺的关键点就是要掌握蒸的时间以及火候，食用方法同莜面窝窝，但一般是热吃，不凉拌。

3. 莜面猫耳朵　莜面猫耳朵制作工艺简单，可口好吃，食用方法同莜面窝窝，但一般是热吃，不凉拌。

4. 莜面蒸傀儡　莜面蒸傀儡，主要食用地区为河北、山西和内蒙古自治区等莜麦主产区。

工艺流程：

根据需要称莜面→加入适量温水，用筷子搅拌（一般 500g 面用水 300g，边倒边搅拌）→搅面（拌成蚕豆和豌豆粒大小的块状且均匀）→蒸面（没有干面时，倒入笼屉）。注意笼内要铺笼布，笼布要用水蘸湿、略干。

5. 莜面蒸饺　莜面蒸饺的食用地区主要是河北、山西和内蒙古自治区以及周边城乡。制作方法：和面方法同莜面窝窝，但对水温要求不严。取和好的面块 20～25g，放于手中揉圆压扁，呈外薄里厚的铁饼状，然后一手握面，用另一手的拇指与食指顺边往里捏，捏成半圆球状待用。做馅：馅的样数比较多，有鸡蛋韭菜馅、马铃薯丝韭菜馅、灰菜（一种野菜）马铃薯馅等。包饺子：将做好的饺子皮中放入适量的饺子馅，折合后用拇指和食指顺边捏合即可。注意不宜全部捏合，要留一小口放气，防止饺子在蒸的过程中破裂。蒸熟：捏好的饺子放在笼屉上，上锅蒸 15～20min，待皮熟馅烂即可食用。蒸时上汽后改小火慢养，食用方法根据个人口味，可直接食用，也可蘸醋和蒜泥食用。关键技术是制馅做皮，捏饺子时留小口，放于笼屉时要宽松。莜面蒸饺的特点是面菜一体，香甜可口。

工艺流程：

做皮→做馅→包饺子→蒸熟（上锅蒸 15～20min）

6. 莜面锅饼子　莜面锅饼子的主要食用地区为河北、山西和内蒙古自治区。食用方法有两种，一种是莜面锅巴，蘸着汤菜吃，如同吃莜麦窝窝；一种是夹着菜吃。莜面锅饼子可以热吃，也可以凉吃。关键技术是熟时改小火，将锅中水烧完，锅饼外焦内软，香甜可口。

工艺流程：

和面（对水温没有要求，开水冷水均可）→切面块（每块 100～150g）→做饼→贴锅（贴在铁锅壁上，锅底中间倒水或放菜均可）→蒸熟（至锅里面的水沸腾或者菜熟了即可）

（二）现代加工面制品

在市面上最常见的燕麦加工制品大多是燕麦片和燕麦米，但近年来，人们对燕麦营养知识越来越了解，人们的消费能力也大大提高，燕麦新产品也在不断开发，受到消费者的欢迎。

1. 燕麦馒头　燕麦（裸燕麦）馒头是中国人的主食，在膳食结构中占有重要的地位。制作裸燕麦全粉馒头加入的裸燕麦粉量要小于制作裸燕麦精粉馒头加入的裸燕麦粉量，这是因为裸燕麦全粉含有更多的膳食纤维，能够破坏面团网络结构的形成。

工艺流程：

原料混合（小麦粉和燕麦粉混合均匀）→一次和面→发酵→二次和面→压面→分割成形→醒发→蒸制→冷却→馒头成品

2. 燕麦挂面　挂面中适量添加燕麦粉，有利于人体各种营养素的平衡，能满足人体代谢需求。但燕麦粉的加入会稀释小麦粉中的面筋，使面筋的弹性、韧性、延伸性有所下降。考虑燕麦营养的同时，要保证挂面的品质及风味，因此燕麦粉量不能过高，且其粒度不能过粗，这样才能使燕麦挂面的质构特性和蒸煮品质较好。以燕麦粉和小麦粉为原料制备燕麦挂面，不仅可以提高燕麦的经济附加值，提高挂面的营养水平，还可改善人们的膳食结构。

工艺流程：

原料混合（小麦粉和燕麦粉混合均匀）→加水→和面→压延→轧片→切条→上架→烘干→定长切断→挂面成品

3. 燕麦方便速食制品　利用高温高压将燕麦和其他配料混合挤压加工成形，制备出一种以燕麦为主要原料的耐保存、方便食用、口感黏滑，只要用开水冲泡即可食用的食品，即燕麦方便速食制品。

工艺流程：

原料混合（小麦粉和燕麦粉混合均匀）加水（混合粉重量 60％ 的水）→用和面机搅拌均匀→拉丝成形（将温度控制在 170～220℃，压力控制在 1～2MPa）→一次加工成长丝形面条

食用时用开水冲泡 5min，加入汤汁和蔬菜等佐料拌匀即可。

4. 燕麦膳食纤维咀嚼片

（1）生产工艺第一步：燕麦膳食纤维基料的制备。

工艺流程：

原料预选（用 80 目尼龙筛分离，除去燕麦麸中的大部分淀粉，以提高膳食纤维相对含量）→挤压膨化（三段温度分别为 70℃、130℃ 和 150℃）→冷却干燥（微波烘干）→脱脂处理（用混合石油醚脱脂）→超微粉碎（粉碎至120 目）→获得燕麦膳食纤维基料

（2）生产工艺第二步：燕麦膳食纤维咀嚼片的制备。

工艺流程：

配料→制软材（三段温度分别为 70℃、130℃ 和 150℃）→造粒与干燥（微波烘干）→过筛制粒（将湿粒置于 65℃ 鼓风干燥箱中干燥，30min 翻动1 次）→压片与灭菌

六、饮料制品

目前，燕麦还被用于制作燕麦乳饮料、燕麦纤维饮料、混合燕麦饮料、燕

麦固体饮料，把吃谷物的方式改变为喝谷物。谷物饮料作为一种健康饮品，已经渐渐成为一个研究热点。

1. 燕麦乳饮料 燕麦乳饮料以燕麦为主要添加物并配以适量的乳汁加工而成，此类产品蛋白质含量较高，适宜于广大婴幼儿食用，主要产品有有机燕麦粉、燕麦乳等。燕麦乳的水提取物，属于植物蛋白饮料的范畴，它不仅含有燕麦中的大部分可溶性营养成分，还有一些不溶于水的物质，如膳食纤维、不溶性蛋白质以及脂肪等，在对燕麦进行磨浆时这些不溶于水的物质也进入了燕麦乳体系中。燕麦乳营养丰富，其蛋白质含量、β-葡聚糖含量和不饱和脂肪酸含量均比较高，经常饮用燕麦饮品可以起到降血脂、降血糖、增强免疫力、抗氧化等作用。因此，燕麦乳也成为继豆奶之后又一良好的乳制品替代物。

工艺流程：

燕麦粉（200目）→加水调浆（1∶5）→胶体磨均质→粗滤→酶解→灭酶→高速剪切乳化添加稳定剂→均质→灌装→杀菌→冷却→成品

2. 燕麦纤维饮料 燕麦纤维饮料是燕麦饮料市场的又一新型产品。随着精细食品种类逐渐增加，人们对膳食纤维的摄入量日趋降低。随着我国人民生活水平的提高，饮料的消费水平将会大幅度提高，燕麦中含有较高含量的膳食纤维，燕麦纤维饮料具有广阔的市场前景。燕麦纤维饮料是从燕麦麸皮中提取膳食纤维，再和柠檬酸、低聚糖等原料混合制成的新型保健饮料。燕麦纤维饮料酸甜可口，风味和色泽也较理想，经常饮用可有效增加人体对可溶性膳食纤维的摄入量。

工艺流程：

制燕麦麸皮→微波灭酶→麸皮酶解→离心分离→干燥→超微粉碎→燕麦纤维粉→加水调配→酶解→灭酶→高速剪切乳化→添加稳定剂→均质→灌装→杀菌→冷却→成品

3. 混合燕麦饮料 根据营养学原理，考虑膳食平衡，以精心挑选的燕麦作为主要原料，加入荞麦、糙米、玉米、大豆、红豆等制成的饮料被称为混合燕麦饮料。混合燕麦饮料的物质添加量及物品种类较多，复合营养价值较高。

燕麦豆浆是在传统豆浆的基础上，通过搭配优质燕麦，采用现代高新技术加工而成的新型保健饮品。燕麦与豆浆搭配后，能有效地增加豆浆本身含量较少的含硫氨基酸、钙、B族维生素等营养成分。燕麦含有丰富的优质植物蛋白、亚油酸、钙、铁、锌、硒、镁、磷、铜等多种矿物质，维生素 B_1、维生素 B_2、维生素 E、叶酸等各种维生素，以及人体必需的 8 种氨基酸。燕麦是谷物中最好的全价营养食品，堪称五谷小杂粮之首。采用燕麦与豆浆结合的方式在更大程度上突出产品的营养特性。

工艺流程：

燕麦、荞麦、糙米等配比→加水调配→酶解→灭酶→均质→灌装→杀菌→冷却→成品

4. 燕麦固体饮料　燕麦固体饮料是指以燕麦片或速溶燕麦粉为主，搭配其他调味剂混合均匀而成的制品。这类饮料冲调后，燕麦片的溶解性较好，经一段时间后片状结构会溶解成均匀的悬浊液。

工艺流程：

按比例蒸煮（将烘烤后的燕麦与水按 1∶6 比例蒸煮）→按 1∶1 比例打浆→以单硬脂酸甘油酯、瓜胶、黄原胶和微晶纤维素按 5∶2∶2∶1 比例复配稳定剂→均质→罐装→灭菌→成品

七、发酵制品

以燕麦为原料进行发酵而成的加工制品有燕麦豆乳、燕麦甜醅、燕麦黄酒、燕麦啤酒、燕麦白酒、燕麦醋等。燕麦发酵制品大致可分为以下三大类：燕麦豆乳制品、发酵酒、发酵醋。

（一）燕麦豆乳制品

燕麦豆乳制品发酵原料是裸燕麦籽粒和大豆籽粒。这两种物质含有丰富的优质植物蛋白质、膳食纤维、不饱和脂肪酸、β-葡萄糖等功能因子，还含钙、铁、锌、硒等多种微量元素和维生素，且无胆固醇，无动物脂肪。在加工过程中不需要分别处理，裸燕麦和大豆同时进行加工，工艺十分方便。制成的燕麦豆乳以葡聚糖和蛋白质含量作为质量控制标准，燕麦豆乳香味浓郁，大豆香味浑厚，色泽光亮。

工艺流程：

原料筛选（裸燕麦籽粒和大豆籽粒混合均匀）→配比浸泡→打浆→过滤→调和（加黄原胶、卡拉胶等稳定剂进行调配）→均质→脱气→杀菌→冷却发酵（加入乳酸乳球菌）→后熟→冷藏→包装成品

（二）发酵酒

1. 燕麦甜醅　甜醅与酩馏酒有密切联系，二者同源异流，但所用酒曲不同。酿造甜醅，酵母为甜醅曲，用米制成，青海民间称为"药蛋"或"甜曲"。甜醅作为西北地区的一种特色小吃，以燕麦为原料，加入甜酒曲发酵而成。夏天食之能使人清醒提神，去除倦意，冬天食之能壮身暖胃，增加食欲，因此，民间有"甜醅甜，老人娃娃口水咽，一碗两碗能开胃，三碗四碗顶顿饭"之说。因裸燕麦质细无厚皮，嚼食无渣而闻名，具有甜溢酒香、味美可口的特点，酒精度一般为 2%vol（*V/V*）左右。

工艺流程（燕麦甜醅的传统工艺）：

燕麦→浸泡→蒸煮→冷却→加曲→拌曲→搭窝→发酵→杀菌→灌装→成品

2. 燕麦黄酒 黄酒是我国的传统食品，酒精度较低，含有多种人体所必需的营养成分和微量元素，有营养饮料酒之称。传统黄酒多以糯米谷物为主要原料，酒曲为糖化发酵剂，经酿造制成。相比其他谷物，燕麦中的蛋白质及氨基酸组成较全面，B族维生素、烟酸、泛酸和叶酸等含量较高，还含有大量的抗氧化物质及酚酸类物质。在2010年，傅祖康等人经研究发现黄酒与啤酒、葡萄酒并列为世界三大古发酵酒。黄酒根据含糖量不同分为干黄酒、半干黄酒、半甜黄酒和甜黄酒。黄酒在发酵过程中将原料中的淀粉、脂肪、蛋白质和纤维素等物质分解为人体易吸收的氨基酸、低分子糖等，最大限度地保留了发酵过程中的营养物质和活性物质，因而有"液体面包"之称。以燕麦为原料酿造的黄酒，不仅具有燕麦特有的风味，将燕麦中的营养成分最大限度地转移至黄酒中，还能延长燕麦产业链，增加燕麦利用率。

燕麦黄酒是利用红曲发酵燕麦而成，其主要发酵工艺为：红曲米和水按1：1的比例混合后置于23℃培养箱中活化5h，挑选优质燕麦常温浸泡12h，燕麦与水的比例为1：2，将燕麦沥干，按照1：1.2的比例混合，100℃蒸煮40min，然后冷却至室温，之后置于无菌容器中，加入水、活化红曲（燕麦：水：活化红曲＝1：2：0.1）混合均匀，置于23℃培养箱中发酵30d，即得燕麦黄酒。涂璐研究发现燕麦黄酒中的多酚含量高于糯米黄酒，且以总抗氧化能力、还原能力、金属螯合能力评价，其抗氧化能力高于糯米红曲黄酒。

工艺流程：

原料选择→浸泡→蒸煮→拌曲→双边发酵（即糖化和发酵同时进行）→压榨→过滤澄清→杀菌→封存→陈酿→成品

3. 燕麦杆杆酒 燕麦杆杆酒又称"泡水酒"或"咂酒"，是彝族人民节日时用来招待客人的一种别具风味的水酒饮料，其酒精度一般低于10% vol（V/V）。燕麦杆杆酒采用燕麦、玉米、高粱和荞麦酿制成，制作方法是将原料粗磨之后，加水蒸熟，然后倒出，晾于簸箕内，待温度适宜时去除荞麦壳，并加酒曲搅拌，在簸箕内封闭发酵，经过30h后就可放入木桶或坛子之内，并用泥土将桶口或坛口封死放置，燕麦杆杆酒就会逐渐酿成。半个月时间即可开封启用，放上2～3个月后启用酒味更佳。饮用时需插若干麻管或竹管，直接用嘴吸插管来饮酒，故名杆杆酒。燕麦杆杆酒有很高的营养价值，口感醇厚。

（三）发酵醋

人们在中国传统食醋酿造工艺的基础上进行了以燕麦为主要发酵原料的燕麦食醋的研究，研究亮点主要集中在燕麦醋的功能方面。研究结果表明，在5种醋中，燕麦醋的微量元素含量最高，燕麦醋中多酚含量和黄酮含量以及抗氧化性方面要远远强于米醋。因此，将燕麦醋作为具有特殊保健功能的食品佐料或饮品开发将会有非常广阔的市场前景。

工艺流程：

原料处理→泡米→磨浆→蒸煮→液化→糖化→酒精发酵→醋酸发酵→取醋→陈酿→过滤→精制→灭菌→包装→检验→成品

八、膨化食品

燕麦膨化系列食品的制作，主要是以水分较少的米、燕麦、豆类为原料，经加热加压处理，使其体积膨胀，组织结构发生变化，并通过特殊的膜孔成形，加工成各种形状的方便食品。其产品结构膨松，质地疏松，营养丰富，易于消化，特别适合老年人和儿童食用，也是理想的休闲食品。膨化食品产品种类多、生产效率高、成本低、产品质量好，利于食品保存，无公害、无污染。在燕麦片中掺入少量的玉米粉、大米粉、经膨化后粉碎而成的碎片，可加营养蛋黄、乳粉（脱脂或全脂）、香精、芝麻、干果碎片、枸杞、山楂、黄芪、葡萄干、葵花仁等制成多种膨化燕麦产品。

燕麦谷物棒是一种休闲食品，其营养丰富，质地均匀，表面光滑亮泽，外形精巧，风味独特，所含有效成分具有健胃消食、促进消化、增强免疫力、降低固醇等作用。

工艺流程：

糖浆熬制→混合黏合剂→混合搅拌→入模压制→烘烤→切分→冷却→涂层装饰→包装

第六节　燕麦综合利用

目前国内外对燕麦的营养价值、功能特性、保健功能以及生态意义的研究逐渐增多，燕麦产品的开发和利用逐渐受到人们的关注。燕麦在医疗、食品、生物技术、应用化学、化妆品以及保健品等各个领域得到了广泛应用，尤其是燕麦中的功能成分在预防和治疗心脑血管疾病、冠心病、高血压、糖尿病、肥胖症和结肠癌等"现代文明病"和改善机体亚健康状态等方面发挥着积极作用，开拓研究燕麦深层次的应用价值对提高广大人民的健康水平、降低医疗成本，以及保护生态环境等方面具有重大的研究意义。

一、燕麦的医疗价值和保健作用

关于燕麦的医疗价值和保健作用，已被古今医学界所公认。近 20 年来，中国、美国、加拿大、日本等国通过人体临床观察和动物试验，进一步证明燕麦具有以下医疗价值和保健作用。第一，燕麦能预防和治疗高血脂引起的心血管疾病。服用燕麦 3 个月者（日服 100g），可明显降低心血管和肝中的胆固醇、甘油酯含量，总有效率达 87.2％。第二，食用含有燕麦的膳食有利于对糖尿病的控制。第三，经常食用燕麦制品能有效控制肥胖症。第四，食用燕麦有助于改善性功能。燕麦能促进男性体内释放睾丸素，特别是睾丸素水平低的人群，其治疗效果非常明显，长期服用燕麦制品能促使睾丸素水平的升高。但研究人员强调，过量食用燕麦可能会损伤睾丸，甚至会增加前列腺的风险，所以要适量食用。

加拿大糖尿病研究会指出，实验人员食用燕麦 3 周后，其血清总胆固醇由 2 800mg/kg 降至 2 260mg/kg，低密度脂蛋白胆固醇由原来的 1 900mg/kg 降至 1 490mg/kg。

二、燕麦的美容护肤价值

燕麦含有丰富的蛋白质、脂肪、β-葡聚糖和大量的生物活性物质，不仅具有良好的营养保健功能，而且具有独特的美容功效。

（一）清洁与改善皮肤

国外在这方面的研究工作起步较早。美国伊利诺伊州的皮肤科医生法伦博士表示燕麦的好处主要有两点：一是燕麦的粒状组织结构、水溶性纤维和非水溶性纤维的存在，使其具有很好的吸收性，因而其清洁作用很强，尤其能够有效清除深层皮肤中的污垢；二是燕麦含有很多改善皮肤的营养成分，比如二氧化硅，可以减轻或治愈不少皮肤病。法伦博士还特别提到，燕麦粉能治疗皮肤刺痒，对于阳光暴晒、蚊虫叮咬、湿疹、牛皮癣，甚至是接触了有毒植物燕麦粉都很有疗效。由于燕麦是天然植物，作用温和，因此对于婴儿及皮肤敏感的人非常适用。

（二）保湿和修复皮肤

近年来，北京工商大学利用 MMV（moisture measurement value）法和 TEWL（transepidermal water loss）法测得燕麦 β-葡聚糖有非常好的保湿功效。燕麦 β-葡聚糖还可以促进纤维细胞合成胶原蛋白，促进伤口愈合，具有良好的皮肤修复功能。

燕麦蛋白质经酶解可得到肽和氨基酸，这类分子中都含有亲水基团，可以吸收水分或锁住皮肤角质层水分，利用 MMV 法和 TEWL 法测得该类物质具有非常好的保湿功效。大分子质量的燕麦蛋白可以在较低浓度下成膜，起到包埋或隔离小分子物质的作用，可快速传递活性成分或定时释放活性成分，可改善干涩皮肤。

燕麦油脂主要由不饱和脂肪酸组成，燕麦油脂的组成和水合特性使其在油中能乳化大量的水分，可以作为表皮层水合保湿剂的有效载体；燕麦油还可以在皮肤表面形成一层油膜，起到长效保湿的作用；燕麦油中的不饱和脂肪酸成分，能够软化皮肤，滋润养颜。

（三）美白皮肤

北京工商大学的研究人员对燕麦也进行了研究，其实验结果表明，燕麦提取物中含有大量的能够抑制酪氨酸酶活性的生物活性成分，其抑制能力与目前化妆品常用的美白剂——熊果苷接近，这表明燕麦提取物的美白功效与熊果苷相当，但燕麦提取物的成本要比熊果苷低得多。此外，燕麦中含有大量的氧化成分，这些物质可以有效地抑制黑色素形成过程中氧化还原反应的进行，减少黑色素的形成，淡化色斑，保持皮肤白皙靓丽。

（四）抗皱

燕麦中含有大量的抗氧化物质、酚酸类化合物、类黄酮化合物、维生素E、燕麦蒽酰胺等，这些物质都可以有效地清除自由基，减少自由基对皮肤细胞的伤害，减少皱纹的出现，淡化色斑，保持皮肤富有弹性和光泽。此外，燕麦特有的蒽酰胺，不仅具有清除自由基、抗皱的功效，还具有抗刺激的特性，尤其当紫外线照射对皮肤产生不利影响时，蒽酰胺具有有效去除肤表泛红的功能，对过敏性皮肤具有优异的护理作用。

（五）护发

头发的基本成分是角质蛋白，燕麦蛋白质可在头发表面形成保护膜，润滑头发表层，减少摩擦力，从而减少因梳理等引起的头发损伤。燕麦蛋白质还可以提供营养，促进头发的健康生长。头发含水量的变化对头发质量和表观性状影响很大，如果头发吸水过多，会引起头发内蛋白质间氢键的破坏，从而使原有的发型发生变化，甚至出现梳理困难等现象；如果头发失水过多，头发过度干燥，头发静电增加，会导致出现乱发、飘发等现象。燕麦蛋白质在头发表面形成保护膜可以保持头发内水分的相对稳定，从而保持头发的光滑、柔顺和亮泽。

三、燕麦的饲草价值

牧草及饲料物是发展畜牧业生产的物质基础，是关系畜牧业能否稳定、优质、高产和高速发展的关键。燕麦是一种优良的草料兼用作物，具有较强的抗逆性和较高的营养价值。燕麦的籽实、稃壳、茎叶等均可作为各类家畜的优良饲料。燕麦与豆科牧草豌豆或箭舌豌豆混播，可获得优质的青饲料；燕麦刈割后长出的再生草可用作放牧饲料；燕麦籽粒含有大量易消化和高热量的营养物质，非常适宜作马、牛、羊的精饲料；燕麦秸秆与稃壳的营养价值也较其他麦类作物要好，就蛋白质而言，燕麦秸秆中蛋白质含量为 1.3%，明显高于小麦（1.1%）和黑麦（0.6%）；燕麦稃壳中的蛋白质含量为 3.0%，高于小麦

(2.3%)；燕麦青干草适口性好，易消化，耐贮藏，粗蛋白质含量为8.06%～11.32%（如用青绿燕麦制成青贮饲料，蛋白含量可达10%），粗脂肪含量为2.72%～4.34%，无氮浸出物含量为41.55%～55.93%，可消化纤维含量为11%～18%，是畜禽冬春缺青期的优质青饲。用成熟期的全植株青贮饲料喂奶牛和肉牛，可节省50%的精料，此类饲料的生产成本低，经济效益高。王成章发现，国外利用单播燕麦地放牧，肉牛平均日增重0.5kg，用燕麦与苕子混播地放牧，肉牛平均日增重达0.8kg。青刈燕麦的产量因条件不同而异，一般每公顷产草量2.2～3.0万kg。因此，燕麦是一种优良的青贮原料，值得推广。

目前，国外生产的燕麦主要用于饲料，畜牧业发达的国家如加拿大、澳大利亚、美国、丹麦、荷兰等生产的皮燕麦80%用作饲料。我国以裸燕麦为主，饲用量占总生产的20%左右，生产的燕麦秸秆全部用于大牲畜的过冬饲草。近年来，随着畜牧业的发展，种植青燕麦草的面积也逐年增加。

四、燕麦的工业价值

燕麦茎秆不但是造纸的优质原料，还可以用其编制草帽等工艺品。燕麦的茎、叶可用来提取叶绿素、胡萝卜素。可从燕麦麸皮或者糠中提取燕麦油。燕麦麸壳中含有多缩戊糖，可用于石油化工业。燕麦纤维含量高，可以作为造纸的部分基料。

五、燕麦的生态价值

燕麦须根发达，分蘖能力强，草层覆盖度大，能有效减少地表径流、无效蒸发，可固定土壤，可作为退耕还林、还草的过渡作物，而且燕麦具有耐瘠、耐寒、耐旱的生物学特性，其抗病虫害、抗杂草等性能也比较强。燕麦在pH 5.5～7.5的土壤中均可种植，且能有效阻遏水土流失，减少无效蒸发和地表径流。燕麦在一些荒沟、荒坡、浅山以及高寒地区也可种植。

近年来，国内外有关专家已培育出一种具备栽培燕麦和野燕麦双重特性（耐瘠、耐寒、耐旱、出苗快、成苗率高、生长快、群体易形成和覆盖率高等）的休眠燕麦。在适合的温、湿度条件下，休眠燕麦具有一次播种可在3～5年中分批萌发出苗的特性，可在海拔3 000～4 000m的高寒牧区，将休眠燕麦作为过渡作物与多年生牧草混播。一般情况下，多年生牧草在没有植被覆盖、土壤水蚀和风蚀严重的土地上很难定植，而休眠燕麦与多年生牧草相比，休眠燕麦具有出苗快、成苗率高、生长快、群体形成容易、土地覆盖率高等特点。在最初的2～3年，由于休眠燕麦抗逆性强，且生长速度较多年生牧草快，群体易形成，可为多年生牧草样本的形成创造一个相对优越的生长环境。

第七节　萌芽燕麦

萌芽燕麦，是指经过发芽后的燕麦籽粒及芽体，是一个酶活性被激活、被释放的多酶系。发芽能软化谷物籽粒的内部结构，提高谷物的营养价值和利用率，降低抗营养因子的种类和含量，同时谷物发芽后会产生一些新的风味。

一、营养成分及含量的变化

（一）影响燕麦种子萌芽的因素

相同温度下，浸泡温度越高，燕麦的吸水率越大，但浸泡 22h 后，浸泡在 21℃的燕麦吸水率高于浸泡在 24℃的燕麦，这可能与燕麦开始萌芽有关。随着浸泡时间的增长，燕麦的吸水速度明显加快。前 6h 吸水率均增加得很快，一定时间后，吸水量趋于稳定，且稳定在 42％左右，说明燕麦的吸水率为 42％。在超过 42％后吸水率继续增加，是因为燕麦吸水膨胀后开始发芽。浸泡温度在 15～27℃范围时，浸泡温度越高，燕麦的吸水率越大，燕麦 15～30℃的发芽率高于 15℃以下和 35℃以上的发芽率。随着萌芽时间的增加，发芽率逐渐上升。

（二）燕麦萌芽前后营养成分的变化

燕麦在萌芽后蛋白质含量从 15.94％下降到 14.64％，可能是由于在萌芽开始阶段许多种类的内源酶能够水解不溶性的燕麦贮藏蛋白，导致燕麦总蛋白含量稍有下降。萌芽过后粗脂肪含量也有所降低，从 8.32％降低到 7.87％，这可能是由于燕麦迅速萌芽，籽粒中相关酶系的酶活力也相应增大，其中脂肪酶的活力增加会导致燕麦籽粒中原来与其他大分子物质相结合的甘油三酯被脂肪催化酶降解成游离脂肪酸和甘油，从而使脂肪含量降低；由于燕麦呼吸作用（主要是无氧呼吸）消耗了还原糖提供的能量，所以萌芽后还原糖含量降低 19.45％；燕麦的支链淀粉分子和淀粉酶都混合在胚乳细胞的淀粉颗粒中，所以在萌芽期间淀粉酶就已经合成了，但由于种子迅速萌发的需要，淀粉酶降解淀粉的速度加快，从而导致燕麦淀粉含量由 69.32％ 降低到 63.02％。

萌芽后燕麦的粗蛋白、粗脂肪、还原糖、淀粉、β-葡聚糖、镁元素和维生素 E 含量都有所降低，但燕麦的总膳食纤维、不溶性膳食纤维、可溶性膳食纤维、钙和铁的含量都增加。

萌芽后燕麦粉中游离氨基酸总含量从 7.60mg/g 降低到 5.50mg/g，蛋白质中赖氨酸含量提高了 16.15％，必需氨基酸含量提高了 8.27％，必需氨基酸与总氨基酸之比（E/T）增加；萌芽前后燕麦分离蛋白和蛋白各组分（清蛋白、球蛋白、醇溶蛋白和谷蛋白）的分子质量均无显著差异；分离蛋白的 α 亚基、α 亚基、β 亚基、A_3 和 A_x 酸性多肽、B_x 和 B_4 碱性多肽分布在 14.4～66ku，清蛋白的 B_4 碱性多肽和 A_x 酸性多肽集中在 14.4～20ku 和 27～35ku，球蛋白的 B_4 碱性多肽和 A_x 酸性多肽在 14.4～35ku，醇溶蛋白和谷蛋白的 B_4 碱性多肽、B_x 碱性多肽和 A_x 酸性多肽均分布在 20～35ku；萌芽处理后燕麦分离蛋白含 51.19% 有序结构，比萌芽前的燕麦分离蛋白高 6.56%，清蛋白二级结构中，α 螺旋含量降低 0.94%，β 折叠含量增加 5.94%，β 转角含量上升 1.42%；球蛋白的 α 螺旋含量增加 13.55%，β 转角含量增加 26.35%，β 折叠含量则降低 20.77%；醇溶蛋白出现了 23.77% 的无规则卷曲结构，其他结构含量均降低；谷蛋白的 α 螺旋含量增加 20.26%，β 转角含量增加 40.17%，β 折叠减少 17.80%。

添加燕麦粉和萌芽燕麦粉后，面团的淀粉糊化特性都增强，而混粉的粉质特性都有所降低；萌芽燕麦粉的添加量为 15%～30% 时，萌芽燕麦混粉的吸水率和蛋白弱化度高于燕麦混粉，而萌芽燕麦粉的添加量为 0～15% 时，萌芽燕麦混粉的吸水率和蛋白弱化度比燕麦混粉的低；萌芽燕麦混粉的面团形成时间、面团稳定时间、糊化黏性、淀粉糊化热稳定性低于燕麦混粉；萌芽燕麦混粉比燕麦混粉更不容易回生。

徐建国研究了燕麦发芽过程中肽及其生物活性的变化规律，考察了燕麦肽的稳定性，其研究结果表明，发芽过程中，燕麦肽含量及其抗氧化和降血压活性均呈增加的趋势。燕麦肽溶解性和血管紧张素转化酶（ACE）抑制活性在不同程度上受到 pH、温度和消化酶的影响。发芽可有效富集燕麦肽的含量，提高燕麦抗氧化能力和 ACE 抑制活性。

二、燕麦萌芽加工制品

（一）燕麦萌芽啤酒

将燕麦萌芽作为燕麦麦芽酒和黑啤中的辅料，可调节啤酒的风味。由于燕麦中的 β-葡聚糖、蛋白质以及脂肪等含量较大，这会提高麦汁的黏度，但这也赋予了啤酒更为醇厚的酒体，使得啤酒入口绵软，尤其是对于麦汁浓度较高的啤酒的酿造，加入适当的燕麦或者燕麦芽，可以使酒体醇厚，提高啤酒泡沫的细腻程度，使啤酒产生一种牛奶般滑腻的口感。在美国，很多酿酒师在酿造世涛（Stout）时添加燕麦萌芽。

工艺流程：

浸麦（浸麦方式为浸四断八）→发芽（温度设为 16℃，时间为 6d）→糖化（工艺为蛋白质休止 50℃，120min）→升温（63℃）→加入 1% 的 α-淀粉酶和糖化酶（糖化分解时间控制在 50～60min）→逐步升温到 73℃（使用碘液测定糖化终点）→过滤→罐装→成品发酵工艺：接菌时酵母液的温度控制为 7℃，然后在 10~12℃ 的温度下进行发酵。根据测定的燕麦发酵工艺参数，确定燕麦麦芽啤酒发酵时间为 4~5d，最终测得发酵液的酒精度为 3.7% vol (V/V)。

（二）在面包、饼干、压缩干粮及糖果行业中使用发芽燕麦

工艺流程：

原辅料处理→面团调制→面团发酵→分块、搓圆→中间发酵→整形→醒发→烘烤→冷却→包装→成品。

参 考 文 献

车甜甜，郑建梅，胡新中，2015. 皮燕麦片和裸燕麦片的化学组分及流变学特性比较 [J]. 中国粮油学报，30 (12)：33-37.

杜连启，2017. 小杂粮食品加工技术 [M]. 北京：中国农业科学技术出版社.

杜汝法，2002. 中国小杂粮 [M]. 北京：中国农业科学技术出版.

高卿，2014. 不同燕麦品种抗旱生态适应性研究 [J]. 内蒙古农业科技 (6)：17-18, 31.

高展炬，钟细娥，詹耀才，2010. 燕麦 β-葡聚糖研究综述 [J]. 食品科技，35 (2)：144-146.

韩冰，杨才，田青松，2017. 有机燕麦草生产 [M]. 北京：中国农业科学技术出版社.

胡新中，任长忠，2016. 燕麦加工与功能 [M]. 北京：科学出版社.

胡新中，2011. 燕麦食品加工及功能特性研究进展 [J]. 麦类作物学报，27 (5)：130-134.

黄桂英，袁常春，1997. 燕麦在我国保健食品工业中的开发现状 [J]. 商业科技开发 (2)：20-21.

黄相国，葛菊梅，2004. 燕麦的营养成分与保健价值的探讨 [J]. 麦类作物学，24 (4)：147-149.

纪亚君，2009. 储藏时间对燕麦种子发芽力的影响 [J]. 安徽农业科学，37 (30)：14641-14642, 14644.

季文婷，刘爱萍，2015. 燕麦不同熟化方法对燕麦香肠品质影响的初探 [J]. 肉类工业 (1)：30-34.

金烈，2015. 原子吸收分光光度法测定燕麦中微量元素 [J]. 应用化工，44 (1)：187-189.

李锦利，2014. 熟化工艺对燕麦传统食品营养及加工品质的影响 [J]. 南方农业，8 (33)：122-124.

林汝法，柴岩，廖琴，等，2002. 中国小杂粮 [M]. 北京：中国农业科学技术出版社.

刘翠，2015. 燕麦营养成分与加工制品现状研究进展 [J]. 农产品加工 (8)：67-70.

卢健鸣，2001. 几种杂粮的营养及其保健食品的开发 [J]. 食品工业科技 (22)：5.

路威，2015. 燕麦品质及其食品开发研究进展 [J]. 农产品加工 (16)：52-55.

路长喜，周素梅，王岸娜，2013. 燕麦的营养与加工 [J]. 粮油加工.21 (1)：110-114.

马德泉，田长叶，杨海鹏，1998. 裸燕麦营养与人类健康 [J]. 青海农林科技 (1)：33-35.

马涛，肖志刚，2016. 杂粮食品生产实用技术 [M]. 北京：化学工业出版社.

闵维，焦应申，刘帆，等，2014. 浸麦条件对萌动燕麦 β-葡聚糖质量分数及蛋白质体外消化率的影响 [J]. 食品科学，35 (20)：52-56.

秦立金，2015，不同燕麦生物学特性的比较 [J]. 赤峰学院学报，31 (3)：20-22.

任清，赵世锋，田益玲，2011. 燕麦生产与综合加工利用 [M]. 北京：中国农业科学技术出版社.

任长忠，胡新中，郭来春，等，2009. 国内外燕麦产业技术发展情况报告 [J]. 世界农业 (9)：62-64.

任长忠，胡新中，2011. 中国燕麦产业发展报告 2010 [M]. 西安：陕西科学技术出版.

阮少兰，郑学玲，2011. 杂粮加工工艺学 [M]. 北京：中国轻工业出版社.

田长叶，张斌，2016. 燕麦实用技术 [M]. 北京：中国农业大学出版社.

王茅雁，奇秀丽，张凤英，2001. 国外燕麦分子生物学研究进展 [J]. 内蒙古农业大学学报，24 (4)：139-144.

王若兰，2016. 响应面优化燕麦中抗氧化物质提取工艺 [J]. 粮食与油脂，29 (1)：41-44.

修娇，2005. 燕麦保健功能及其应用 [J]. 食品科学，26，109.

徐托明，田斌强，孙智达，等，2011. 燕麦发芽过程中三大营养素的变化 [J]. 天然产物研究与开发，23 (3)：534-537.

严泽湘，2013. 杂粮保健食品加工技术 [M]. 北京：化学工业出版社.

杨海鹏，1989. 中国燕麦 [M]. 北京：农业出版社.

曾洁，邹建，2012. 谷物小食品生产 [M]. 北京：化学工业出版社.

赵宝平，吴俊英，2017. 莜麦 [M]. 北京：中国农业科学技术出版社.

赵世锋，田长叶，王志刚，等，2007. 我国燕麦生产和科研现状及未来发展方向 [J]. 杂粮作物，27 (6)：428-431.

中国农业编辑委员部，1991. 中国农业百科全书 [M]. 北京：农业出版社.

任长忠，崔林，杨才，等，2016. 我国燕麦高效育种技术体系创建与应用 [J]. 中国农业科技导报，18 (1)：1-6.

刘龙龙，崔林，刘根科，等，2010. 山西省燕麦产业现状及技术发展需求 [J]. 山西农业科，38 (8)：3-5.

张智勇，2014. 不同燕麦品种产量和品质性状的差异分析 [J]. 内蒙古农业科技 (6)：7-8.

褚润根，孙建功，2008. 山西燕麦生产优势及产业化发展建议 [J]. 农业技术与装 (2)，11-13.

第四章 大 麦

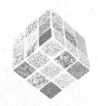

大麦（*Hordeum vulgare* L.），属禾本科一年生草本植物，是世界上最古老的栽培作物之一。在人类发展历史上，大麦曾为土地瘠薄地区的粮食生产做出过巨大的贡献，为人类文明的起源与发展发挥了重大的积极作用。目前，大麦的主要用途是作为饲料、酿酒、食粮、医药及其他工业的原料等。随着科技的发展和人们生活水平的提高，大麦的各种用途也在不断变化，大麦的营养与功效成分分析及其食品加工日益受到关注。

第一节 大麦概述

大麦为禾本科植物，大麦的种子，又名元麦、馥麦、牟麦、糯麦、赤膊麦（裸大麦）等，属小杂粮食物。大麦是带壳（稃）大麦和裸大麦的总称，通常习惯所称大麦主要是指带壳大麦，又称皮大麦，其特征是颖壳和颖果相粘连。裸粒大麦的内外颖壳与颖果容易分离，在成熟时颖壳脱落，籽粒不带壳，故称裸麦。但因地区不同，其名称也各异。大麦在我国栽培已有数千年的历史，其起源是通过对野生大麦的驯化培育而成的。大麦营养丰富，用途广泛，集粮食、饲料和工业原料于一体，其分布区域广、适应性强，在全世界 150 多个国家进行栽培种植。20 世纪初，中国大麦的栽培面积居世界首位，改革开放后，随着啤酒业和畜牧业的迅猛发展，国内对啤酒用大麦和饲料用大麦的需求随之增加。

一、生物学特性及分类

（一）生物学特性

大麦有带壳大麦和裸粒大麦之分，农业生产上所称的大麦为带壳大麦。带壳大麦有内外颖各一片，因皮层成熟时分泌出一种黏性物质，而将内、外颖紧密地黏在颖果上，以至脱粒时不能将它们分离。外颖比内颖宽大，从背面包向腹面两侧包裹大半粒颖果，其表面有 5 条纵脊，顶端有芒，芒是外颖顶端的延伸物，带 3 个维管束，横断面略成三角形，脱颖时常被折断，外颖边缘较薄，与薄薄的内颖边缘相互重叠。内颖位于腹面，表面有两条脊脉，在颖果上留有痕迹。内颖棘部有棘刺，是一个略带茸毛的小穗轴。内、外颖的外基部有两片护颖，形状细窄，向内弯曲，脱粒时有的随穗轴一起脱去，有的仍留在籽粒上。

大麦的根是简单的轴式构造，无叶状器官、节或节间。大麦有两类根系：初生根（种子根）和不定根。初生根一般有5～7条，在种子萌发时从胚根鞘长出，向外、向下生长，分枝后形成大量纤维状的分枝根系，具根毛，有利于增加面积，最大限度地从土壤中吸收水分和养分。根毛的生命周期短暂，随着根系生长很快被新生根毛代替。当分蘖发育时，不定根由根冠长出，趋于增厚，与初生根相比分枝较少。大麦成苗始于根系在土壤中向下扩张。根系的发育程度取决于土壤的类型与深度、水分和营养的有效性，以及大麦基因型。

大麦叶由叶鞘、叶舌、叶耳和叶片组成。叶片近披针形或逐渐变窄，具有突出的中脉，并有10～12条或更多的平行侧脉。最顶部的叶片称为旗叶，通常最小。营养叶包括表皮系统、基本组织、维管系统，含有绿色的能进行光合作用的叶肉，两侧被覆表皮系统。气孔位于叶片的上表面，用于气体交换，其数量因环境和基因类型而异，5～11张叶片互生于茎上半圆形的棱上。

胚芽鞘是一种包裹着具有丝分裂功能组织的鞘状结构。当根开始发育时，胚芽鞘突破种皮，从种子的背部、外稃之下长出"芽"，为幼苗的安全提供保障。胚芽鞘包围和保护着茎生长至地表。此时，一系列复杂的变化使子叶（第一叶）、主茎和次分蘖出现。一旦子叶出现，胚芽鞘即停止生长。随着幼株生长，这一过程重复出现于其他一次分蘖处，每个一次分蘖都有潜力产生二次分蘖，第一次分蘖可以长至与主茎大小相同。

大麦的花序，即穗，因其穗轴无顶端小穗，故归类为无限花序。大麦的穗位于茎的顶端，由不同数量的小穗组成；小穗长在坚固、扁平且呈蛇曲状的穗轴上。大麦的花是完全花，包括雌蕊和雄蕊，大部分为自花授粉。小穗由两片护颖和一朵能够受精发育为籽粒的小花组成，3个小穗互生于穗轴的同一节上。

胚是大麦最主要的部分，由胚芽和胚根组成。它和盾状体及上皮层位于麦粒背部的下端。其质量为大麦干胚物质的2%～5%。盾状体与胚乳衔接，其功能是将胚乳内积累的营养物质传递给生长的胚芽。胚是大麦中有生命力的部分，由胚中形成各种酶，渗透到胚乳中使胚乳溶解，以供给胚芽生长所需的养料。一旦胚组织被破坏，大麦就失去发芽能力。

胚乳与胚毗连，是胚的营养仓库，胚乳的质量为大麦干物质的80%～85%。胚乳由贮藏淀粉的细胞层和贮藏脂肪的细胞层构成。贮藏淀粉的细胞层是胚乳的核心，在细胞之间的空间由蛋白质组成的"骨架"支撑。其外部被一层细胞壁包围，称为糊粉层，其细胞内含有蛋白质和脂肪，但不含淀粉，靠近胚的糊粉层只有一层细胞。胚乳与胚之间还有一层空细胞，称为细胞层。胚乳是大麦粒一切生物化学反应的场所。当胚还有活性时，胚乳内的物质便能分解与转化，部分供胚作为营养，部分供呼吸时消耗。

皮层由果皮（子房壁遗层）和种皮（内种皮和外种皮）组成，其质量为大麦干物质的 7%～13%。麦壳的里面是果皮，再里面是种皮。果皮的外表有一层蜡质层，其对赤霉酸和氧是不透性的，与大麦的休眠性质有关。种皮是一种半透性的薄膜，可渗透水，但不能渗透高分子物质，然而某些离子能同水一起渗入，这对浸渍过程有一定意义。麦壳的组成物大都是非水溶性的，如硅酸、单宁和苦味物质等，这些物质对酿造有很多有害作用。但麦壳在进行麦汁制造时则作为麦芽汁过滤层而被利用。

千粒重是衡量大麦籽粒大小的指标，我国大麦千粒重一般为 17～41g。大麦千粒重的大小除受水分的影响外，还取决于大麦籽粒的大小、饱满程度以及籽粒的结构等。孙立军等研究了我国 12 615 份大麦种质资源在籽粒千粒重和蛋白质含量方面的鉴定，并与国外大麦资源进行了比较。结果表明，国内品种平均千粒重为 34.79g，国外品种平均千粒重为 40.89g，千粒重在 50g 以上的国内大粒品种占 2.5%，国外品种占 9.5%，千粒重在 59g 以上的国内品种仅占 0.6%，而国外品种占 2.6%。

（二）分类

（1）大麦按播种季节可分为冬大麦和春大麦。根据带稃或裸粒的特征，大麦可分为皮大麦和裸大麦，一般带稃大麦称为皮大麦，其特征是内外稃壳和籽粒粘连；裸大麦的稃壳和籽粒分离。皮大麦既是饲料工业的原料，也是啤酒酿造的主要原料。青稞是青藏高原地区人们对裸大麦的称呼，也称元麦、淮麦、米麦，是藏族人民的主要口粮。

（2）从生物性状的角度，根据大麦穗形的不同，依麦粒在穗轴的排列方式、发育程度及结实性，大麦可分为六棱、四棱和二棱 3 种类型，实际上四棱大麦是稀六棱大麦。有经济价值的是普通大麦种中的两个亚种，即二棱大麦亚种和多棱大麦亚种。通常将多棱大麦称为六棱大麦。多棱大麦在有些国家又被分为六棱大麦和四棱大麦。

①六棱大麦的麦穗断面呈六角形，六行麦粒围绕一根穗轴而生，其中只有中间对称的两行籽粒发育正常，其左右四行籽粒发育迟缓，粒形不正，所以六棱大麦的籽粒不够整齐，也比较小。六棱大麦的蛋白质含量相对较高，淀粉含量相对较低。近年来随着辅料用量的增加，人们已开始注意六棱大麦的应用，其可制成含酶丰富的麦芽。

②四棱大麦不像六棱大麦那样对称，有两对籽粒互相交错，麦穗断面呈四角形，看起来像在穗轴上形成四行，因而得名四棱大麦。

③二棱大麦是六棱大麦的变种，即由原生穗轴一边的三朵花发展成居中的一朵，沿穗轴只有对称的两行籽粒，形成两行棱角，由此得名二棱大麦。二棱大麦的籽粒均匀整齐，比较大，淀粉含量相对较高，蛋白质含量相对较低，是酿造啤酒的最好原料。

（3）大麦按用途分为啤酒大麦、饲料大麦和食用大麦（即元麦或青稞）。啤酒大麦也称"制麦大麦""酿造大麦"，通用的英文名称为"malting barley"，是酿造啤酒不可替代的主要原料。人类用皮大麦酿制啤酒已有数千年历史，皮大麦籽粒的形态结构、化学组织、酶系统的特点决定了其啤酒主体原料地位的不可替代性。在植物学上，啤酒用大麦与饲料用大麦的形态基本相同，差别不大，可是由于啤酒用大麦是酿造啤酒的原料，对其籽粒的性状及品质要求较高，籽粒的蛋白质含量不能过高；饲料用大麦则要求蛋白质含量尽可能高，适口性好。

二、大麦起源历史

根据野生大麦的分布及考古资料，世界上许多学者对大麦的起源提出多种学说。《中国大麦学》将栽培的地理起源中心归为三类：一为近东起源中心，即近东地区弧形地带的"新月沃地"；二为中国起源中心，主要指中国中西部青藏高原及邻近地区；三为非中心，根据 Harlan 提出的中心和非中心作物起源理论，将非洲东部及北部和南美洲大麦的起源中心纳入非中心学说范畴，分别称为非洲非中心及南美洲非中心。

世界各地考古发现，有不少 5 000 年前栽培大麦的遗物，甚至在 1984 年还报道在埃及阿斯旺地区发现了 15 000 年前的栽培大麦遗物，说明人类从事农耕的早期就开始种植大麦了。古代栽培的大麦以六棱大麦为主，主要栽培在东亚和西亚古文明地区，以后分别向西方和东方传播扩散，主要由中东地区传入欧美，由中国传入朝鲜、日本。

亚洲、北非和欧洲等地的考古发现，10 000 年前已有大麦的文字记载，在古文明时期大麦就在食物和饮料中广泛应用。在以色列迄今已有 22 000～23 000 年的史前遗址中，发现了野生大麦和小麦的食物；特别值得注意的是，在亚洲的西藏等高海拔地区，至今人们一直以大致相同的方式食用大麦。

关于中国是栽培大麦起源的考证，各专家学者研究不断，多数认为野生二棱大麦是栽培大麦的起源，此后，中国学者便开始了对中国野生二棱大麦的探寻和研究。从 1950 年开始，科学家程天庆、邵启全、李璠先后在中国西藏、青海等地发现各种类型的野生大麦，其中包括野生二棱大麦，经同工酶谱、核型分析等研究方法，验证了这些野生大麦与中国栽培的大麦之间存在密切的亲缘关系。从考古、语言、宗教、民族传统以及藏、汉、羌民族的历史长河看，新石器时代中期（5 000～7 000 年前）黄河上游逐渐开始栽培大麦，到现在中国大麦已有 5 000 多年的栽培历史。

据出土文物考证，早在 4000 年前的象形文字及 3300 多年前的殷商甲骨文就有代表大麦的文字，在 2300 多年前的《吕氏春秋》中已正式有"大麦"一词。中国早在西周（公元前 1100 年）就有栽培大麦的史证，以六棱大麦为主，主要分布在黄河上游及西北干旱沙漠地区。高原人经过选择、驯化和栽培，把野生普通大麦培育成了青稞，成为当地人民的粮食和马饲料。从考古和文字记载看，中国栽培大麦大体是从西向东传播的。我国原有的栽培大麦以多棱型为主，皮型、裸型皆有，二棱大麦自 20 世纪 50 年代以来才陆续从国外大量引入，种植面积逐年扩大。

三、大麦地理分布及产量

（一）世界大麦地理分布及产量

世界上种植大麦的国家有俄罗斯、美国、加拿大、西班牙、伊朗、德国、中国等。1990 年以来，世界大麦生产面积为 0.6 亿～0.75 亿 hm^2，总产量为 1.36 亿～1.77 亿 t，其中欧洲为 3 433 万 hm^2，亚洲为 1 560 万 hm^2，美洲 840 万 hm^2，非洲 459 万 hm^2，大洋洲 344.8 万 hm^2。在世界谷类作物中，大麦现种植产量 6 000t/hm^2 以上，总产 1 500 万 t 以上，仅次于小麦、水稻和玉米，为世界的第四大谷类作物。大麦总产量高的国家与地区是俄罗斯、加拿大、欧盟、澳大利亚和美国等，俄罗斯大麦总产量为 180 万 t 左右。世界上大麦单产较高的国家都集中在欧洲，其中德国、英国、法国的单产都已达到 6 000t/hm^2 左右，加拿大和美国单产处于中等水平，4 000t/hm^2，澳大利亚单产在 2 000t/hm^2 以下。

各大洲种植大麦面积的分布中，欧洲的栽培面积最大，占世界大麦总面积的 50％左右（生产量占世界总产量的 60％左右）；其次为亚洲，占 20％～25％；美洲（指北美洲和南美洲）占 10％～15％，排第 3 位；非洲和大洋洲各占 5％。大麦生产大国的面积以俄罗斯居首位，几乎占世界大麦面积的 1/6。2011 年大麦年产量排在前几位的国家依次是俄罗斯、乌克兰、法国、德国、澳大利亚、加拿大、土耳其、阿根廷和美国，其中前四位的俄罗斯、乌克兰、法国和德国都在欧洲，分别占全球大麦总产量的 12.61％、6.78％、6.53％和 6.50％，前十大生产国的产量之和占到了全球大麦总产量的 59.47％。

根据联合国粮食及农业组织数据，2014 年全球大麦产量约为 1.43 亿 t，比 2013 年减少 300 万 t，降幅为 2％。这主要是因为澳大利亚、加拿大、土耳其、阿根廷等大麦主产国（地区）的大麦产量均出现下降。根据美国农业部（USDA）数据，2014—2015 年度全球大麦的种植面积达到 4 921 万 hm^2，比

2013—2014 年度减少 151 万 hm²；平均单产达到 2.84 t/hm²，较 2013—2014
年度减少 0.03 t/hm²；但俄罗斯和乌克兰的大麦产量出现显著增长，中国和欧
盟地区大麦产量也有小幅增长。世界出口大麦的国家与地区主要有加拿大、澳
大利亚、美国和欧盟，进口大麦的国家主要有：沙特阿拉伯、日本和中国。

（二）我国大麦地理分布、产量及进出口情况

1. 我国大麦地理分布、产量　大麦在我国的种植分布具有地域广、跨度
大的特点，遍及全国所有省份。产区覆盖了东北、东南、中部、西南、西北所
有区域，主要分布在黑龙江、内蒙古、江苏、安徽、浙江、上海、河南、湖
北、四川、重庆、云南、甘肃、青海、新疆和西藏等 15 省份。20 世纪 50 年
代，原浙江农业大学根据播种期，兼顾皮大麦、裸大麦类型，将全国大麦地理
分布划分为 4 个区，即青藏高原及四川西北部的春播裸大麦区、中国北部的春
播大麦区、中国南部的冬播大麦区、中国春冬大麦过渡地带的春冬大麦混合
区。1997—2000 年，我国大麦生产基本上是南北各占半壁江山的局面，长江
中下游地区和华北地区是南北两大大麦产区；2010 年以来，内蒙古、甘肃、
云南和新疆等地的大麦产量比重逐渐上升，大麦产区逐渐由北方向西北和西南
地区转移。

根据联合国粮食及农业组织数据，近年来，我国大麦收获面积保持在
50 万 hm² 左右，2015 年为 186.84 万 t。根据国家大麦青稞产业技术体系统计，
2014 年我国大麦总收获面积为 115.7 万 hm²，较 2013 年减少 13.8 万 hm²；总
产量为 520.95 万 t，较 2013 年减少 19 万 t。其中 2014 年皮大麦的收获面积为
80.6 万 hm²，较 2013 年减少 13.75 万 hm²；总产量为 400.3 万 t，较 2013 年
减少 28.3 万 hm²；平均单产为 4.5t/hm²，较 2013 年增加 0.5t/hm²。

2. 主产区大麦产量变化　从大麦产量的省域分布来看，1997—2015 年，
我国多数大麦主产省份的大麦产量变化不大，但是部分主产省份的产量位次发
生了较大变化。江苏省是我国大麦生产第一大省，1997 年、2000 年、2005
年、2008 年、2012 年、2015 年其大麦产量均居全国首位，分别为 118.91 万 t、
66.05 万 t、83.40 万 t、72.30 万 t、71.16 万 t、74.42 万 t；云南省大麦产量在
1997 年居全国第 7 位，21 世纪以来呈现先增后减的趋势，2015 年为 23.40 万 t，
仅次于江苏；甘肃省近年来逐步成长为大麦主要产区，2015 年产量为 18.30 万 t，
位居全国第 3 位；内蒙古和四川的大麦产量近年来也保持稳定增长态势，2015
年均略高于 12 万 t；浙江、湖北两省由于其大麦种植面积逐渐缩小，产量也随
之不断下滑，2015 年均已降至 10 万 t 以下；1997—2015 年新疆大麦产量虽然
经历了先波动上升后波动下降的变化趋势，但近年来仍保持在我国大麦主产省
份的第 9 位。2012 年、2015 年中国大麦主产省份大麦产量见表 4-1。

表 4 - 1　2012 年、2015 年中国大麦主产省份大麦产量

单位：万 t

排序	2012 年		2015 年	
	省份	产量	省份	产量
1	江苏	71.16	江苏	74.42
2	内蒙古	29.46	云南	23.40
3	四川	11.00	甘肃	18.30
4	浙江	9.89	内蒙古	12.42
5	湖北	9.54	四川	12.40
6	河南	8.65	河南	10.80
7	安徽	7.50	湖北	9.76
8	上海	5.89	浙江	7.70
9	新疆	3.46	新疆	6.04
10	云南	2.36	上海	4.52

数据来源：中国种植业信息网。

3. 大麦进出口情况　据中国海关数据库显示，2014 年我国大麦进口量同比大幅增长。2014 年 1～11 月我国大麦进口总量为 463.04 万 t，比 2013 年同期增加了 249.14 万 t。我国大麦出口量长期以来一直大幅低于进口量，即大麦贸易一直处于净进口状态。2014 年 1～11 月我国大麦出口总量仅为 0.01 万 t，比 2013 年同期减少了 0.10 万 t。随着大麦进口量同比大幅增长，2014 年我国大麦净进口量同比也显著提高。2014 年 1～11 月我国大麦净进口量为 463.03 万 t，比 2013 年同期增加了 249.24 万 t。2014 年我国主要大麦进口来源国是澳大利亚、加拿大、法国、乌克兰和阿根廷，2014 年 1～11 月我国从上述 5 国分别进口大麦 364.43 万 t、42.58 万 t、34.93 万 t、12.13 万 t 和 8.02 万 t，分别占 2014 年 1～11 月我国大麦进口总量的 78.70%、9.20%、7.54%、2.62% 和 1.73%，合计为 99.79%，可见，我国大麦进口市场集中度非常高，且澳大利亚是我国最大的大麦进口来源国。据中国海关数据，2014 年以来我国大麦年进口量均保持在 500 万 t 以上。其中，2014 年为 541.30 万 t；2015 年大幅提高至 1 073.13 万 t；2016 年虽同比明显下降，但仍达到 500.51 万 t；进入 2017 年，仅 1～6 月合计就达到 452.07 万 t。

第二节　大麦营养特性

大麦富含蛋白质、脂肪、糖类、纤维素和维生素，营养非常丰富，可食用

部分为100%，是谷物食品中的全价营养食品之一。与水稻、小麦和玉米的营养成分相比，大麦中蛋白质含量较高，还有丰富的膳食纤维、维生素及矿物质元素。其营养成分总指标符合现代营养学所提出的高植物蛋白、高维生素、高纤维、低脂肪及低糖的"三高两低"新型功能食品的要求。

一、蛋白质

大麦籽粒中蛋白质含量为11.7%～14.2%，平均为13.1%。除小麦外，大麦籽粒蛋白质含量均高于其他主要作物。大麦籽粒中粗蛋白质含量略高于玉米，与小麦和燕麦相似，低于豌豆。大麦蛋白质分为白蛋白、谷蛋白、球蛋白、麦胶蛋白和非麦胶蛋白。麦胶蛋白黏着力强，含氮量高达17.7%，水解时产生大量的谷氨酸、脯氨酸。在制酒时，麦胶蛋白易保持水分及热量，适宜霉菌生长，麦胶蛋白是大麦啤酒鲜味成分的主要来源。此外，不同大麦品种蛋白质的含量变化差异大，既受遗传基因控制，又受栽培条件影响。朱睦元连续两年测定皮大麦、青稞和大麦米的蛋白质含量，测定皮大麦籽粒平均蛋白质含量为10.6%，青稞籽粒平均蛋白质含量为12.5%，大麦米平均蛋白质含量为10.2%，经与其他谷类相比，大麦的蛋白含量低于燕麦和小麦的蛋白质含量，高于水稻和玉米中的蛋白质含量。

1924年Osborne首先提出了大麦中的蛋白质按其在不同溶液中的溶解性及沉淀度可分为4类：醇溶蛋白、清蛋白、球蛋白、谷蛋白。按生物学功能分类，可分为贮藏蛋白和非贮藏蛋白。贮藏蛋白包含大量的醇溶蛋白、谷蛋白以及少量的球蛋白，占总氮量的50%；非贮藏蛋白主要存在于糊粉层和胚中，包含清蛋白和球蛋白，占总氮量的15%～30%。醇溶蛋白是大麦种子胚乳贮藏蛋白的主要成分，占胚乳总蛋白的50%～60%。B组醇溶蛋白是大麦蛋白中含量最多的蛋白质，它的含量、分布及种类是影响大麦、饲料及食用的重要指标之一，占总醇溶蛋白的70%～80%。

到目前为止，大麦中的氨基酸已经测定有19种，其中赖氨酸的含量很高，为0.28%～0.75%，明显高于小麦（0.30%～0.355%）、水稻（0.25%～0.30%）、玉米（0.25%～0.32%）和谷子（0.28%～0.33%）等作物。赖氨酸是人体正常代谢所必需的，但是人体本身不能合成，只能从食物中摄取，有明显提高智力、增强记忆、防止脑细胞衰老和阿尔茨海默病早发、增强机体抵抗力、促进骨骼发育的功能。大麦中色氨酸的含量为0.16%，也高于小麦、水稻和玉米，色氨酸可预防贫血和毛发脱落等。大麦中赖氨酸占清蛋白和球蛋白组分的5%～7%，占醇溶蛋白的比例少于1%，谷蛋白的赖氨酸含量位于以上两者之间。清蛋白和球蛋白组分中还有大量的苏氨酸。因为非贮藏蛋白中赖氨酸和苏氨酸含量较高，故它的营养成分比贮藏蛋白更为平衡。

二、糖类

糖类包括淀粉、多糖、纤维素、半纤维素、麦胶物质和低糖等。大麦籽粒的主要成分是糖类，其组成和结构对大麦的质量和用途的影响很大。分析测定资料显示，大麦籽粒总糖类占干重的 75%～85%，其中包括单糖（葡萄糖 0.04%～0.65%、果糖 0.05%～0.26%）、二糖（蔗糖 0.29%～2.5%、麦芽糖 0.006%～0.24%）、低聚糖（果聚糖 0.02%～0.99%、棉籽糖 0.12%～0.93%）、多聚糖（淀粉 50.5%～74.1%、戊聚糖 3.4%～7.9%、β-葡聚糖 0.64%～8.21%、纤维素 1.24%～6.3%）等。

（一）淀粉

淀粉是大麦食品和籽粒萌发后新植株生长的主要能量来源，因生长条件不同，淀粉含量差异较大，主要来源于植物的种子、块茎、果实和根部。大麦籽粒中的淀粉占粒重（按干物质计）的 58%～65%，是主要的贮藏物质。大麦淀粉由支链淀粉和直链淀粉组成，其支链淀粉是一个大分子，但与直链淀粉相比，其稀溶液黏度较小；大麦直链淀粉分子较支链淀粉小，具有随机卷曲结构。直链淀粉在水溶液中不稳定，在稀溶液中易沉淀或退化，并在浓缩液中形成胶体。

根据直链淀粉占总淀粉的比例不同，大麦淀粉又可分为三大类：蜡质淀粉（总淀粉中的直链淀粉含量<2%）、普通淀粉（总淀粉中的直链淀粉含量<25%）、高直链淀粉（总淀粉中的直链淀粉含量<40%）。普通大麦中的淀粉主要是支链淀粉（支链淀粉占总淀粉的 74%～78%），其余为直链淀粉。蜡质淀粉几乎是 100% 的支链淀粉，而高直链淀粉中含 56% 的支链淀粉和 44% 的直链淀粉。大麦籽粒中支链淀粉和直链淀粉的比例约为 3：1，但某些品种含有高达 95%～100% 的支链淀粉。

（二）多糖

大麦籽粒中除淀粉组分外，还含有低水平的单糖和寡糖。葡萄糖和果糖是两个最简单的糖类，在成熟胚乳中含量极低（<0.2%）。在接近胚组织的胚乳中，有时也存在少量麦芽糖（含量为 0.1%～0.2%），这可能是淀粉水解的产物，因为淀粉合成过程不存在麦芽糖。Xue 等指出，糯大麦中存在高水平的麦芽糖（含量为 0.4%）。这可能是 α-淀粉酶分解淀粉的结果。二聚糖蔗糖是淀粉合成过程中产生的，占大麦籽粒中单糖的 50%。

（三）纤维素

非淀粉多糖类和木质素被统称为总膳食纤维（TDF），它是植物细胞壁的组成部分。大麦组织中的总膳食纤维含量为 14.78%，可溶性膳食纤维（SDF）含量为 5.36%，不溶性膳食纤维（IDF）含量为 9.35%。大麦的纤维素含量为 2% 左右，96% 以上的纤维素存在于大麦壳中，占其干重的 40%，糊粉层和胚乳中仅存在极少量的纤维素，胚中不含纤维素。

三、脂类

大麦籽粒中脂肪含量为 $1.7\%\sim4.6\%$，有些大麦中含有高达 7% 的总脂肪。大麦油中的脂肪酸主要为亚油酸（55%）、棕榈酸（21%）以及油酸（18%），其油脂主要分布于糊粉层和胚芽中，由于其在不同的生物组织中分布相对集中，因此容易受大麦遗传变异性的影响。油酸可在人体内合成花生四烯酸，因而可降低血脂，它还是合成前列腺素的重要成分。大麦中的非皂化成分包括胡萝卜素、生育酚和异戊二烯类等，占大麦油的 80%，这些成分对软化人体血管、促进人体健康十分有利。

脂类是一类提供能量的营养物质，能量主要在代谢作用中贮存或消耗。脂类在整个大麦籽粒中都存在，胚中有 18%，最多的一部分存在于糊粉层和胚乳中。据报道，115 个大麦籽粒的总脂类提取率为干物质的 $2.1\%\sim3.7\%$，平均为 3.0%。大麦三酰甘油中主要脂肪酸为 23% 棕榈酸（$16:0$）、13% 油酸（$18:1$）、56% 亚油酸（$18:2$）以及 8% 亚麻酸（$18:3$）。

四、维生素

大麦中的维生素及其含量见表 $4-2$。和所有的种子类食品一样，大麦中的 B 族维生素以及维生素 E 含量丰富，其中维生素 B_1、维生素 B_2 以及维生素 E 的平均含量是大米中的 3 倍左右。大麦中的烟酸含量最高，这些维生素中有一部分是与蛋白质结合在一起的，但可以通过碱处理而获得其单体，大麦中还含有少量的叶酸；除维生素 E 外，大麦中的脂溶性维生素含量很少，它主要存在于胚芽中。

表 $4-2$ 大麦中的维生素及其含量

单位：mg/100g

维生素	含量
维生素 B_1	0.43
维生素 B_2	0.14
烟酸	4.8
维生素 E	1.23
叶酸	0.05

近年来，有关维生素 E 的研究激增，维生素 E 由 8 种同分异构体组成：4 个生育三烯酚和 4 个生育酚，统称为母育酚。在所有谷物中，大麦的总母育

酚含量最高。大麦的胚、胚乳、表皮中的维生素 E 含量分别为 13%、37% 和 50%，其中生育三烯酚均匀分布于胚乳和表皮中，占维生素 E 的 85%。

五、矿物质

大麦总的矿物质焚烧后称为"灰分"，也称为无机营养物。大麦的粗灰分含量为 2%～3%，在皮层、糊粉层和胚部的含量较高，胚乳中含量较少。根据矿物质在食物中的浓度大小可以将矿物质分为大量元素和微量元素两大类，大麦中的大量元素有钙、磷、钾、镁、钠、氯和硫；微量元素有钴、铜、铁、碘、锰、硒和锌。硅是非营养元素，其含量与壳中的木质素和纤维素相关，其他元素（如铬、镍和铝）在大麦中的含量极其低微，但它们的营养作用还不甚清楚或尚有争议。大麦中的主要成分为磷、铁、钙和钾，还有少量的氯、镁、硫、钠以及许多其他微量元素。大麦的磷含量与玉米和高粱相当，但低于小麦或燕麦，大麦中钾的含量要比其他谷物饲料高。大麦籽粒各部分中矿物质含量的分布不同，胚芽和糊粉层中矿物质的含量比胚乳中的高。与大多数谷物一样，大麦中植酸可与其他的矿物质结合，特别是铁、锌、镁及钙，并且这种结合是不可逆的。

第三节　大麦生物活性成分

一、多酚类化合物

大麦是酚类物质含量较高的作物之一，酚类物质占大麦干物质总量的 0.1%～0.3%，主要存在于麦皮、糊粉层和胚乳中，多酚类化合物在大麦中的含量可达到 2.36mg/g。虽然所有品种的大麦都含有酚类物质，但是各自的基因型、生长条件和环境因素均能影响其含量。大麦中主要的酚类物质包括羟基苯甲酸、羟基肉桂（苯丙烯）酸、类黄酮和聚黄烷（原花色素）等。酚酸类物质主要包括羟基苯甲酸和羟基肉桂酸衍生物，其含量一般为 50～120μg/g，提取方法对结果也有较大的影响。类黄酮类物质主要有黄酮醇、黄烷醇和花色素等，含量最多的是儿茶酸、表儿茶酸、没食子儿茶酸和表没食子儿茶酸。

近年来，在大麦中又检测到多种酚类化合物，如安息酸和苯乙烯酸衍生物、原花青素、醌类、黄酮醇、查尔酮、黄酮类、黄烷酮类和氨基酚类化合物等。大麦壳中鉴定到的酚类化合物主要有安息酸、没食子酸、阿魏酸、p-香豆酸，还有少量的 4-羟基苯甲醛、3，4-二羟基苯甲醛、香草酸和香草醛。由于 p-香豆酸往往与木质素相连，因此大麦壳中 p-香豆酸含量很高。Madhujith 等研究了 6 种大麦中的酚类成分，用碱水解法分离得到自由态多酚、可溶性酚类和难溶的结合态多酚成分，结果发现，不溶性结合态酚类含量显著高于可溶性酚类，可溶性酚类和不溶性酚类含量比值范围为 $1:27\sim1:35$。

二、黄酮类化合物

大麦中的黄酮类化合物含量丰富，其中，麦黄酮有改善记忆、治疗老年痴呆症的功能。大麦总黄酮的含量可达到 30mg/g，其快速测定方法有超声波提取分光光度测定法。通过 HPLC 法测定大麦中的麦黄酮含量可达到 0.009mg/g。

Kim 分析了 127 种有色大麦，发现总黄酮含量为 $62.0\sim300.8$mg/kg。试验检测到 7 种黄酮。在有色大麦中，杨梅素是最主要的黄酮类化合物，而后是（＋）-儿茶素和槲皮素，而柚皮苷和橙皮苷含量极其微量。

三、花青素

花青素又称花色素，也属于多酚类物质，主要存在于植物的花、果、叶和茎内，呈红、紫或蓝等颜色，可作为食物添加剂使用。花青素在大麦中分为两部分：大麦原花青素和大麦花青素。大麦中花青素的合成及其积累与大麦生长环境（光照和温度）、栽培条件（肥料和水分）、品质基因型、发育阶段等因素紧密相关，而且花青素和原花青素的量之间没有相关性。

1. 大麦原花青素　原花青素，又称单宁，大麦中的单宁主要存在于种皮中。单宁的浓度因大麦的种类和生长条件不同而发生变化，一般小于 5g/kg（以干物质计）。据报道，大麦中单宁含量为 $0.55\%\sim1.25\%$。大麦单宁含量对蛋白质消化率仅有轻微的影响。

大麦原花青素是主要的聚黄烷类物质，通常只在外种皮层中合成，由（＋）-儿茶酸和（＋）-原儿茶酸的二聚体和三聚体构成，并积累于谷物的外种皮层。Skadhauge 发现，当大麦籽粒完全发育成熟时，野生型大麦的外种皮层充满原花青素，而不含原花青素突变株的外种皮中未检测到原花青素。

Mulkay 等利用核磁共振（NMR）方法从大麦中鉴定出两个二聚体（原花青素 B-3 和原翠雀素 B-3）和四个三聚体（两个原花青素 C-2 和两个原翠雀素三聚体）的原花青素。在这 6 种原花青素中，（＋）-儿茶酸是构成聚合体的基本单元。

2. 大麦花青素　大麦花青素是除黄酮醇和黄烷醇外的主要类黄酮物质，是类黄酮中最为重要的一类水溶性植物色素，许多色素都由它们合成。大麦花青素的含量品种间差异很大，有色大麦中花青素的总含量为 $13.0\sim1\,037.8\mu g/g$，蓝色和紫色大麦的花青素含量（$320.5\mu g/g$）显著高于黑色大麦（$49.0\mu g/g$），紫色大麦中最常见的花青素是矢车菊素-3-葡萄糖苷（$214.8\mu g/g$），其次是芍药素-3-葡萄糖苷和天竺葵素-3-葡萄糖苷，占总花青素的 $50\%\sim79\%$。而蓝色大麦和黑色大麦中最为丰富的花青素是飞燕草素-3-葡萄糖苷，它们的含量分别为 $167.6\mu g/g$ 和 $36.0\mu g/g$。

四、β-葡聚糖

谷物中的葡聚糖由葡萄糖残基通过 β-1,3-糖苷键和 β-1,4-糖苷键连接而成，由 1 200 个以上 D-葡萄糖残基以一定的比例互相连接起来的线形大分子（图 4-1），因此称为 (1,3-1,4)-β-D-葡聚糖。不同谷物的 β-葡聚糖的含量和两种糖苷键的比例以及组合方式，还有寡糖的长度都有所不同。大麦葡聚糖就属于 β-1,3-糖苷键和 β-1,4-糖苷键混合连接的 β-葡聚糖。

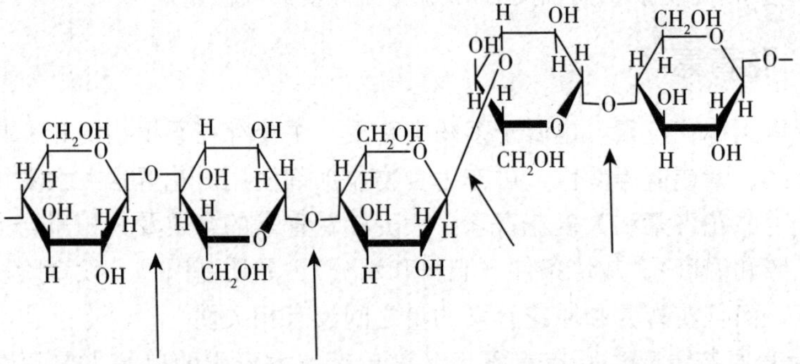

图 4-1 (1,3-1,4)-β-D-葡聚糖的分子构造

大麦中含有丰富的可溶性膳食纤维，其中 β-葡聚糖为主要成分，它是一种胶状可溶于水的膳食纤维，含量一般为 $2\%\sim9\%$，高于水稻、玉米、小麦、燕麦，个别突变体中含量更高，是谷类作物中最丰富的，约由 250 000 个葡萄糖残基构成一个长的圆柱状结构。β-葡聚糖是大麦籽粒胚乳和糊粉层细胞壁的主要成分。大麦胚乳细胞壁由 75% β-葡聚糖、20%阿拉伯木聚糖和一些其他的纤维素和葡甘露聚糖等组成，而糊粉层细胞壁中 β-葡聚糖占 26%、阿拉伯木聚糖占 71%。张国平等对中国 164 种大麦进行研究，测得 β-葡聚糖的含量为 $2.98\%\sim8.62\%$。西藏和新疆的大麦基因型 β-葡聚糖的含量高于其他地区的栽培大麦。

国外测得大麦中 β-葡聚糖的含量为 $5\%\sim11\%$，其中测得希腊大麦中 β-葡聚糖的含量为 $2.5\%\sim5.4\%$。据有关研究报道，芬兰、英国、瑞典、加拿大和澳大利亚等国大麦栽培品种的 β-葡聚糖含量平均为 $3.7\%\sim4.5\%$；Aman 分析表明，美国蒙大拿州不同品种皮大麦中 β-葡聚糖的含量为 $3.0\%\sim6.9\%$，而相同地区裸大麦中 β-葡聚糖的含量高达 16%；Bhatty 则测定了加拿大和日本 12 个品种裸大麦中 β-葡聚糖的含量，结果为 $4\%\sim8\%$。

五、GABA

GABA 是一种非蛋白质、功能性氨基酸，是一种天然活性成分，广泛存在于动植物体内。植物的种子、根、茎和组织液中均含有 GABA。植物中 GABA 的富集是植物对外界温度、机械力等物理条件激烈变化时的一种应激反应的产物。高等植物中 GABA 代谢途径有 GABA 支路和多胺降解。前者是 L-谷氨酸（L-Glu）在谷氨酸脱羧酶（GAD，EC4.1.115）催化下脱羧形成 GABA，GAD 是其限速酶；后者是多胺（PAs）经二胺氧化酶（DAO，EC1.4.3.6）催化形成 GABA，DAO 是其限速酶。植物中 GAD 生物活性最适 pH 为 5.5～6.0，弱酸环境为 GABA 的合成提供条件。GAD 是一种钙调素（CaM）结合蛋白，盐胁迫下 CaM 调控的生理反应被激活，促使 GAD 基因表达，增加 GABA 富集量。

在大麦籽粒的 GABA 含量上，多棱大麦 [(9.49±8.06)mg/100g] 显著高于二棱大麦 [(5.76±1.29)mg/100g]，裸大麦 [(12.33±0.07)mg/100g] 高于皮大麦 [(5.7±1.33)mg/100g]，紫色大麦 [(12.33±0.07)mg/100g] 高于黄色大麦 [(5.76±1.33)mg/100g]。

赵大伟等人研究结果表明，不同品种中 GABA 的含量差异很大，中国大麦籽粒 GABA 含量 [(9.99±4.59)mg/100g] 高于美国大麦籽粒 [(8.31±2.17)mg/100g]，裸大麦籽粒 GABA 含量 [(15.28±8.51)mg/100g] 高于皮大麦籽粒 [(8.56±2.54)mg/100g]，多棱大麦籽粒 GABA 含量 [(9.40±4.22)mg/100g] 高于二棱大麦籽粒 [(8.60±2.68)mg/100g]；中国云南省迪庆迪庆藏族自治州的 BARI196、甘啤 3 号和保大麦 6 号等高含量品种是选育高 GABA 大麦新品种的良好亲本材料。

六、母育酚

母育酚，属维生素 E 类化合物，生育三烯酚均衡地分布在表皮和胚乳中。生育酚和生育三烯酚是苯并二氢吡喃的衍生物。生育酚和生育三烯酚的分子结构如图 4-2 所示，它们都是由一个具氧化活性的 6-羟色环和一个类异戊二烯侧链所构成的。根据苯环上甲基数及位置的不同，可分为 84 种异构体。生育酚为淡黄色油状物，具有温和、特殊的气味，易溶于正己烷、乙醇、乙醚、三氯甲烷等脂溶性溶剂，不溶于水。酸、碱、氢化过程以及高温都不会破坏生育酚的组成。但它在空气中能被氧化，紫外线照射也能使其分解。在生育酚的 4 种异构体中，α 型生理活性最高，β、γ 型的效价为 α 型的 50%，δ 型的效价仅为 α 型的 1%。生育三烯酚分子侧链的 3′、7′、11′ 位分别具有一个双键，其活性低于生育酚。

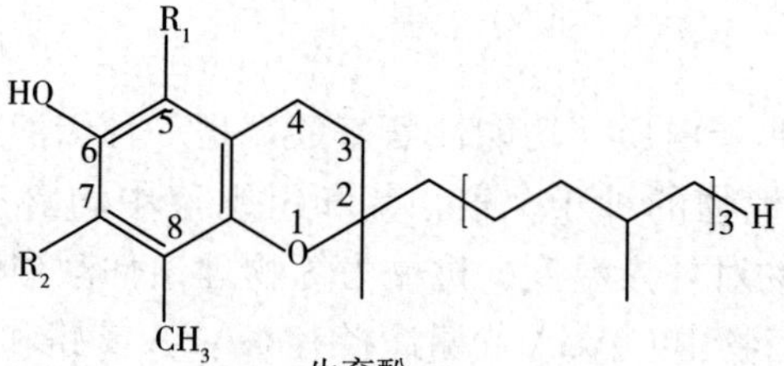

图 4-2　生育酚和生育三烯酚的分子结构

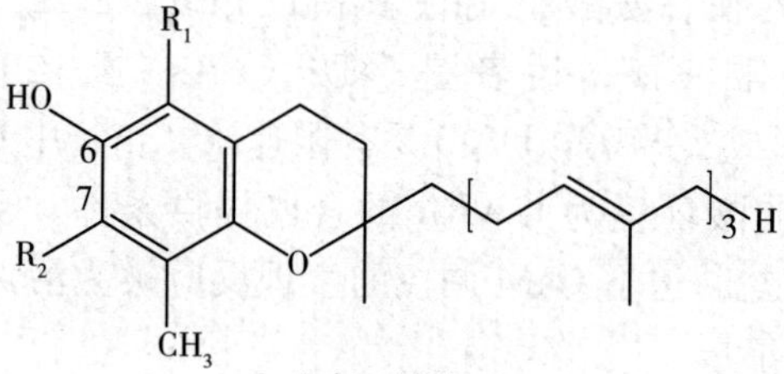

Soon-Nam Ko 等报道，除精粉外，其他大麦磨粉组分中均含有全部 8 种母育酚的异构体，且其在不同磨粉组分中的分布较其他谷类均匀。Jaroslav 等报道，大麦颖果中生育三烯酚的含量明显高于绿色植株部分。Jon Falk 等的研究发现，胚芽中母育酚的含量占大麦籽粒总母育酚含量的 13%，果皮中母育酚的含量占 50%，胚乳中母育酚的含量占 37%。生育三烯酚的含量占大麦颖果总母育酚的 85%，80% 的生育酚分布于胚芽，20% 的生育酚分布于果皮，生育三烯酚则平均分布于果皮和胚乳中。张玉红等发现，大麦油中含有母育酚，其成分也包括 8 种异构体。大麦全麦籽粒的母育酚中，含量最多的是 α-生育酚和 α-生育三烯酚，分别占各自总量的 65.4% 和 70.7%。制啤酒后大麦原料的母育酚中含量最多的是 γ-生育酚和 α-生育三烯酚，分别占各自总量的 51.2% 和 68.9%。

七、甜菜碱

甜菜碱（GB）是一种无毒无害的细胞相容性物质，存在于大麦等植物体内，作为细胞的渗透调节剂，能稳定生物大分子的结构与功能等。有研究表明，在正常条件下，野生大麦甘氨酸甜菜碱叶中的甜菜碱含量为根中的 6 倍。盐胁迫处理下，甜菜碱在叶中含量增加 8 倍。连续三周低温（5℃）处理的冬大麦，可使甘氨酸甜菜碱含量增加 5 倍，而春大麦甜菜碱含量仅增加 2 倍。晚熟大麦比早熟大麦能积累更多的甜菜碱，但春化时间的差异与大麦甜菜碱的积累没有一定的相关性。

八、多肽

近年来还有相关研究表明，大麦中含有活性肽 lunasin，luansin 最早由日本的研究人员从大豆中分离鉴定出来的，是一种活性多肽，全长 43 个氨基酸，分子质量为 4.4 ku。后来 Jeong 等人从大麦中鉴定了 lunasin 的存在，并且对 9 个大麦栽培种的 lunasin 含量进行测定，其最高含量为 99.0μg/g，最低含量为 12.7μg/g。

九、植酸

植酸（6-肌醇磷酸）是植物体中磷的主要贮藏形式，而磷是动植物生长发育必需的营养素之一，它不仅是骨骼组织的必需成分，而且对机体其他代谢功能的正常发挥也起重要作用。谷物籽实中胚乳、糊粉层富含植酸。与其他谷物相比，大麦中植酸含量低于小麦和燕麦，但高于黑麦。对一些大麦品种中磷的水平进行测定，尽管测定的样品中总磷水平相似，但植酸含量有显著性差异，其含量为 0.55%～1.38%。

第四节　大麦生理活性

大麦的医药与保健功能作用在古代就受到重视。《本草纲目》记载，大麦"主消渴除热毒，益气调中。滋补虚劳，使血脉强壮，对肤色有益，充实五脏，消化谷食，止泄，不动风气。"

一、降低胆固醇

大麦降低胆固醇的功用在人体脂类代谢实验中已被证实。由于小麦作为烘烤食品的常用谷物，且其可溶性纤维的比例与大麦不同，因此常用作对照组。Newman 等在临床试验中比较了大麦或小麦制作的多种烘烤食品和谷类食物对血浆胆固醇水平的影响。14 位健康的志愿者日常吃含大麦或者小麦的三种食物，连续四周；与未吃前的水平比较，吃小麦食物的受试者总胆固醇和低密度脂蛋白胆固醇含量显著增加；吃大麦食物的受试者胆固醇水平显著降低。该研究组此后以 22 位高胆固醇者为研究对象，比较了大麦或燕麦粉做成的松饼、大饼、碎杂谷物和蛋糕对胆固醇的影响。与基础水平相比，血清总胆固醇和低密度脂蛋白（LDL）胆固醇含量明显降低，大麦和燕麦结果相似，因此，大麦降低胆固醇的作用与燕麦等效。将大麦和小麦分别制成烘焙食品进行食用结果比较，发现大麦在四周或更短时间内就可降低血清胆固醇。因此，大麦可作为其他谷物的代用品。据报道，在临床实验中，将大麦麸加入面包、饼干等食品中，大麦食品平均 LDL -胆固醇比同样的小麦食品低 7％。

1986 年 Qureshi 等人经研究后把大麦可以降低胆固醇的作用归因于大麦中含有的 α-生育三烯酚，这是生育三烯酚降低胆固醇的最早报道，引起了人们的关注。研究表明，α-生育三烯酚可以有效地抑制 HMG-COA 还原酶的活性，HMG-COA 还原酶是体内胆固醇合成的限速酶，抑制了它的活性也就抑制了胆固醇的合成。

据报道，用大麦油饲喂雌性小猪，可明显降低其血清胆固醇和 HMG-CoA 还原酶的活性。对胆固醇含量较低的小鸡分别饲喂大麦油、玉米油和人造黄油，10d 后，小鸡的血清胆固醇含量分别为：饲喂大麦油的为 172mg/d；饲喂玉米油的为 227mg/d；饲喂人造黄油的为 262mg/d。经实验证实，大麦油也同样可降低人类的胆固醇。

二、降血糖

Yokoyama 等人供 5 位先经断食的成人食用以 β-葡聚糖强化的大麦粉加工成含 7.7％ β-葡聚糖的意大利面，发现可以显著降低餐后血糖的升高和胰岛素反应。Bourdon 等发现富含大麦 β-葡聚糖的饮食可降低机体对糖吸收速度，这是由于血浆中胰岛素浓度降低所致。

从大麦粉中提取分离蛋白质，并获得水解多肽，发现大麦蛋白水解多肽与多酚化合物均具有抗氧化性，且能预防高血压和糖尿病的发生。

三、降血脂

强小林首次报道了志愿者服用 β-葡聚糖生理功效的试验结果，明确了试服 β-葡聚糖胶囊，绝大多数受试者血脂下降、排便、减肥效果明显，其中，杭州的偏高血脂者连续服用 β-葡聚糖胶囊 3 个月后，其血清胆固醇总量下降 25％，甘油三酯含量下降 13.8％。

四、抑制癌细胞生成

Ohgidani 等人利用大麦酿酒蒸馏后的残余液（PSDR）制得的干粉（主要成分为大麦多酚）进行了一系列的抗肿瘤活性研究，发现 PSDR 能够抑制脂肪肝形成，预防肿瘤发生，诱导肿瘤细胞凋亡，并具有免疫调节的功能，能够延长荷瘤肿瘤小鼠的存活时间。

大麦 β-葡聚糖对致癌物 B(a)P 诱导的基因毒性损伤有保护作用，它可以降低 DNA 损害率，保护人类细胞，减少周围环境中化学物质的损害，因此可以作为有效的化学防癌剂。

Patchen 等在小鼠中使用 β-葡聚糖作为造血刺激剂/辐射保护剂，发现宿主抵抗感染的能力得到提升。在放射后很短的时间内，β-葡聚糖可以通过造血恢复以外的机制来调节放射保护作用。大麦中β-葡聚糖是食用纤维的组成部分，食用纤维对人体最主要的一个功能是预防结肠癌。医学上对其功效的解释是食用纤维减少了肠道黏膜和致癌物质的接触，从而使肠内物质快速通过内脏，从而达到清肠的作用。

一系列研究证明，生育三烯酚不仅能够抑制老鼠肿瘤细胞的生长，还可以抑制人体乳腺癌细胞 MCF-7、MDN-MB-231 的生长，γ-生育三烯酚、δ-生育三烯酚的抑制效果最好。Guthrie 等的研究显示，大麦生育三烯酚能有效抑制 MCF-7、MDN-MB-231 癌细胞的生长和增殖，其抑制能力高于α-生育酚，并且当生育三烯酚与二苯氧胺（一种广泛用于治疗癌症的药物）合用时能显著增强抑制效果。

大麦、燕麦等属中均含有大麦芽碱。有研究表明，甜菜碱可能会降低肿瘤组织的坏死程度，限制瘤细胞经由丙酮酸还原为乳酸的能力，限制瘤细胞经由糖酵解获得能量的能力，迫使肿瘤细胞经三羧酸循环有氧氧化获取能量，或因能量供应不足而使瘤细胞的生长受阻，甚至死亡。

五、抗氧化

多酚类化合物在大麦中的含量较高，达到 1 500mg/kg，多酚类物质的抗氧化功能也可防止啤酒被氧化产生沉淀，且能和多肽一起使啤酒形成泡沫。大麦中的 3-黄烷醇、羟基苯丙烯衍生物、黄酮醇等多酚类化合物有较强的抗氧化作用。研究表明，无论在体内还是体外，酚类化合物都具有很强的抗氧化性能，能有效清除自由基、切断自由基反应链和清除重金属，因此富含酚类化合物的大麦已成为天然抗氧化剂（具抗自由基和抗恶性肿瘤增殖的潜能）的膳食来源之一。

大麦中的黄酮类化合物含量丰富，具有清除自由基、抗衰老等作用。Kim的研究表明，有色大麦的 DPPH 自由基清除活性为 46.4%～86.3%。裸大麦的平均自由基清除活性（66.5%）高于皮大麦（63.5%）。各有色大麦的自由基清除活性没有显著差异。

履新对家兔红细胞抗氧化作用、大鼠肝微粒体脂质氧化抑制能力、低密度脂蛋白氧化抑制能力的实验分析表明，大麦麸皮原花青素对生物膜脂质有抗氧化的能力，对 DPPH 自由基具有清除的能力。

大麦中含有的生育酚，作为抗氧化剂，能保护不饱和脂肪酸，使其不被氧化为脂褐色素和自由基，保护细胞免受不饱和脂肪酸氧化所产生的有害物质的毒害，维护了细胞的完整结构；生育酚也是第一线的断链抗氧化剂，通过对其抗氧化机理的研究，发现生育酚的苯并喃环位于膜的极性表面，植物醇侧链在膜的非极性内部与不饱和磷脂层中。

六、改善记忆力

大麦含有丰富的葡萄糖，而葡萄糖有改变脑部功能的作用，特别是在改善记忆力方面，效果更为明显。因为葡萄糖可增加乙酰胆碱的制造，人们的记忆力出现衰退现象，通常都是因为乙酰胆碱分泌量不足。大麦之所以对大脑有益，是因为大麦属于糖类，它能提高人体血液中的葡萄糖含量。人们在食用大麦后数分钟内，记忆力就能获得明显的改善。这是减缓老年人记忆力衰退的食物疗法。大麦中的黄酮类化合物含量丰富，其中，麦黄酮有改善记忆力、减缓老年痴呆症的功能。

七、抗炎、增加免疫力

大麦中含有的 lunasin 可能有助于减少慢性炎症。有研究发现，lunasin 能够阻止或减少导致炎症的核转录因子 kappa-B 的活性，表明 lunasin 具有潜在的抗炎活性。大麦还能调节胃酸的分泌，促进保护胃黏膜的黏液蛋白形成，可抗溃疡病。

大麦中 β-葡聚糖含量高，研究表明，硫酸盐化的 β-葡聚糖有很强的抗凝剂活性。葡聚糖硫酸化主要是 C_2 或者 C_4 硫酸化。已证明硫酸化程度大于1.0、相对分子质量为 1 800～5 000 的葡聚糖最适合用作肝素替代物。β-葡聚糖具有抗血栓的效应，能降低出血的风险，有望成为抗凝剂。

大麦中 β-葡聚糖具有抗感染作用，表现在对细菌、病毒、真菌和原生动物病原体等的生长抑制。试验表明，β-葡聚糖可以减少微生物的数量，提高被感染生物的存活率。葡聚糖作为免疫的促进剂，已在饲养动物的食物中添加使用，并且在些临床试验中也开始应用，如对 HIV 患者的保护作用，保护手术后病人不被感染等。但是目前对其抗感染活性机制还不清楚。

八、创伤修复

β-葡聚糖可通过诱发纤维细胞中胶原蛋白的产生，增强创伤修复的能力，也可影响血压，帮助恢复由于局部缺血引起的损伤。Angeli 等人的研究表明，在中国仓鼠卵巢（CHO-K_1）细胞中，大麦 β-葡聚糖对甲磺酸甲酯诱导的损伤具有保护效应。

大麦中含有的尿囊素又名 5-脲基乙内酰尿，具有多种药用功能，具有促进细胞生长、加快伤口愈合、软化角质层蛋白等生理功能，是良好的皮肤创伤愈合剂，可以使皮肤或组织恢复本来面目，并可缓解和治疗皮肤干燥症、鳞屑性皮肤疾患。

九、对肠道有益

大麦中难消化的纤维成分，尤其是 β-葡聚糖和抗性淀粉，从消化道进入大肠。这些物质在微生物的作用下发酵，形成短链脂肪酸，特别是丁酸和丙酸。这些短链脂肪酸在大肠中的益处是促进肠黏膜健康及为肠道上皮细胞提供能量。Dongowski 等研究了高直链淀粉含量大麦和 PW 大麦的作用，并与一种高抗性淀粉——商业玉米淀粉进行比较，以不含大麦的食物为对照。与对照组比较，所有用大麦喂养的老鼠生长得更好，且肠质量更高。

十、其他

大麦籽粒富含膳食纤维、维生素 B_1、维生素 B_2 和烟酸，是淀粉、蛋白质、钙、铁和磷的重要来源，常用于病后体虚、慢性胃炎、消化不良、感染等病症的辅助治疗。

古今中外医学界公认大麦芽具有助消化、防治女性乳房胀痛和乳腺增生症等药理作用。大麦芽富含生物碱，可用于缓解支气管炎和支气管哮喘。用麦芽的幼根医治急慢性肝炎患者，可使其增强食欲，改善肝区不适、低热等症状，降低升高的转氨酶。

第五节　大麦食品加工

大麦作为食用谷类作物已有几千年的历史，大麦食品加工不断地发展。早在古罗马时期，大麦面包就被广泛食用，并有"强壮食物"之称。在现代食物中，虽然大麦已不是最主要的人类直接食用的粮食作物，在发达国家很少使用大麦作为人类食物，但是近年来，随着人们的健康意识不断提高，人们不断地寻找更多的具有保健功效成分因子的食物，大麦也是重点研究对象之一，现在大麦食物及其功能食品在世界，特别是亚洲、非洲、拉丁美洲地区的需求越来越大，同时对大麦食品加工的标准要求也越来越高，在世界许多国家和地区，大麦食品日渐盛行。

一、面制品

人类利用大麦粉做面制品的历史可以追溯到人类有文字记载之前，随着改良小麦粉的出现，大麦粉逐渐失去了作为面制品主要原料的地位。大麦面制品种类较多，研究较多的主要有面条、面饼、面包和馒头等。研究表明，以大麦代替 10%～30% 的小麦粉制备的方便面条，测定面类制品品质，大麦粉添加量 20% 以下时，方便面条的感官品质可被接受，并且大麦粉添加量为 10% 时，方便面条无论是色泽、风味，还是口感，均为最优。大麦面制品有大麦意大利面、大麦黄豆煎饼等。

（一）大麦意大利面

意大利面条食物形式多种多样，近年来越来越流行。现在，开发新的意大利面条食物的注意力已投向利用全小麦粉或全大麦粉。Dexter 等比较了不同直链淀粉含量的大麦加入意大利面生面团的效果，结果发现，用 20％的大麦粉，效果最好。Cleary 和 Brennan 的研究进一步提高了意大利面的品质，他们在小麦粉中添加高葡聚糖含量的大麦组分，而不是添加大麦粉。结果表明，这种高纤维组分的使用对于开发有益健康且其他感官特性均能接受的食品，具有重要作用。

（二）大麦黄豆煎饼

大麦黄豆煎饼具有柔韧、酥香的特性。

工艺流程：

大麦仁、黄豆除杂→清洗→磨粉→混合→打发→调成稀糊→加在热铁鏊子上→摊薄→成品

二、烘焙食品

（一）大麦面包

大麦面包中大麦籽粒蛋白质含量较高，营养全面，但用酵母发酵做面包时，大麦粉的效果没有小麦粉理想，因为大麦中缺乏面筋，并且可溶性纤维的持水性较高，所以用大麦粉和小麦粉混合制作面包，可增加产品风味，提高面包营养价值。

工艺流程：

大麦粉、小麦粉原辅料处理→面团调制→面团酵母发酵→分块搓圆→中间发酵→整形→醒发→烘烤→冷却→包装→成品

（二）大麦蛋糕

工艺流程：

鸡蛋液、白砂糖、膨松剂、香兰素等混合→打发→加大麦粉→调糊→入模→烘烤→脱模冷却→成品

（三）大麦烘焙饼干

1. 大麦饼干　工艺流程：

原辅料预处理→面团调制→辊轧→成形→烘烤→冷却→包装→成品

2. 奥克尼大麦薄饼　这种薄饼源于苏格兰的奥克尼岛，在那里，一类名为 bere 的大麦已有多个世纪的食用历史了。奥克尼的餐厅会定期做大麦薄饼，水力驱动的大麦磨将大麦磨成全麦餐。配料：1 杯普通面粉、1 杯 bere 粉（或全粒大麦粉）、1 茶匙小苏打、1/4 茶匙盐、1/4 茶匙塔塔粉、脱脂牛

奶（约 3/4 杯）。

制作方法：把面粉、塔塔粉、脱脂牛奶、盐放在碗中，加入小苏打，使面团软化，然后碾成 1/2 英寸*厚的面片，再将其切成圆片，放在热的浅底锅中烘烤至两面均呈微棕色。热吃最好，可和黄油和果酱一起食用。

三、膨化食品

（一）大麦膨化粉

大麦膨化粉属糊粉类食品，按其配料与工艺，可分为纯麦型、混合型、保健型和代乳型等几种。①纯麦型：是以大麦为主料，掺和 15％的蔗糖或按蔗糖和甜味倍数计算，选用甜味剂代替 10％的蔗糖，制成的低糖型食品。常用作早餐冲调食品或用作其他食品的半成品原料。②混合型：以大麦米和其他谷物、豆类、芝麻等混合物料为原料，再配其他调味料。产品用途与纯麦产品相同。③保健型：在纯麦型或混合型的基础上，添加具有保健作用的茯苓、山药、米仁、百合等食药兼用的物料以及人体必需的维生素、矿物质、氨基酸或其他营养强化剂。其产品常用作营养保健食品或功能性食品。④代乳型：在纯麦型或混型的基础上，添加婴幼儿生长发育所必需的营养成分和维生素、矿物质或其他营养强化剂。其产品被用作婴幼儿冲调食品，或被用作加工婴幼儿食品的半成品。

工艺流程：

主料（大麦或大麦粉，或加其他谷物的米或粉）→搅拌和混合→进机膨化→膨化颗粒→粉碎→膨化粉→配料→混匀筛粉→干燥灭菌→无菌冷却→计量包装→抽样检验→成品

（二）大麦营养保健粉

大麦营养保健粉营养素全面，比例搭配适当，易于人体消化吸收利用。成品呈浅黄色或乳黄色，颗粒均匀细腻，无粉块，风味独特，麦香浓郁，甜爽适口，细腻，用开水冲泡后，易糊化。大麦营养保健粉含丰富的膳食纤维，有利于人体排便，从而排除过多的胆固醇、有毒物质，对于动脉粥样硬化、糖尿病、高血压、消化道癌等均具有一定的预防疗效作用。

工艺流程：

大麦粉、大豆粉→搅拌混合→挤压膨化→粉碎→干燥→主料→混匀（加入红砂糖粉、熟豆油、维生素 C 粉及鱼肝油适量）→筛粉→检验→包装→成品

（三）大麦膨化小食品

膨化技术在食品加工中得到推广后，更丰富了小食品的种类。膨化小食品

---

* 英寸为非法定计量单位，1 英寸＝0.025 4m。

是指挤压机生产的直接膨化的产品。其设备单一，制作技术规范，制作过程简单、便捷，产品花色多样、外形巧妙，配方注重营养和消化吸收，口味清淡、爽脆，一改制作传统小食品高糖、重油习俗。

工艺流程：

原料→混合→调理→挤压膨化→切割→烘焙→调味→冷却→计量→包装→成品

四、饮料制品

以谷物为原料加工成饮料，符合人们对快捷、方便营养食品的要求，将是继"碳酸饮料→矿泉水→茶饮料→果汁饮料"之后中国饮料市场的一个新亮点。

大麦中的主要功能成分葡聚糖属于可溶性的膳食纤维，在液态食品的加工中能保证产品中的功效成分最大限度地保留，适合开发膳食纤维类保健饮料。

（一）大麦茶

大麦茶又称麦茶饮料，是中国、日本、韩国等国民间广泛流传的一种传统清凉饮料。把大麦炒至焦黄，碾成麦渣就制成了大麦茶，茶汤呈黑褐色，闻之有一股浓浓的麦香，类似咖啡的清香。加工用的大麦要求籽粒完整，焙炒后的大麦，保持了大麦的营养价值，再经过沸煮而得大麦茶，冷饮具有防暑降温之功效，热饮可以助消化、解油腻、养胃、暖胃、健胃、减肥。

工艺流程：

大麦→清洗去杂→配料→焙炒→包装→成品

（二）大麦咖啡

大麦籽粒中含有较高的酚酸类物质，可以作为咖啡代用品，因此人们开展了大麦咖啡的研制。余华以大麦、大豆、薏米等为原料，开展了仿咖啡风味产品的研究，试图得到营养丰富、易消化、成本低、口感与真咖啡相近的产品，适合于不能饮用咖啡的成年人与儿童饮用。大麦咖啡的加工工艺根据类型不同有异，通常有水煮型和浓缩型。

1. 水煮型 水煮型工艺简单，加工得当，其色、香、味与天然咖啡相近，且大麦咖啡的价格比天然咖啡便宜，因此是一种有开发价值的新型饮料。科研人员在研究过程中发现，为了更好地体现大麦的原味和营养，可以提高大麦的比例，并添加具有咖啡风味的植物中药原料。制作时，将大麦烘焙 $1\sim1.5h$，把破碎的大豆烘焙约 $1h$，再把两者混合研成细粉，将此细粉与菊苣和无花果细粉混合，之后加入咖啡型香剂，使大麦咖啡饮料有天然咖啡饮料的香味。大麦咖啡的饮用方法与普通咖啡的饮用方法一样，先用少量的水将大麦咖啡粉调糊，再加入大量的水煮沸即可。

工艺流程：

大麦原料→去杂清洗预处理→大豆烘焙→粉碎→与菊苣粉混合→添加食用香精→包装→成品

2. 浓缩型 工艺流程：

原料→去杂清洗预处理→烘焙→粉碎→混匀→浸提→过滤→滤液（滤渣→二次浸提→滤液）→合并→精滤→浓缩→干燥→成品

五、发酵食品

(一) 大麦发酵饮料

1. 大麦茶发酵清凉饮料 这种饮料是以大麦、裸麦的浸出液加糖、蜂蜜、调味料制成的。

工艺流程：

炒麦→浸渍→过滤→液化→糖化→调配→灭菌→发酵→装瓶→杀菌

2. 黑大麦乳酸菌饮料 这种饮料含有大麦的清香，营养丰富，风味独特。

工艺流程：

α-淀粉酶、水
↓
黑大麦→精选→磨碎→液化→糖化→过滤→杀菌→接种 →发酵→灌装→澄清→杀菌→冷却→成品
↑
糖化酶

(二) 大麦酒类

1. 大麦啤酒 啤酒素有"液体面包"的美誉，以大麦为原料酿造的啤酒清香爽口，酒味醇香，适量饮用有益健康，是夏日人们喜爱的饮品。用大麦作原料酿造啤酒投入较少，成本相对低，出酒率多，风味佳，内含物丰富，营养价值高，深受国内外消费者的喜爱。此外，用大麦可制得啤酒酵母，也可酿制曲酒和其他酒类。

大麦啤酒是以大麦为主要原料，经发芽、糖化、发酵酿造成的发酵酒。它含有3%～5%的酒精，又含有二氧化碳，适于做清凉饮料。啤酒营养丰富，是蛋白质、氨基酸、脂肪、糖类、维生素等营养的综合体，有爽口、舒适的口味，是一种深受人们欢迎的世界性饮料。原料配方为大麦、水、大米或玉米。

工艺流程：

辅料→粉碎→大米、玉米糊化 酒花
↓
大麦→发芽→粉碎→糖化→过滤→麦汁煮沸→酒花分离→麦汁沉淀及冷却
↓
成品←杀菌←灌装←过滤←后发酵←前发酵
↑
酵母

2. 伏特加　伏特加是俄罗斯的国酒，据说出自沙皇彼得大帝时代。12 世纪，俄国酿制出一种以大麦酿制的啤酒和蜂蜜酒混合蒸馏而成的"生命之水"，可以认为它是现今的伏特加酒的原型。它的历史悠久，大约从 14 世纪开始成为俄罗斯传统饮用的蒸馏酒，是北欧寒冷国家十分流行的烈性饮料。现今世界上有许多国家（如美国、波兰、丹麦、日本、中国等）都能生产伏特加酒，但以俄罗斯生产的伏特加酒质量最好。

伏特加酒最初以大麦为原料，以后逐渐也改用以含淀粉的马铃薯、玉米、小麦、甜菜等为原料。现今全世界都主要用谷物（大麦、燕麦、小麦等）为原料。伏特加是以大麦、小麦、裸大麦或马铃薯为原料，再加上麦芽酿造，蒸馏后做成的酒。通过重复蒸馏、精心过滤的方法，除去酒精中所含的毒素和其他异物，从而制成的一种纯净、高酒精浓度的饮料。

工艺流程：

麦芽→放入大麦、青稞等谷类或马铃薯→加入热水→加压煮烂→加入微生物糖化发酵→蒸馏→重复蒸馏（通常三重蒸馏）→酒精度数为 70%～90% vol (V/V)→桦木炭过滤→加水稀释→过滤→酒精度数 40%～50% vol (V/V)→装瓶→产品

3. 威士忌　威士忌是一种由大麦等谷物酿制，在橡木桶中陈酿多年后，调配成 43% vol (V/V) 左右的烈性蒸馏酒。威士忌的酿制是将上等的大麦浸于水中，使其发芽，再用木炭烟将其烘干，经发酵、蒸馏、陈酿而成。贮存过程最少 3 年，也有多至 15 年以上的。在早期，传统的威士忌大多是用大麦麦芽为主要原料酿造的，后来才使用玉米、燕麦等其他谷类，以及用掺杂法来酿制威士忌。目前，威士忌因原料不同和酿制方法的不同，可分为麦芽威士忌、谷物威士忌、五谷威士忌、稞麦威士忌和混合威士忌五大类。最著名且最具代表性的威士忌是苏格兰威士忌、爱尔兰威士忌、美国威士忌和加拿大威士忌四大类。

工艺流程：

优良大麦→筛选→浸泡→发芽→干燥→磨碎→加入微生物酵母→发酵→蒸馏→橡木桶/雪莉桶/波本桶→漫长陈酿→混调→装瓶→产品

（三）大麦醪糟

大麦醪糟制法：大麦仁淘洗干净，浸泡 4h，上锅蒸熟；把蒸煮的麦仁放入陶罐中，待凉后，加入酒曲搅拌，再把大麦仁稍按压一下，中间按出一个小坑，盖好，冬季铺盖棉被；将盛放大麦仁的陶罐放在暖和的地方 1～2d，即成醪糟。吃时加入白砂糖、桂花，其味芬芳，有酒香，炎热的夏季食用，尤为适宜。

（四）大麦醋

我国传统大麦醋制法：大麦蒸一斗，炒一斗，摊冷，加入麦曲末 400g，

拌匀放入罐内，烧滚开水 20kg，晾冷，倒入，用薄纱布覆盖罐口，置向阳处日晒，21d 成醋。现代大麦醋的制作是利用酶制剂，将大麦经粉碎、蒸煮、糖化，然后添加酵母进行酒精发酵，再在醋酸菌的作用下进行醋酸发酵而酿成醋。

工艺流程：

大麦→粉碎→蒸煮→糖化→酒精发酵→醋酸发酵→贮存→过滤→成品

　　　　　　　　　↑

　　　　淀粉酶　糖化酶、β-葡聚糖酶

六、粥食品

大麦的主要食用方法是煮粥、熬汤，大麦粥食品有大麦速食粥、莲子大麦粥、麦仁鸡肉粥、麦片奶粥、四色粥、大麦豆粉糊、麦芽回乳粥、大麦面片、大麦菜饭、大麦米粥、红枣大麦小米粥、麦仁豇豆汤、大麦豆粉糊、大麦粥、大麦马铃薯粥、红枣大麦粥、糯米大麦粥、牛肉大麦粥、鸡肉麦仁粥等。

（一）大麦速食粥

以大麦为主要原料，配以双歧杆菌菌粉等辅料，经挤压膨化工艺加工而成的粥称为大麦速食粥。该粥充分保留了大麦的营养保健价值，改善了大麦的不良口味，食用方便，为消费者提供了一种很好的速食食品。

工艺流程：

　　　　　　　　　　　双歧杆菌菌粉

　　　　　　　　　　　　　↓

原料→粉碎→调整→挤压膨化→烘干→粉碎→调配→包装→成品

（二）大麦营养米粥

由于大麦性甘咸，微寒，有益气健脾、和胃调中、止渴除烦之功效。经常食用大麦制品，可补虚弱、养五脏、壮血脉、化谷消食。红枣麦米粥，红、白、黄三色相间，香润适口；莲子大麦粥，入口滑润，香甜；豇豆麦仁汤，入口润滑。选用市售大麦米、小米、红小枣、莲子、豇豆、白砂糖、红砂糖、淀粉，用煮锅、蒸锅或砂锅小火熬制成粥。

工艺流程：

大麦→淘净→浸泡→熬至开花→多种谷物或豆类→加白砂糖→成品

（三）大麦马铃薯粥

大麦马铃薯粥健脾益肾，宽中消积。适用于慢性胃炎、消化性溃疡、溃疡性结肠炎、习惯性便秘、疲劳综合征、腮腺炎、慢性关节炎等病症。做法：将马铃薯去皮，洗净，切小丁；大麦仁去杂，洗净；炒锅上火，放油烧热，下葱花煸香，加入适量水，放入大麦仁烧至沸，加入马铃薯丁煮成粥，加精盐调味即成。

七、麦片食品

大麦片以保存期长、食用方便等优点深受国内外人们的喜爱。

工艺流程：

大麦→清理→脱壳→碾皮→蒸煮→压片→烘干→冷却→成品

八、其他大麦食品

（一）大麦糖浆

以大麦为原料，在酶的作用下，将大麦淀粉糖化分解为较小的糊精、低聚糖、麦芽糖和葡萄糖等低分子糖类，该糖料中含有一定量的可溶性氮和 α-氨基氮。由于其固形物大部分是以麦芽糖为主的糖类，故称之为大麦糖浆。大麦糖浆在食品加工中的应用非常广泛。

工艺流程：

大麦→清洗→浸泡→粉碎→调浆→糊化→糖化→后处理→大麦糖浆

（二）大麦米

大麦米可用珠形大麦米、糙大麦米或原料大麦加工而成。德国生产的珠形大麦米有大小不同的品种，主要用于做汤、加入调料制成膨化食品和速食早餐食品。在日本和朝鲜，大麦米常与大米混在一起食用，用作大米的代用品，可显著改善蒸煮后大米的黏稠度。

工艺流程：

大麦籽粒→清理→调节水分→漂白→脱壳→谷壳分离→碾米→风选→分级→大麦米

（三）大麦 β-葡聚糖

原料：青稞皮（或大麦）、糖化酶、无水乙醇、胰液、硫酸铵、丙酮。

工艺流程：

原料→粉碎→去脂→去淀粉→去蛋白质→灭酶→去纤维素→浓缩→除杂→分离纯化→干燥→成品

第六节　大麦综合利用

大麦是世界上最古老的作物之一，在世界谷类作物的生产、消费和贸易中，大麦都占有比较重要的地位。目前，全国各地栽培大麦有两大类：一种是有稃大麦，不宜制粉食用，多用于酿制啤酒，或作饲料；另一种为无稃大麦，也称裸大麦（青稞），一般用于制粉、制作糌粑、酿酒，可以直接煮食，也能入药。大麦芽具有众多医疗保健功效，已被国家卫生健康委员会列入 111 种"既是药品又是食品"的药食同源名单。大麦是用途非常广泛的谷类作物，除了用于食品加工，还用于饲用、啤酒酿造、医药等领域，尤其是在啤酒工业、畜牧业和产业结构调整中起着重要作用。

一、饲料加工

大麦籽粒的营养丰富，但其总能量低于"饲料之王"玉米，常作为优质饲料的主要原料。大麦秸秆的营养价值比一般谷物秸秆要高，长期喂养家畜可提高乳脂含量，增加酮体硬脂肪的含量，提高乳汁及肉的品质。麦芽的可溶性营养物质较多，可补充青饲料不足；麸皮的营养与籽粒相近，可作为优质粗饲料喂养家畜。大麦为优质饲料的重要原料，但其 β-葡聚糖含量较高，这一成分对于单胃畜禽而言是一种抗营养因子，限制了大麦在饲料工业中营养价值的发挥。

大麦籽粒的粗蛋白和可消化纤维含量均高于玉米，其维生素和矿物质元素的含量也比玉米高，是牛、猪等家畜、家禽的好饲料。欧洲、北美的发达国家和澳大利亚，都把大麦作为牲畜的主要饲料。我国南方用大麦喂猪，在育肥期增加饲料中大麦的比例，可使猪肉脂肪硬度大，熔点高，瘦肉多，肉质好。大麦还可以作为青贮饲料，在灌浆期收割切段青贮，是奶牛的好饲料。

二、医用

美国营养学家指出："由于大麦富含高膳食纤维，在膳食中长期加入一定量的大麦，可以减少糖尿病的发病率，预防胆结石和动脉硬化，降低胆固醇，保护肠道和心血管，防治肥胖，特别是对绝经后的中年妇女更为有效"。大麦还可防治儿童哮喘，其籽粒中所含的木糖醇具有一定的抗癌效果。

三、保健

目前大麦 β-葡聚糖的保健食品主要为胶囊、片剂、粉剂和咀嚼片等，如"青稞降脂胶囊"等；大麦 β-葡聚糖也可作为食品、药品等生产的添加剂等。

四、其他

大麦富含酚类化合物，Ohgidani 等发现大麦酿酒蒸馏后的残余液（PSDR）可以抑制 B16 细胞黑素原的生成，而 PSDR 的抗黑素原效应和 PSDR 中多酚类物质含量的关联性非常好，表明大麦 PSDR 有可能是皮肤美白的新原料。

第七节 大 麦 芽

大麦芽为中医临床上常用的一味消食药，是由成熟大麦果实经发芽干燥而得。用水浸泡麦粒，保持适宜温度、湿度，待 3～6d 幼芽长至约 0.5cm 时，进行干燥即得生麦芽。《中国药典》载：麦芽甘平行气消食，健脾，开胃，退乳消胀，用于食积不消，脾虚食步，乳汁郁积，乳房胀痛，妇女断乳，生麦芽健脾和胃通乳。

一、大麦芽营养成分

大麦种子的水分含量较低时，生理活动很弱，其所含成分较为稳定。经过浸泡的大麦，其水分含量迅速上升，细胞代谢活动加速，产生植物激素，并激活一些水解酶，种子的新陈代谢逐渐旺盛，不仅导致功效成分及其含量发生变化，籽粒基本营养成分的含量也发生显著变化。麦类麦芽中含有黄酮类化合物、麦芽酚、麦角类化合物、β-葡聚糖、尿囊素、淀粉酶（amylase）、α-生育三烯酚、过氧化异构酶等，另外还含有大麦芽碱、大麦芽胍碱、腺嘌呤、胆碱、蛋白质、氨基酸、维生素 B、维生素 D、维生素 E、细胞色素等。

（一）蛋白质和氨基酸

发芽过程中，大麦中的总蛋白质含量基本保持不变，但球蛋白、谷蛋白和醇溶蛋白含量下降，清蛋白含量增加；部分高分子贮藏类蛋白分解为肽和氨基酸，作为营养物质进入胚中，部分蛋白质用于合成新的根芽和叶芽细胞。白盼等发现，发芽前后大麦的总蛋白质含量基本保持不变，但是不同蛋白组分的占比发生了较大变化。刘宝祥等研究发现，大麦发芽过程中，蛋白质以降解为主，水溶蛋白质含量呈增加趋势。在大麦发芽过程中，热稳定蛋白含量呈减少趋势。Perrocheau 等研究发现，大麦中热稳定蛋白大多是富含二硫键的蛋白，且参与植物对生物入侵者的防御。大麦在发芽过程中，部分蛋白质因为受到蛋白酶的分解作用，形成低分子肽类和氨基酸，并在萌发过程中合成新的蛋白质；与未发芽的大麦相比，发芽大麦的总氨基酸含量显著增加。研究发现，急性缺氧后，麦芽中的蛋白质含量降低，氨基酸含量增加，其中，丙氨酸含量增加了 2 倍。

张端莉等报道，与未发芽大麦相比，发芽第 2 天蛋白质含量显著下降，降幅 15.4%，随后第 3～6 天变化不明显。而发芽大麦的总氨基酸比未发芽大麦显著增加，其中缬氨酸、苯丙氨酸、色氨酸、甲硫氨酸、亮氨酸、异亮氨酸和赖氨酸 7 种必需氨基酸分别增长了 20%、16%、11%、32%、12%、12.3% 和 17.9%。董海洲研究报道了大麦发芽后的氨基酸含量变化。结果显示，大麦在发芽96h后与发芽前比较，在测定的18种氨基酸中，含量上升的有11种，分别为天门冬氨酸、甘氨酸、丙氨酸、胱氨酸、缬氨酸、异亮氨酸、亮氨酸、酪氨酸、赖氨酸、色氨酸和组氨酸；含量下降的有5种，分别为苏氨酸、丝氨酸、甲硫氨酸、精氨酸和脯氨酸；含量变化不显著的有2种，分别为谷氨酸和苯丙氨酸。

（二）酶

干燥大麦籽粒中的酶含量很少，且大多以无活性的酶原存在；发芽后，一些水解酶、蛋白酶、淀粉酶、纤维素酶等的活性被激活，从而引起大麦种子的成分发生变化。Kyistian等利用质谱鉴定大麦发芽过程中 α-淀粉酶的变化，发现 α-淀粉酶主要集中在大麦芽的胚乳中，糊粉层中较少存在，胚芽中没有检测到 α-淀粉酶；在发芽期间，α-淀粉酶丰度和片段数都有所增加。大麦在低温（16.5℃）下发芽，α-淀粉酶的活性较高。大麦籽粒中含有活化的 β-淀粉酶和未活化的 β-淀粉酶，发芽期间，在蛋白酶的作用下，未活化的 β-淀粉酶得以活化，蛋白酶活力的增长先于 β-淀粉酶。

（三）脂质

大麦发芽过程中产生的脂类物质含量达干重的 45mg/g，其中主要成分为亚油酸（含量为 50%～60%）。在制麦过程中，可以观察到脂类的大量减少，在脂类降解过程中，产生的游离脂肪酸通过自然氧化和酶促氧化得到高活性的氢过氧化物。这些氢过氧化物能够酶解生成羰基化合物（包括反-2-壬烯醛）。

（四）糖类

淀粉含量在发芽第1天至第3天下降趋势较大，随后的3d降幅比较平缓，至第6天含量下降了 18.9%；同时，在发芽第1、2、3天其还原性糖含量增加极显著，分别平均增长了 55.76%、142.8%、364%，从第4天开始增长趋于稳定，到第6天增长了 516%。大麦发芽过程中可溶性膳食纤维（SDF）明显增加，在第2～3天和第4～5天增加显著；总膳食纤维（TDF）的含量在第1～4天显著性降低，第5、6天有增加趋势，不可溶性膳食纤维（IDF）含量在第4、5和6天显著性降低。

（五）维生素

发芽对维生素 B_2 也有较大影响，从发芽第1天起维生素 B_2 迅速增加，第1、2天增长最快，到第6天 B_2 的含量相当于未发芽大麦的 17.8 倍；但维生素 B_1 的含量变化较小。彭大惠等研究了大麦及青稞在发芽过程中胡萝卜素及核黄素含量的变化。结果表明，大麦及青稞籽粒发芽后，其芽中胡萝卜素和核黄素含量均有显著的增长。通过比较，未经发芽的大麦和青稞籽粒中的胡萝卜素含量极低，但发芽后在大麦芽长度为（8.4±1.2）mm 时，1kg 大麦籽粒可产生 93mg 胡萝卜素。青稞芽长度在（8.8±1.0）mm 时，1kg 青稞籽粒可产生

73mg 胡萝卜素。未经发芽时，1kg 大麦和 1kg 青稞籽粒中分别含核黄素 1.10mg 和 1.25mg；发芽后，1kg 大麦和 1kg 青稞籽粒的芽中分别含核黄素 8.74mg 和 6.84mg，分别为原有含量的 7.95 倍和 5.47 倍。

二、大麦芽活性成分变化

(一) 酚类物质

Franks 等研究发现，酚类物质含量在大麦不同生长时期变化较大；麦芽中的多酚含量及其对应的抗氧化活性显著高于大麦籽粒。多酚含量的变化被认为主要来自酚类化合物的改性或释放，但也有报道认为，多酚类物质含量的增加可能是来自新抗氧化剂的形成。

(二) 黄酮

发芽大麦的总黄酮含量高于未发芽大麦。发芽大麦中，二棱大麦的总黄酮含量高于多棱大麦；裸大麦的总黄酮含量高于皮大麦。大麦发芽前总黄酮含量明显高于发芽 1~9d 的平均含量，总黄酮含量的最大平均值是最小平均值的 1.8 倍。

(三) β-葡聚糖

研究发现，大麦中的 β-葡聚糖含量在发芽过程中是下降的，其中第 1、2 天下降最快。这是因为大麦本身的 β-葡聚糖酶活性很低，但在发芽过程中会显著提高；大麦发芽时，受到胚上皮层细胞分泌的赤霉酸的刺激，胚乳糊粉层细胞逐步合成 β-葡聚糖酶，导致 β-葡聚糖的水解。麦芽中 β-葡聚糖含量更多取决于麦芽 β-葡聚糖酶的活性，而不是大麦中 β-葡聚糖的最初含量；麦芽中 β-葡聚糖含量与糖化力、黏度等麦芽质量参数显著相关，而干燥籽粒中 β-葡聚糖含量和这些质量参数关系相对较弱。

(四) GABA

大麦籽粒发芽后 GABA 含量上升，并且其发芽后 GABA 含量（25.7~89.4mg/100g）要高于水稻发芽籽粒（6.1~16.6mg/100g）。

有研究表明，大麦籽粒发芽前的 GAGB 含量（45.84mg/100g）明显低于发芽期间（1~9d）的平均含量（52.54mg/100g），可由发芽前的 10~12mg/100g 提升至发芽后的 257~894mg/100g；发芽后 GAGB 累积最大均值是发芽期最小均值的 2.1 倍。也有研究表明，大麦籽粒发芽 48h 时 GAGB 含量显著增加，随后则下降。Kihar 等研究发现，GABA 从大麦种子开始吸水时便迅速增加；曾亚文等却发现，大麦发芽初期 GABA 的含量有所降低，随后快速增加；二者均发现，大麦发芽后 GABA 的平均含量显著高于发芽前。

(五) 母育酚

维生素 E 的水解产物为生育酚，是存在于大麦和麦芽中的单酚化合物，可以消除自由基，其抗氧化活性主要基于生育酚-生育酚醌氧化还原系统。大麦的发芽过程中，籽粒母育酚及其组成的含量显著降低；与大麦籽粒相比，大麦芽中的维生素 E 含量增加了 38％，主要来自发芽过程中维生素 E 的合成。

（六）生物碱

生物碱是一类含氮的碱性有机化合物，有显著的生物活性，是中草药重要的有效成分之一。曾亚文等研究发现，发芽前后（0～9d）大麦籽粒的生物碱含量变幅较大，发芽前的生物碱含量高于发芽 1～2d 的含量，但明显低于发芽 3～9d 的含量及发芽 1～9d 的平均含量。

三、大麦芽食品加工

（一）啤酒酿造

啤酒是一种以大麦芽为主要原料，添加啤酒花，用啤酒酵母进行发酵而生产的一种低酒精度饮料。啤酒的生产主要包括麦芽制造、麦汁制备、啤酒发酵、啤酒包装与成品啤酒等环节。啤酒糟作为啤酒的副产品，具有很高的利用价值。啤酒糟主要由麦芽的皮壳、叶芽、不溶性蛋白质、半纤维素、脂肪、灰分及少量未分解的淀粉和未洗出的可溶性浸出物组成，富含蛋白质和膳食纤维，可代替米糠用于鱼饲料的生产，与仅饲喂米糠的鱼相比，用含有米糠和30％ 啤酒糟的饲料喂养鱼，其体重显著增加。大麦芽啤酒有果味啤酒和可乐啤酒等。

可乐啤酒属于可乐型啤酒，是由低度麦芽汁经酵母发酵后，添加焦磷酸、蔗糖、焦糖等制成的。焦磷酸为酸味剂，蔗糖为甜味剂，焦糖为着色剂。可乐啤酒不仅保持了啤酒的特点，还具有明显的可乐风味。

可乐啤酒工艺流程：

大麦芽、大米→粉碎→制麦芽汁（加酒花）→麦芽汁→冷却→前发酵（加酵母）→后发酵→混合（加焦磷酸、蔗糖、焦糖）→静置→过滤→灌装→灭菌→成品

（二）饮料

1. 发酵饮料　麦芽经糖化制得的麦芽汁中，除了含丰富的糖类、氨基酸和核酸等物质外，还含有丰富的人体所需的微量元素，被广泛用于开发除啤酒以外的其他麦芽汁发酵饮料。

（1）肖连东等利用全麦芽汁进行乳酸菌发酵，在 41℃下，采用 5％接种量发酵 36h；并通过 4℃、12h 后熟和蔗糖调配生产出酸甜适口、香气浓郁、风味独特且富含多种氨基酸、维生素等营养成分的澄清乳酸饮料。

工艺流程：

大麦芽→粉碎→糖化→抽滤→接种发酵→后熟→过滤→调配→杀菌→均质→成品

Zannini 等在研究乳酸菌发酵麦芽汁的过程中，发现在麦芽汁发酵过程中添加蔗糖，食窦魏斯氏菌能够产生胞外多糖和低聚糖，具有很好的营养价值。

（2）李丽等用葡萄酒酵母制作了红枣麦芽汁发酵饮料，不仅色泽呈透亮的枣红色，组织均匀细腻，而且具有麦芽和红枣的复合香味。庄仲荫等则开创性地以啤酒麦芽汁制造技术为基础，研发了啤酒风味麦芽汁饮料，该饮料具有啤酒风味，但不含酒精，营养丰富，风格清新，口感独特，适合于司机、医生、女性、老人等不宜饮酒的人群饮用，是啤酒的理想替代产品。

（3）目前复合麦芽汁发酵饮料的研究较多，如岳春等采用大麦芽为原料，加入豆浆，以藏灵菇菌作发酵剂，发酵生产出了麦芽汁藏灵菇菌发酵饮料，具有借鉴意义。张新华等以花卉汁和麦芽汁为原料，研究了麦芽最佳糖化条件以及花卉浸提液与麦芽汁的最佳配比，为花卉麦芽汁饮料的开发提供了参考依据。还有白灵菇麦芽汁乳酸菌发酵饮料、草莓麦芽汁复合发酵饮料，产品各具特色。

天然麦芽汁饮料是采用麦芽汁作为原料生产的饮料，它含有多种营养成分、人体必需的 18 种氨基酸、多种微量元素和维生素，不仅具有清凉、解渴的作用，而且还具有补肾养肝、美容养颜、促进消化、调节人体微循环等作用，一年四季皆可饮用。

蜂王浆生姜麦芽汁由麦芽、糯米、果肉等混合发酵成的物质制成，有很好的口感，香气宜人，且有很好的保健功效，配合神曲、木香、枳实、陈皮、厚朴等提取物，有一定的行气消食、健脾开胃的功效，适合脾胃不好的人饮用。

氨基酸麦露汁是一种以大麦芽和大米为主要原料，经过发酵而成的富含营养的发酵饮料。

氨基酸麦露汁的工艺流程：

大麦芽→粉碎→浸酶→蛋白分离→麦芽醪

大米→粉碎→大米粉→糊化和液化→煮沸→混合→糖化→麦芽汁过滤→洗糟煮沸→冷却沉淀→发酵→过滤→瓶装→灭菌→成品

2. 大麦若叶茶　李伟开发了一种大麦若叶茶的制备方法。其工艺流程包括精选原料、清洗、脱水、超微粉碎、杀菌及封装。该大麦若叶茶的制备方法科学合理，工艺简单，制出的大麦若叶茶味道可口，内含 70 多种矿物质、各种维生素、植物黄酮、可溶性膳食纤维及天然叶绿素，营养丰富，而且易于贮运，洁净卫生，方便饮用，适合中国人的饮食习惯，适用于居家旅行，馈赠亲友。

（三）麦片制品

陈海华等利用大麦芽粉和面粉研制了大麦芽营养原麦片，并对加工工艺进行了研究。董海洲等以大麦芽粉为主要生产原料，添加活力钙，制作的活力钙大麦芽片营养丰富，氨基酸含量种类齐全，色、香、味俱佳，并具有一定的消积散瘀、提神健胃和增强人体活力等保健功能。

1. 大麦胚芽营养原麦片　大麦胚芽中维生素 B_1 的含量比小麦多，对幼儿、老人、维生素 B_1 缺乏者有很好的活性功效，可以提神醒脑、消除大脑疲劳。大麦胚芽营养丰富，由其制成的大麦胚芽原麦片，营养价值高，食用方便，符合现代人的饮食习惯。

工艺流程：

原辅料→混合→搅拌→胶体磨细磨→滚筒式压片机→制片→冷却→粉碎造粒→原麦片

2. 大麦麦芽活力钙营养麦片　在大麦麦芽营养麦片的研制中，人们还关注添加其他的一些营养物质、矿质元素等，期望研发出更好的产品。董海洲等以大麦麦芽粉为主要生产原料，增加活性钙，尝试研制活性钙大麦营养麦片。该产品营养丰富，利用大麦麦芽中的氨基酸和其他功效成分，生产出的产品增钙效果明显，具有补钙的食疗功效，对弥补人体钙素不足和维持人体血钙平衡有一定的作用。

工艺流程：

大麦→初清→精选→浸麦（水温 20～25℃，时间 30～35h）→发芽（温度 20～25℃）→麦芽（芽长为粒长的 2/5～3/5）→干燥、除根（水分含量为 2%～5%）→干麦芽→磨粉→麦芽粉（加辅料、温水、活性钙）→混合（增香剂、调味剂）→搅拌→细磨→入辊式挤压机，高温、高压→压片→成品

（四）其他

1. 制备大麦胚芽浸提酶液　大麦胚芽富含淀粉酶、麦芽糖、葡萄糖、蛋白分解酶等，可以利用大麦胚芽制备浸提酶液。

工艺流程：

大麦胚芽→破碎→浸泡→第一次提取→固液分离→一次提取渣（提取液Ⅰ）→第二次提取→固液分离（提取液Ⅱ）→二次提取渣→第三次提取→固液分离→三次提取渣（提取液Ⅲ）

2. 大麦麦绿素　大麦麦绿素是大麦麦苗汁的提取浓缩物，自 20 世纪 70 年代以来，在日本等国家就作为一种新兴的营养食品、纯天然的健康食品，越来越受到消费者的喜爱。不同企业有不同的麦绿素加工生产工艺，但总体工艺流程基本一致。

工艺流程：

大麦嫩叶杀菌→前处理（清洗、沥干）→破壁打浆→离子低温护绿→浸提→榨汁过滤→提取液→浓缩→常温干燥→麦绿素

3. 大麦麦苗粉　大麦麦苗粉不但含有较高的蛋白质、18 种氨基酸、多种蛋白分解酶、多种维生素（如维生素 A、维生素 B₁₂、维生素 C）、叶酸，还含有大量的矿物质（如钙、铁、镁和磷等）。

工艺流程：

鲜麦苗→洗净→切碎→榨汁→过滤→滤液浓缩→喷雾干燥→麦苗粉 1

滤渣烘干→超微粉碎→过筛→麦苗粉 2

（麦苗渣粉）

4. 麦芽糖　麦芽糖是大麦萌发时，其淀粉酶将贮藏的淀粉分解所得的双糖，是甜食品中的主要糖制原料。虽然麦芽糖的制作多用小麦、糯米等多种谷物原料，但大麦是生产麦芽糖的最好原料之一。

工艺流程：

大麦→去杂→清洗→浸泡发芽→芽长 3～4cm→芽切碎→待用

糯米或其他含淀粉的谷物→洗净→蒸煮→晾凉（40～50℃）→加切碎的麦芽→搅拌均匀→发酵 3～5h→过滤→汁液（麦芽糖汁）→浓缩→冷却→保存→用时加热→拉搅→银白色麦芽糖

参 考 文 献

毕静，2017. β-葡聚糖酶酶学性质的研究及在大麦醋中的应用 [J]. 中国调味品，42 (6)：54 - 56，60.

曹连莆，齐军仓，2012. 大麦生理生化生态及遗传育种栽培研究应用 [M]. 北京：经济管理出版社.

曾洁，杨继国，2011. 五谷杂粮食品加工 [M]. 北京：化学工业出版社.

曾亚文，杨涛，普晓英，等，2012. 大麦籽粒中 γ-氨基丁酸、总黄酮和生物碱含量在发芽过程中的变化 [J]. 麦类作物学报，32 (1)：135 - 139.

杜连启，朱枫妹，2009. 小杂粮食品加工技术 [M]. 北京：金盾出版社.

贾小玲，孙致陆，李先德，2017. 中国大麦生产布局及其比较优势探析 [J]. 农业展望，13 (10)：40 - 46.

李先德，孙致陆，张京，2015. 2014 年世界和中国大麦生产与贸易形势及 2015 年展望 [J]. 农业展望，11 (2)：43 - 47.

林汝法，柴岩，廖琴，等，2002. 中国小杂粮 [M]. 北京：中国农业科学技术出版社.

刘宝祥，朴永哲，翟明昌，等，2013. 大麦发芽过程中蛋白质组的变化研究 [J]. 食品工业科技，34 (11)：108 - 111.

阮少兰，郑学玲，2011. 杂粮加工工艺学 [M]. 北京：中国轻工业出版社.

吴跃，2015. 杂粮特性与综合加工利用 [M]. 北京：科学出版社.

薛劲贤，张月，薛薪，2013. 麦类食品加工技术 ［M］. 北京：化学工业出版社.

张端莉，桂余，方国珊，等，2014. 大麦在发芽过程中营养物质的变化及其营养评价 ［J］. 食品科学，35（1）：229－233.

张国平，邬飞波，2012. 大麦生产、改良与利用 ［M］. 杭州：浙江大学出版社.

张玉红，柴玉琼，陈建澍，等，2015. 大麦多酚的提取工艺及功能研究进展 ［J］. 大麦与谷类科学（1）：1－7.

中华人民共和国卫生部药典委员会，1995. 中国药典 ［M］. 广州：广东科技出版社.

朱睦元，张京，2015. 大麦（青稞）营养分析及其食品加工 ［M］. 杭州：浙江大学出版社.

Li W，Xiao X，Zhang W，et al. ，2014. Compositional，morphological，structural and physicochemical properties of starches from seven naked barley cultivars grown in China ［J］. Food Research International，58（4）：7－14.

Yang L，Christensen D A，Mckinnon J J，et al. ，2013. Effect of altered carbohydrate traits in hulless barley（*Hordeum vulgare* L.）on nutrient profiles and availability and nitrogen to energy synchronization ［J］. Journal of Cereal Science，58（1）：182－190.

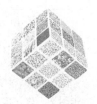

第五章　青　稞

青稞（*Hordeum vulgare* Linn var. *nudum* Hook. f.）属禾本科植物，因其在收获时内外颖与颖果分离，籽粒外露而得名，故又称裸大麦、元麦、米大麦，是大麦的一种特殊类型。青稞是藏区农牧民对生长栽培在青藏高原地区的裸大麦的一种习俗叫法，它是当地最主要的粮食作物，在青藏高原的农业生产、经济发展和社会稳定中起着重要作用。

第一节　青稞概述

青稞在农业生产中占有重要地位，是青藏高原地区主要的粮食、饲料和酿造作物，西藏地区青稞产量占全区粮食作物总产量的83.96%。

一、生物学特性及分类

（一）生物学特性

青稞的根系属须根系，由种子根和次生根组成。初生根数目多少与种子大小和种子活力密切相关。种子大而饱满，生命力强，其初生根数目较多，长出的幼苗也健壮。反之，籽粒瘦小，千粒重小而不饱满的种子，其产生的初生根数目少，幼苗瘦弱。在良好的土壤条件下，秋播青稞越冬时种子根入土深度可达60~70cm，到生育后期，有的品种种子根可深达200cm左右。幼苗开始分蘖以后，在分蘖节部位产生次生根，次生根比种子根稍粗，入土较浅，90%左右的次生根集中分布于10~30cm耕作层。

青稞茎直立，空心。有若干节和节间组成，地上部分有4~8个节间，一般品种有5个节间，矮秆品种一般有3个节间，茎基部的节间短，越往上则节间越长。成熟前期的青稞茎秆是直立的圆柱体，茎的表面光滑，呈绿色，成熟后期变黄色，也有少数品种茎秆带紫色。茎节维管束密集，彼此交错，形成横隔，实心。茎下部的节间和上部节间大部分被叶鞘包围。

青稞的叶厚而宽，叶色较淡，冬性品种和一些具有丰产性能的品种叶色较浓绿。叶着生在茎节上，每一完全的茎秆一般具有4~8片叶，最上面的一叶称为旗叶，青稞的叶依其形态与功能分为完全叶、不完全叶和变态叶3种。

青稞的花序为穗状花序，筒形，小穗着生在扁平的呈Z字形的穗轴上。穗轴通常由 15～20 个节片相连组成，每个节片弯曲处的隆起部分并列着生 3 个小穗，成三联小穗。每个小穗基部外面有 2 片护颖，是重要的分类性状。青稞的护颖细而长，不同品种的护颖宽度、绒毛和锯齿都是不同的，大多数变种的护颖狭窄，护颖退化为刺状物。每个小穗仅有 1 朵无柄小花，每个小穗也具有小穗轴，连接在每一穗轴节片的顶端处，已退化成为刺状物，并着生绒毛，称为基刺。基刺的长短和绒毛的多少、疏密，是品种分类上的重要依据。

在植物学上，青稞的种子为颖果，籽粒是裸粒，与颖壳完全分离。籽粒长 6～9mm，宽 2～3mm，形状有纺锤形、椭圆形、菱形、锥形等，青稞籽粒比皮大麦表面更光滑，颜色多种多样，有黄色、白色、褐色、紫色、蓝色和黑色等。胚乳中淀粉含量多，面筋成分少，籽粒含淀粉 45%～70%，含蛋白质 8%～14%。

（二）分类

青稞按其棱数来分，可分为二棱裸大麦、四棱裸大麦和六棱裸大麦。我国主要以四棱裸大麦和六棱裸大麦为主，西藏主要栽培六棱裸大麦，而青海主要以四棱裸大麦为主。不同棱的裸大麦其性质也略有不同。例如西藏裸大麦蛋白质含量平均值为 9.3%，赖氨酸平均含量为 0.36%，淀粉平均含量为 55.97%；青海裸大麦蛋白质含量平均值为 13.08%，赖氨酸平均含量为 0.469%，淀粉平均含量为 51.15%。

青稞按其颜色来分，又分为白青稞、花青稞、黑青稞、紫青稞等。据分析，青稞的营养成分并不低于小麦，尤其是皮色较深的黑青稞、瓦兰青稞，它们的蛋白质含量高达 13.4%，脂肪含量为 2.1%，糖类含量为 71.1%。

青稞按用途可分为食用青稞、工业用青稞和饲用青稞；按直链淀粉的含量，可分为普通青稞和糯性青稞；按播种季节，可分为春性青稞和冬性青稞。

二、青稞起源历史

青稞距今已有 4 000 多年的种植历史，目前对于青稞的起源历史主要有两种看法：一种认为青稞是西藏本土的野生大麦，即由六棱野生大麦驯化而来；另一种则认为青稞是起源于西亚新月沃地的大麦，在 3 500～4 500 年前通过巴基斯坦北部、印度和尼泊尔进入西藏南部。

大麦是二倍体植物，只有 7 对染色体，经过漫长的历史演变和人工驯化在世界范围内产生了许多栽培变种。我国现种植的青稞变种主要有两种，一种是青稞（又称裸麦）；另一种是藏青稞（又称三倍大麦）。

三、青稞地理分布及产量

青稞是一种很重要的高原谷类作物，其耐寒性强，生长期短，高产早熟，适应性广。青稞是特别耐寒的作物，是青藏高原一年一熟的高寒农业区的主要粮食作物。在海拔 4 500m 以上的局部高海拔高寒地带，在广袤的草原深处，青稞是唯一可以正常成熟的作物，是谷地、湖盆种植的重要粮食作物。青稞是一种适应性较强的农作物，对寒冷和贫瘠适应性强。一般 3～5 月播种，7～9 月收割，所以在栽培史上称青稞为春性裸大麦。一般生产期为 100～130d，苗期能经受 −10℃ 左右的低温。花期在 9℃ 时不致受害。乳熟期仍能抵御 −1℃ 的低温。在最暖月平均温度接近 10℃，日平均温度高于 5℃ 的延续日数仅 120d 的高寒地区，青稞仍能正常生长发育，成为青藏高原上一年一熟高寒河谷种植的标志性作物。

（一）青稞分布

青稞在我国分布广泛，西起东经 75° 的新疆维吾尔自治区塔什库尔塔吉克自治县，东到东经 134° 的黑龙江抚远市，北至北纬 52° 黑龙江大兴安岭以北地区，南至北纬 19° 的海南省，都有青稞种植。在我国主要分布在青海、甘肃、新疆、四川、西藏等地。在四川省的甘孜、阿坝两个藏族自治州，青稞主要分布在 2 500～3 400m 的河谷及高原地区。其垂直分布能达海拔 4 500m 的高寒农区，在海拔 4 750m 的地区也有种植，甚至在气温较低、年平均气温 −0.3℃ 的西藏自治区亚东县帕里山区也种有青稞。这种特殊的分布，反映了青稞的高海拔地区的农业特点。青藏高原青稞生长要求 ≥10℃ 积温 1 300～1 400℃，其低限为 ≥10℃ 积温 900～100℃，除了低温，青稞还可生长在较高的气温条件下，在年平均气温 20℃ 以上，≥10℃ 积温 8 000℃ 以上的广东、广西、福建等省份也有青稞种植。另外，在年降水量仅 12.6mm 的新疆吐鲁番盆地和年降水量 1 691mm 的湖南省安化县也有青稞种植。

（二）青稞产量

青稞具有适应多种生态条件的特性和能力，但其适生区和主产区是青藏高原。青藏高原是青稞最大的主产区之一。当地人心脑血管病、糖尿病、心脏病的发病率普遍较低，青藏高原百岁老人所占比例高于内陆地区，这与青稞的保健作用也是密不可分的。据报道，2014 年我国青稞收获面积 35.1 万 hm^2，较 2013 年增加 0.57 万 hm^2，总产量 120.35 万 t，较 2013 年增加 9.85 万 t；平均单产 3.42t/hm^2，较 2013 年增加 0.21t/hm^2。截至 2014 年底，中国收集并保存大麦种质资源 22 867 份，包括皮大麦 14 357 份，青稞 8 510 份。

第二节 青稞营养特性

青稞有着"三高""两低"的特点，即高蛋白、高纤维素、高维生素，低脂肪、低糖的特点。每 100g 青稞的能量为 6 244.92kJ，人体必需的 8 种氨基酸含量均高于水稻、小麦、玉米，可溶性纤维和总纤维含量均高于其他谷类作物。青稞籽粒微量元素钙、磷、铁、铜、锌、锰、硒的含量都高于玉米。

一、蛋白质

美国农业部（USDA）报道，青稞籽粒中的蛋白质含量为 11.5% ～ 14.2%，粗蛋白含量平均为 11.37%，变化幅度为 7.68%～17.52%。青稞中所含蛋白质高于大麦中蛋白质，与小麦相比，青稞蛋白中的谷蛋白和清蛋白含量比例较高，而醇溶蛋白和球蛋白含量最低。青稞蛋白质溶解性、乳化性和乳化稳定性较小麦蛋白质的好，但其起泡性和泡沫稳定性稍差于小麦蛋白质。蛋白质成分分析表明，青稞中麦谷蛋白含量高于小麦，而麦醇溶蛋白含量较少，使得青稞粉表现出面筋蛋白含量较少的性质，不能形成面筋网络结构，因而不能制成面条等成品。李涛通过提取青稞蛋白，进一步测得青稞蛋白质中游离巯基的含量仅为 10.12μmol/g 左右，二硫键的含量也只有 19.15μmol/g 左右，均小于小麦面筋蛋白中的值。

青稞籽粒中氨基酸的种类和含量见表 5-1，其中人体必需的氨基酸种类较为齐全，配比合理，是一种优质的植物蛋白质资源，也是制备抗氧化肽的一种优质原料，青稞中的氨基酸含量比小麦高。通过青稞蛋白质中的必需氨基酸与 WHO/FAO 推荐值的比较可知，青稞蛋白质的第一限制性氨基酸仍是赖氨酸，第二限制性氨基酸是异亮氨酸，第三限制性氨基酸是苏氨酸。赖氨酸作为谷物主要限制性氨基酸，其在青稞中的含量为 0.36g/100g，赖氨酸占清蛋白和球蛋白的 5%～7%，占谷蛋白的 3%，占醇溶蛋白的 1% 以下。

表 5-1 青稞籽粒中氨基酸的种类和含量

单位：g/100g

种类	含量	种类	含量	种类	含量
天门冬氨酸	0.58	缬氨酸	0.39	谷氨酸	1.60
胱氨酸	0.066	酪氨酸	0.14	组氨酸	0.32
亮氨酸	0.45	赖氨酸	0.36	精氨酸	0.41
色氨酸	0.034	丝氨酸	0.43	甘氨酸	0.37
苏氨酸	0.36	甘氨酸	0.37	甲硫氨酸	0.096
苯丙氨酸	0.31	异亮氨酸	0.35	脯氨酸	0.78

二、糖类

（一）淀粉

青稞籽粒中的淀粉含量为 45%～75%，与大多数的谷物淀粉含量相似。

依据直链淀粉在总淀粉中的比例不同，可将青稞淀粉分为 3 类：蜡质青稞淀粉（＜2％）、普通青稞淀粉（约 25％）、高直链青稞淀粉（约 40％）。青稞普遍含有 74％～78％的支链淀粉，西藏自治区农牧科学院培育的新品种青稞-25，支链淀粉比例达到或接近 100％。支链淀粉含大量凝胶黏液，加热后呈弱碱性，对胃酸过多有抑制作用。

臧靖巍等人发现，青稞淀粉大部分为圆形，可分为大颗粒和小颗粒两种淀粉，即 A 淀粉和 B 淀粉。张天学经系统研究发现，青稞淀粉颗粒呈扁平卵圆形，表面较为光滑，A 淀粉平均粒径为 20.12μm，占总数的 92％，B 淀粉平均粒径为 3.02μm，占总数的 8％；青稞淀粉结晶为球晶体系，结晶度为 25.3％，直链淀粉含量为 23.07％，其相对平均分子质量为 8.796×10^7，分布在 4×10^7 以上范围；青稞淀粉糊化温度为 67℃，糊的凝胶性和凝沉性较高，属于非牛顿假塑性流体，具有剪切稀化特征；青稞淀粉中快消化淀粉含量为 96.19％，慢消化淀粉含量为 1.54％，抗消化淀粉含量为 2.27％。

将青稞淀粉与市售荞麦淀粉、小麦淀粉进行淀粉糊化特性比较，发现青稞淀粉凝胶黏着性较强，硬度适中，表现出较好的冷藏稳定性和较差的冻融稳定性。青稞淀粉具有较好的持水能力和质构特性，可作为乳化剂和增稠剂在保湿乳霜中应用。Li W 等研究了以 7 种不同青稞制备出的淀粉为材料，分析其淀粉组成、颗粒特性、结构和物理化学属性，在 50～80℃范围内，青稞籽粒淀粉的溶解度、膨胀度与温度呈正相关；峰值黏度和衰减值与直链淀粉呈负相关。

（二）膳食纤维

经检测，青稞种皮中富含膳食纤维素，青稞籽粒的膳食纤维的含量为 30％～42％，而青稞不溶性膳食纤维占总膳食纤维含量的 60％之多，彩色青稞品种（品系）膳食纤维含量比白色青稞品种高 3.66％。青稞的膳食纤维含量高于高粱、大黄米和紫米，青稞是很好的膳食纤维来源。

青稞的总疗效纤维含量为 16.05％，其中不可溶性疗效纤维含量为 9.68％，可溶性疗效纤维含量为 6.37％，前者是小麦的 8 倍，后者是小麦的 15 倍。Xue 等认为，皮大麦的纤维素含量为 4.1％～4.8％，裸大麦纤维素含量为 2.0％～2.9％。木质素、硅和阿拉伯糖与壳中的纤维素微纤维紧密结合，对胚和胚乳结构起支撑作用。

三、脂类

青稞粗脂肪含量平均为 2.13％，比玉米和燕麦低。耿薇对青稞中的脂肪酸进行甲酯化，所得脂肪酸甲酯用 GC-MS 进行成分分析，所测得脂肪酸以不饱和脂肪酸为主，青稞籽粒中不饱和脂肪酸含量为 60.18％。

青稞由于栽培品种、环境、生长条件、测定方法的不同，其脂肪酸含量有较大差异。龚凌霄报道了青稞麸皮正己烷提取物中检测出了11种脂肪酸，其中主要的脂肪酸为油酸、棕榈酸、亚油酸、α-亚麻酸，它们占总脂肪酸的比例为96.5%。油酸、亚油酸为主要的不饱和脂肪酸，含量分别为17.05%和54.58%；α-亚麻酸所占比例少，为6.04%；棕榈酸为青稞籽粒中主要的饱和脂肪酸，含量为18.65%，以上的几种脂肪酸被证实对α-葡萄糖苷酶具有混合型抑制活性。不饱和脂肪酸除具有降脂、降低血清胆固醇外，还有降血糖作用。

四、维生素

青稞富含B族维生素、维生素C、维生素E等，是补充B族维生素的极好来源。青稞中的维生素含量远远高于葡萄等水果。每100g青稞面粉中含维生素 B_1（硫胺素）0.32mg、维生素 B_2（核黄素）0.21mg、尼克酸3.6mg、维生素E 0.25mg。夏向东对青藏高原的6种青稞进行维生素E分析，发现生育三烯酚占维生素E总量的70%～80%，母育酚占维生素E总量的20%～30%。

五、矿物质

青稞中的主要矿物质为钾、镁、锌、钠、钙、铜、磷、锰、硒等12种矿物质（表5-2）。青稞所含的微量元素钙、磷、铁、铜、锌、锰、硒的含量均高于玉米，其中，铁的含量高于小麦、水稻和玉米。在青海玉树藏族自治州囊谦县，囊谦黑青稞所含的5种矿物质元素钾、锌、镁、铁、磷以及氨基酸和B族维生素的含量均显著高于北青3号白青稞，钾与钠的比值是白青稞的1.73倍。

表5-2 青稞籽粒中矿质元素及其含量

名称	含量（mg/kg）	名称	含量（mg/kg）	名称	含量（mg/kg）	名称	含量（mg/kg）
Cu	3.99	Fe	3.10	Mg	1 078.65	Fe	54.58
Zn	18.67	K	5 025.50	Se	0.028	Ca	503.15
Mn	20.96	Na	109.91	Cr	1.23	P	3 032.75

第三节 青稞生物活性成分

一、多酚类化合物

青稞含有大量多酚类化合物，其含量高达1 200～1 500mg/kg，包括苯甲酸类、肉桂酸类、原花青素类黄烷醇以及氨基酚等。多酚类化合物在谷物中多以游离形式和结合形式被发现，大部分是不溶性的结合形式，如阿魏酸及其衍生物；结合形式可被酯化成细胞壁组分，如木质素、纤维素、阿拉伯木聚糖、多糖和半纤维素，而游离形式通常位于籽粒的外部。结合多酚多为酚酸类，青稞结合型多酚占总酚含量的比例为 56.84%，高于高粱和紫米；游离的酚类一般为原花青素类和类黄酮，青稞游离型多酚占总酚含量的比例为 43.16%。

研究发现青稞籽粒中含有多种酚类化合物，主要有阿魏酸、异阿魏酸、香草酸、香豆酸、丁香酸、羟基苯甲酸、二羟基苯甲酸、芥子酸、绿原酸、原儿茶酸、儿茶酸、异儿茶酸等。在青稞中，阿魏酸的含量最高，占总酚含量的 68% 左右。申迎宾研究通过 HPLC 和 UPLC-MS-MS 分析青稞中的酚酸含量，发现青稞中的阿魏酸平均含量为 19.14mg/g DW。p-香豆酸的含量为 14.59mg/g DW，表儿茶素的含量为 4.78mg/g DW。徐菲等通过 HPLC 分析青稞外层麸皮多酚组成及含量，检测到没食子酸、2,4-二羟基苯甲酸、丁香酸、阿魏酸等总共 16 种酚酸和黄酮类物质，总量达 325.104mg/100g。

二、黄酮类化合物

张文会等以乙醇为提取溶剂，获得青稞中总黄酮最高提取率可达 3.71%。Kim 等人研究了 127 株有色青稞的黄酮含量，得到平均总黄酮含量为 62.0～300.8mg/g。青稞中主要原花色素是前脑素 B_3（39～109μg CE/g）和原花青素 B_3（40～99μg CE/g）。含有原花青素 C_2 的三聚体原花色素含量范围为 53～151μg CE/g。Bellido 等研究发现紫色青稞中最普遍的花青素是矢车菊素 3-葡萄糖苷（214.8mg/g），其次是芍药素 3-葡萄糖苷和天竺葵素 3-葡萄糖苷，这 3 种花青素占青稞总花青素的 50%～70%。

三、β-葡聚糖

青稞中的 β-葡聚糖是一种线性非淀粉多糖。青稞中的 β-葡聚糖含量远远高于皮大麦、小麦和燕麦。一般说来，裸大麦的 β-葡聚糖含量高于皮大麦，这是由于裸大麦在收割过程中颖壳自动脱落，而颖壳的主要成分是不溶性膳食纤维，它不含 β-葡聚糖，因而使籽粒中 β-葡聚糖的含量相对增加。

青稞是世界上的麦类作物中 β-葡聚糖含量最高的作物，其含量是燕麦的两倍多，β-葡聚糖存在于青稞糊粉层和胚乳细胞壁中，青稞胚乳细胞壁中约含 75% 的 β-葡聚糖和 20% 的阿拉伯木聚糖，糊粉层细胞壁中含 26% 的 β-葡聚糖和 67% 的阿拉伯木聚糖，青稞 β-葡聚糖在高纯度时呈白色，无味，具有形成凝胶的特性，持水性较好，能明显提高化妆品体系的保湿能力。青藏高原青稞 β-葡聚糖含量在地理水平方向上，总体呈现出斑块状交错分布的格局，并形成了以青海贵德、同德，甘肃夏河为中心的青藏高原东北部和以西藏江孜、白朗、谢通门、日喀则、拉孜、康马、贡嘎、曲水为中心的青藏高原西南部等两个青稞β-葡聚糖含量高值区。

西藏自治区农牧科学院在对西藏 75 个青稞品种研究后发现，西藏青稞β-葡聚糖含量为 3.6%～8.62%，平均含量为 5.25%，在谷类作物中含量最高，是小麦中β-葡聚糖平均含量的 50 倍，是迄今为止测得谷类作物中最高的，远远高于皮大麦、小麦和燕麦。"藏青 25"的青稞新品种β-葡聚糖含量高达 8.62%，是目前世界上含β-葡聚糖最高的麦类作物。陈丽华等以 26 份青海省青稞地方品种为材料，用刚果红法测定了 26 份青稞的β-葡聚糖含量。青海省青稞地方品种的β-葡聚糖平均含量为 3.50%，含量最高品种为"红胶泥"（4.55%），含量最低品种为"莫多吉 1 号"（2.90%）。

四、γ-氨基丁酸

青稞中 GABA 含量为 (19.00±5.90)mg/100g。曹斌等人对我国 178 份青稞材料及国外 157 份青稞材料进行了 GABA 含量测定并进行了比较，发现藏青稞的 GABA 含量较高（高原藏青稞农家品种和育成品种平均值分别为 19.00mg/100g 和 18.18mg/100g），并且深色籽粒中的 GABA 含量显著高于浅色籽粒品种。

五、母育酚

夏向东等对 6 种西藏青稞品种进行分析后发现，生育三烯酚占其维生素 E 总量的 70%～80%，而生育酚仅占维生素 E 总量的 20%～30%。生育三烯酚侧链的 3、7、11 位有 3 个双键，构成类异戊二烯结构，研究认为其生理功能与此不饱和结构有关。

第四节　青稞生理活性

据《本草拾遗》记载：青稞，下气宽中、壮精益力、除湿发汗、止泻。青稞历来作为药食两用的作物来种植。藏医典籍《晶珠本草》更把青稞作为一种重要药物，用青稞治疗多种疾病，它被表述为治疗藏族人民日常疾病的神圣药材。

一、降低血清胆固醇

Shen 等人发现青稞多酚类化合物能够有效降低胆固醇含量、低密度脂蛋白（LDL）含量及动脉粥样硬化指数。Fadle 等研究表明富含可溶性β-葡聚糖的裸大麦可使鸡体内血清中总胆固醇含量（TC）降低 16%，低密度脂蛋白胆固醇（LDL-C）含量降低 30%；而向饲料中添加 β-葡聚糖酶，将 β-葡聚糖降解，再用经酶处理的饲料喂食鸡，结果发现大麦饲料降低胆固醇的功能消失，因此，人们认为大麦中的 β-葡聚糖是引起鸡体内胆固醇下降的重要因素。

二、降血糖

与小麦馒头相比，Ⅱ型糖尿病患者食用青稞馒头餐后 1.5～3h 内血糖显著下降，且整个血糖反应曲线下面积减小，说明同样重量的青稞食品具有降低餐后血糖的作用。因此，适当食用青稞食品，有降低血糖的作用。

青稞籽粒及其发酵食品中含有较高的 GABA，它能使脑部血液流畅，氧供应量增加，脑细胞代谢亢进，因此临床上将其作为脑血栓后遗症、脑动脉硬化症等造成的耳痛、耳鸣、记忆障碍等的改善药，它作用于延髓的血管运动中枢，使血压降低。

三、降血脂

陈东方等开展了青稞提取物对高脂血症人群降血脂功能研究，将 106 例高脂血症者按血脂水平随机分为受试组和对照组，受试组连续服用受试物 45d，服用前后测定血清中总胆固醇、甘油三酯和高密度脂蛋白胆固醇水平和安全性指标。结果试食后受试组总胆固醇水平明显下降，下降率为 10.64%；甘油三酯水平明显下降，下降率为 16.65%；高密度脂蛋白胆固醇水平升高 0.11mmol/L，与对照组比较差异无统计学意义；各项安全性指标试验前后均无明显改变。该研究表明青稞提取物对高脂血症人群具有辅助降血脂作用。由于 β-葡聚糖和水混合后具有黏性，食用后降低了胃、肠道吸收脂肪酸的速率，具有降血脂的作用。

申迎宾对青稞总多酚提取物中主要成分进行测定，主要为芦丁、阿魏酸、p-香豆酸和表儿茶素，其中"藏青 2000"总多酚提取物、阿魏酸和 p-香豆素对血脂有显著的调节作用。

四、抑制癌细胞生成

近年来还有相关研究表明青稞中含有活性肽 lunasin，研究发现活性肽 lunasin 能够抑制组蛋白乙酰转移酶活性并激活肿瘤抑制因子，因而具有抗癌的功效。近几年的研究也显示，lunasin 在阻断有丝分裂、抑制肿瘤生长等方面有显著效果。

青稞中含有多种有益于人体健康的无机元素钙、磷、铁、铜、锌和微量元素硒等矿物元素。硒是联合国卫生组织确定的人体必需微量元素，而且是该组织唯一认定的防癌抗癌元素。

多酚类化合物作为谷物中的主要抗氧化成分，被认为是全谷物发挥作用的主要物质基础。青稞中富含类黄酮、花青素等酚类物质，这些抗氧化物质，可能在抗癌、抗衰老等方面发挥重要功效。青稞的结合型多酚可以促进胃和小肠的消化，在人体肠道微生物发酵后可以释放一些植物化学成分到达结肠，降低结肠癌的患病概率。

五、抗氧化

青稞中 60％丙酮粗提取物具有很强的 ABTS 清除能力和总抗氧化能力，分别达到了 1.85mmol TEAC/100g DW 和 9.28mmol TEAC/100g DW。

青稞中的黄酮类化合物含量丰富，具有清除自由基、抗衰老等作用。赵桃等人研究青稞紫色素的抗氧化能力，发现花色苷类具有较强的清除羟自由基的能力，当色素浓度为 9.7mg/L 时，清除率为 50％。

朱勇研究了肚里黄、长黑青稞、藏青-25 和藏青-320 等 4 种青稞的酚类化合物组成及其抗氧化性。结果表明，青稞提取物在化学水平和细胞水平都能表现出抗氧化活性。青稞酚类化合物的种类、含量和抗氧化活性受青稞颜色、种植环境、基因类型等的影响。

六、增加免疫力

黄晓舞等研究了青稞多糖对辐射损伤小鼠免疫功能的影响，研究表明，预防性给予小鼠喂食青稞多糖后再进行 2 Gy γ 射线照射，与对照相比，可明显降低电离辐射对小鼠细胞免疫功能的损伤；可促进小鼠机体免疫细胞中放射敏感性较高的 T 细胞亚型的恢复；中、高剂量多糖可促进小鼠溶血素生成。研究人员认为青稞多糖对辐射损伤小鼠的免疫功能有一定的保护作用。

第五节 青稞食品加工

青稞食品食用历史悠久，其加工技术经历了长期的演变，传统的青稞食品以加工工艺简单的糌粑、甜醅等为主。近年来，随着青稞功能营养学和食品工业的发展，青稞的加工技术不断革新，产品研发取得了长足的进步，加工方式已经从过去的简单食品加工向包含高新技术的多元食品加工方向发展，食品类型多种多样。至今，已有大量食品种类研制成功，并逐渐向医疗保健领域发展。青稞及其加工产品不论是在物质文化领域还是精神文化领域，均形成了内涵丰富、极富民族特色的青稞文化。青稞食品已不断融入藏族人民以及其他民族、其他国家地区人们的生活。

一、面制品

青稞面制品有青稞饼、青稞点心榆婀（Yue）（烤爆的青稞）和杜鲁卜（Drubdrub）（由未成熟青稞麦穗以及去除芒和颖壳后的未成熟青稞种子加工而成）、青稞面、青稞挂面、青稞方便面、薏米青稞面等。我国藏族同胞将青稞籽粒炒熟后磨成青稞粉，制成糌粑。青稞饼是用青稞面调制烘烤而成的，其色泽金黄，香甜可口。江浙等地群众将青稞压成碎片，或磨成粉制作糕点。

（一）青稞馒头类

1. 青稞糌粑 亦称青稞炒面，是藏族人民最普遍食用的传统食品之一。它是将青稞麦炒熟、磨细。不过筛的炒面与我国北方的炒面有点相似，但北方的炒面是先磨粉后炒熟，而西藏的青稞糌粑却是先炒熟后磨成粉，不除皮。食用时，只需将磨制好的青稞糌粑加到奶茶中，再加入酥油、曲拉、糖，不断搅拌，直到能捏成团为止。青稞糌粑具有酥油的芳香，曲拉的酸脆，糖的甜润。青稞糌粑营养丰富，营养价值比稻米、玉米和小麦还要高，发热量大。青稞糌粑携带方便，充饥御寒，适于牧民生活。

工艺流程：

青稞原粮→清杂→去石→打麦→磁选去石→着水→熟化→冷却→去皮→磨粉→加酥油、曲拉、糖搅拌成团→包装→成品

2. 青稞馒头 青稞馒头是以不同比例的青稞粉代替传统的馒头配方，通过面团的制作、醒发、蒸制等工艺制成发酵食品。青稞馒头的蛋白质、β-葡聚糖和抗性淀粉（RS）含量都显著高于小麦馒头，其β-葡聚糖含量为2.33%～2.78%，高于小麦馒头含量的10倍，而极易消化淀粉（VRDS）含量、易消化淀粉（RDS）含量、血糖生成指数（GI）均显著低于小麦馒头。

研究表明，青稞馒头不仅具有独特的口感和香味，而且比小麦馒头具有更高的营养价值，食用青稞馒头餐后血糖指数上升慢，更利于人们血糖的控制。

3. 青稞年糕 青稞年糕是东亚人民过年的一种传统食品，早期用于大年夜祭神及供奉祖先，其后渐渐成为一种春节食品。一般用黏性大的糯米或粳米（米粉）制成。随着青稞的营养和功效越来越被人们认可，青稞食品越来越受到人们喜爱。

传统工艺流程：

青稞籽粒→去皮→粉碎→添加适量粳米/糯米粉→混合均匀→蒸熟→面团调制→挤压成形→切条→冷却→包装→成品

膨化工艺流程：

青稞籽粒→水洗→蒸煮→冷却干燥→膨化→粉碎→添加适量粳米/糯米

粉→混合均匀→蒸熟→面团调制→压制→切条→干燥→冷却→包装→成品

（二）青稞面条类

青稞籽粒组织结构松散，面筋蛋白含量低，淀粉中支链淀粉含量较高，胶蛋白和麦谷蛋白比例不协调，延展性和弹韧性极差，这些特点导致青稞的加工成形性能差、口感粗糙，使青稞不能像小麦那样按照正常配方和程序加工成面条等食品。在生产青稞挂面、鲜面条时，需要在青稞小麦面团中添加一定比例的增筋剂、增稠剂。

1. 青稞挂面　青稞由于其特殊的成分结构，对其加工需要特殊的配料和工艺，在加工中要添加小麦粉或其他的代用糊料。但由于青稞黏性强、没有面筋的自身特点，用青稞制作的面条有不耐煮、容易浑汤、没有韧性、黏牙等缺点。因此，制作品质优良的青稞面条，必须添加面条改良剂对其进行改良。

工艺流程：

原辅料混合→和面→熟化→压片→切条→干燥→切断→计量→包装→检验→成品挂面

2. 青稞方便面　方便面作为一种速食面深受人们的喜爱，青稞方便面因为补充了青稞的营养与保健成分，可能更受欢迎。方便面主要分为油炸方便面和非油炸方便面。一般认为非油炸方便面在贮存性方面要优于油炸方便面，非油炸方便面不会发生脂肪的氧化变质，但是在适口性、复水性、方便性等方面还存在不少问题。因此企业通常从现实考虑，多生产油炸方便面。

青稞油炸方便面工艺流程：

原辅材料选择→计量配比（配方）→预糊化→和面→熟化→复合压延→斩片→切条折花→蒸煮→定量切割→折叠→入模→油炸→脱模→冷却→加入汤料包→包装

青稞非油炸方便面的生产工艺与油炸方便面的生产工艺基本相同。主要区别在于非油炸方便面生产采用微膨化工艺和热风干燥工艺，因此，青稞非油炸方便面面条组织细密，具有与油炸方便面不同的风味和口感。但是，热风干燥工艺干燥成本较高，生产时间较长，工艺控制要求高，青稞非油炸方便面的水分含量（14.5%）比油炸方便面的水分含量（10%）高，而脂肪含量（4%～5%）却显著低于油炸方便面的脂肪含量（20%）。非油炸方便面产品干燥时间较长，面条组织细密，油脂含量较少，口感清淡，有利于健康。

青稞非油炸方便面工艺流程：

青稞面粉→加水及辅料→一次搅拌→二次搅拌→糊化→预干→制条→定量切断→入模盒干燥→包装→成品

3. 青稞鱼面　乔明锋等以青稞粉、鱼糜、高筋粉以及谷朊粉等为主要原料，制得的青稞鱼面感官品质优良，营养价值高。

工艺流程：

鲜活鱼→预处理→漂洗→匀浆→混合（改良剂＋纯净水）→和面（青稞粉＋麦芯粉＋谷朊粉）→压面→单螺旋挤压出面→熟化→冷却→称重包装→速冻→成品→冷冻贮藏。

二、烘焙食品

（一）青稞面包类

面包是西方人的主食，是西方饮食文化的重要组成部分。随着社会的发展和饮食结构的改变，面包在我国的消费量也逐年增大。青稞面包以青稞粉和小麦粉为原料，通过添加转谷氨酰胺酶（TG）和谷朊粉提高面包品质，增加青稞粉的添加量，采用一次发酵法制成。生产面包要求具有较高的面筋含量，所以青稞粉添加量不宜过高。研究表明，青稞粉添加量为10％～15％时，面包的品质变化不大。在我国，面包主要以小麦粉为原料，小杂粮面包的消费量很小。而在国外，面包、饼干等烘烤食品是青稞的主要应用产品。

党斌等以35％青稞粉和58％小麦粉为原料，添加6％谷朊粉、0.04％酶和1％酵母，在此工艺条件下制作的青稞面包比容较大，感官评分最高，表皮色泽较均匀，外形匀整，体积饱满，内部组织较均匀，口感较好。

工艺流程：

原料→称量→加水混合均匀→调制面团→静置10min→整形→装盘→醒发1h→烘烤20min→冷却5min→切片→包装

（二）青稞蛋糕

何江红等以青稞粉、天牛幼虫虫糜为主要原料，研发了速冻微波青稞昆虫蛋糕。

速冻微波青稞昆虫蛋糕加工工艺流程：

原料准备→天牛幼虫虫糜制备→称量→蛋糖搅拌→面糊调制→注模→速冻→冻藏→微波解冻→微波烘烤→成品

（三）青稞饼干

根据原料组成及加工工艺，饼干一般分为韧性饼干、酥性饼干和甜酥性饼干。酥性饼干和甜酥性饼干的制作并不需要面粉的筋力，因此是青稞粉、青稞麸皮原料很好的产品载体。因为所用的青稞粉不同，青稞饼干又分为青稞粉饼干、青稞全粉饼干、青稞高纤维饼干、青稞籽粒饼干等。家庭手工制作的青稞饼干有青稞造型饼干、青稞巧克力小西饼、青稞花生酥、青稞芝麻脆饼等。

1. 青稞曲奇饼干配方　青稞粉50g，小麦粉10g，小苏打1g，白砂糖

26g，起酥油 30g，食盐 4g，牛奶、鸡蛋、色拉油适量。

工艺流程：

原辅料预处理→面团调制→辊轧→成形→烘烤→冷却→包装→成品

2. 蓝莓青稞饼干　在青稞饼干制作过程中添加蓝莓可有效地改善青稞原料粗糙的口感，平衡饼干的酸甜比，丰富青稞饼干的营养价值，增强青稞饼干的多样性，同时拓宽蓝莓相关产品的开发利用范围。

工艺流程：

　　　　蓝莓汁
　　　　　↓
称量→和面→静置（5min）→成形→烘焙（上火 190℃，底火 170℃，25min）→冷却→密封包装

(四) 其他

1. 青稞比萨　青稞比萨是将青稞粉代替部分高筋粉添加到比萨面饼中，研制出的集营养美味、绿色健康、简单快捷于一体的新型即食速冻食品。周航等以弹性、硬度、咀嚼性等质、构特性和感官综合评价为评定指标，制得了最佳状态的速冻青稞比萨，且速冻后经微波加热的青稞比萨食用性能够达到最优化。

工艺流程：

原材料称量→和面→静置松弛→分割面团→搓圆→中间醒发→成形→醒发箱醒发→添加馅料→烘烤→冷却速冻→微波加热

2. 青稞月饼　酥皮月饼为我国传统的节日性食品，其饼皮色泽金黄，层次分明，既吸收西式点心皮类的制法，又结合广式月饼的特色创制而成，其主要特色是热吃松化甘香，冷吃酥脆可口。黄益前等在传统月饼饼皮配方和馅料的基础上，将青稞粉、酥油添加到酥皮月饼中，提高了月饼的营养价值和食用口感，丰富酥皮月饼的品种。制成的产品外形呈鼓形，形态饱满，表面色泽深黄，光泽度好，内部酥皮清晰，层次分明，食用口感酥松爽口，乳香味浓郁。由于青稞月饼采用了青稞、酥油作为主要原料，打破了苏式月饼以单一的面粉、猪油为主要原料进行制作的传统，制成的月饼风味独特，营养丰富，具有较好的市场推广价值。

工艺流程：

原料处理→称量→面坯、馅料制作→包馅→成形→装盘→刷蛋液→烘烤→冷却→包装→成品

三、膨化食品

非藏族区主要以大米、小麦为粮食，在历史上，江苏某些地域保持着用青

稞米作为辅粮添加煮饭（粥）。近年来人们对青稞的营养价值和医药功效认识不断提高，青稞作为辅粮添加越来越受到关注。由于青稞的淀粉等成分与大米区别较大，蒸煮时间有显著差异，因此往往需要将青稞提前浸泡，甚至烧煮。为了蒸煮方便，人们研发了青稞膨化营养米，它可作为青稞煮饭的辅粮，直接与青稞、大米同煮一同蒸煮。原料主要选自西藏、青海、云南、甘肃等地生产的优质青稞，可根据不同需要，自选添加大豆等其他成分。

工艺流程：

青稞→去杂→清洗→晒干→粉碎→青稞粉（或添加适量的其他原料如大豆粉等）→搅拌混合→膨化→粉碎→青稞膨化粉→制粒（按照不同需求，选用合适模子）→干燥→质检→包装→成品

四、饮料制品

青稞饮料制品品种丰富，主要包括谷物饮料和茶饮料。

（一）谷物饮料

1. 青稞谷物浓浆　青稞谷物浓浆是以青稞和赤豆皮为主要原料，通过胶磨、糊化、过滤等物理手段制作而成的一款富含膳食纤维的新型健康饮品。白超杰以青稞与赤豆皮作为原料，通过烘烤、蒸煮、胶磨等手段，将其加工成质量稳定、口感良好的纤维饮料，最大限度地保留了青稞的色、香、味，产品营养丰富，风味独特，保证了饮用的安全性。

青稞谷物浓浆的生产工艺流程：

赤豆→清洗、除杂→浸泡→分离豆皮

青稞→洗净、晾干→烘烤→浸泡→粗磨→糊化→细磨→过滤

成品←冷却←灭菌←灌装←均质←调配

赤藓糖醇、复合稳定剂

2. 梨汁青稞饮料　梨汁青稞饮料是由青稞、梨汁、兰香子、紫苏叶、生姜汁、杏仁、黄皮果、松茸、飞碟瓜（扁圆西葫芦）、山楂、丝瓜花等原料组成。梨汁有止渴化痰、滋阴润肺的作用，与以青稞为主的多种食材制成谷物饮品，不仅口味清甜，生津止渴，而且在一定程度上能及时补充营养，方便了人们的日常生活。

工艺流程：

青稞、梨汁、兰香子等原料混合均匀→过滤→第一阶段烘烤（85～90℃，20～25min）→第二阶段烘烤（150～160℃，12～15min）→第三阶段烘烤（200～210℃，3～4min）→调酸度、温度→添加 α-淀粉酶、果胶酶→调酸度、

温度→发酵（植物乳酸菌）→加水混匀→稳定剂（黄原胶、果葡糖浆）→巴氏杀菌→包装→冷藏

（二）茶饮料

1. 青稞玄米绿茶　为了更好地发挥青稞的暖胃功能，解决绿茶的寒性，人们研制了青稞玄米绿茶。

工艺流程：

青稞→清洗去杂→浸泡→冷冻→焙炒→过筛→按合适比例与龙井绿茶混合→包装→成品

2. 青稞奶茶　涂梦婕等人开发了一种功能性青稞奶茶，其速溶率高，营养丰富且易吸收，抗耐压功能强，口感香甜，富有咀嚼感，工艺简单，易于实现。其特征在于，包括奶茶包和功能补料包。

3. 青稞花草袋泡茶　青藏高原特色青稞花草袋泡茶系列产品以高原无污染有机青稞为原料，最大限度地保留了青稞中的生理功效成分，结合青藏高原特色花草植物资源（诺木洪枸杞、昆仑雪菊、七彩菊、绿萝花等），采用先进的食品工艺技术及养生理念，进行科学复配。

工艺流程：

枸杞、绿萝花、柠檬草等辅料

↓

青稞→除杂、清洗→晾晒→分段式焙炒→复配→包装→成品

4. 青稞普洱茶　普洱茶主要产于云南省，具有降低血脂、减肥、抑菌、助消化、暖胃、生津、止渴、醒酒、解毒等多种功效；同时，普洱茶中丰富的儿茶素，具有抗氧化作用。卢志超等人以青稞、普洱茶为主要原料，每100mL茶汤中加青稞6.5g，浸泡时间为15min，烘烤温度为207℃，烘烤时间为10.6min，此条件下制备的青稞普洱茶汤色为褐色，澄清，香气清新宜人，滋味鲜醇甘爽，令人回味。

工艺流程：

青稞洗淘→干燥→翻炒→粉碎→调配茶汤→浸泡→干燥→烘烤→装袋

五、发酵食品

（一）青稞酒类

青稞酒类产品历来受到关注，其蛋白质含量适中，青稞麦芽的浸出率较高，基本上可以代替传统的酿造原料普通大麦。据藏文古籍记载，我国藏族同胞饮用青稞酒已有几千年历史。以青稞等为原料，通过微生物发酵，生产高酒精度的蒸馏酒，在国内已有先例。

青稞极具酿酒价值，除了产量最大的啤酒外，青稞还可酿制青稞酒、白

酒、伏特加、威士忌等。近年来，随着酿造技术的发展和完善，通过研究与开发，青稞也被用于青稞黄酒、青稞红曲酒等的酿造加工和生产。

1. 非蒸馏型青稞咂酒

（1）传统坛装青稞咂酒。青稞咂酒是非蒸馏的青稞酒，以蒸馏的青稞等原料配以酒曲预糖化后装坛密封发酵而成，与黄酒生产工艺有一定的相似性。在青藏高原不同地区，青稞咂酒以原料配比不同、酒曲不同，加工工艺及工艺条件不同而使产品具有不同的风味和特色，是风格差异最大、种类最多的一类青稞酒。

工艺流程：

青稞、玉米、小麦→预处理→焙炒或浸泡→水煮→摊晾拌曲→保温→预发酵→装坛封口→主发酵与后煮→坛装青稞咂酒→滤渣→调配标准化→澄清→杀菌→装瓶封口→青稞咂酒

（2）瓶装青稞咂酒。瓶装青稞咂酒为低度青稞酒。现有的产品是在坛装青稞咂酒的基础上，经过压滤澄清调配后精滤装瓶密封而得。产品风味根据不同坛装青稞酒和调配的配方不同而异。随着藏羌地区旅游事业的发展，游客对青稞酒需求的增加，在原有家庭生产坛装青稞咂酒的基础上，为适应商品的贮藏运输和游客习惯等需要，已有一些采用传统工艺经简单过滤、调配包装的瓶装低度青稞酒面市。瓶装青稞咂酒与坛装青稞酒一样，酒精度都在十几度范围内。

2. 蒸馏型青稞酒

（1）青稞白酒。青稞白酒是青海及西藏等地区产的一种白酒，其香味清雅纯正，口感绵甜爽净，属于清香型白酒的一个分支。与其他清香酒不同，青稞酒以独特的高原作物青稞为主要酿造原料，以大曲为糖化发酵剂，采用"清蒸四次清"工艺生产，且馏酒时遵循"掐头去尾"的原则来平衡酒质，酿造出的纯粮原酒和调味原酒，经贮藏和勾兑后形成了清雅的独特风格。

青稞白酒原料和风格独特，在口感、理化指标、微量成分等方面都与其他清香型白酒有明显不同，在已测出的256种白酒香味的成分中，青稞酒中含有196种，这些成分赋予了青稞酒香气清雅、口感绵甜醇厚、余味悠长的独特风味，具有典型的青稞酒香气，所以应称青稞白酒的香型为青稞香型。同时，由于青稞白酒中香味成分含量及量比关系比较恰当，因此饮后不头痛，不口渴。对酿酒用青稞品质要求较严，青稞籽粒淀粉含量高，并且淀粉中的直链淀粉比例高，支链淀粉比例低，这样可提高发酵效率和出酒率。

固态发酵工艺流程：

青稞→筛选→粉碎→配料→蒸煮→降温→拌醅（加入糖化酶或对应的微生物菌种曲）→发酵→蒸酒→包装→产品

液态发酵工艺流程：

青稞、水→配料→糊化→冷却→降温→加入合适的酒曲、酵母→发酵→加

入合适的酵母菌种、己酸菌→发酵醅→共发酵→复合塔蒸馏→成品酒→包装→产品

（2）青稞烤酒。青稞烤酒是一种酒精含量为 10%～20% 的以青稞为主要原料酿造的蒸馏酒，它与一般以高粱为原料制得的低度白酒生产工艺完全不同。低度白酒大多以蒸馏制取高度白酒后加浆降浓度再进行适当处理而成。青稞烤酒则是将酿造好的坛装青稞哑酒，在坛口装上冷凝装置，将坛置于火上，以明火加热而在冷凝装置出酒口直接得到低酒度的酒。冷凝装置的冷却水通过中心管与坛底相连，当坛内酒水因蒸馏而减少，通过补加冷却水而把先预热了的冷却水补充到坛底。由于明火加热火力大，蒸馏时水分比乙醇蒸馏出来的更多，产品酒精浓度不高，随着蒸馏延续和补充水分的增加，蒸馏完成后酒糟弃作饲料。蒸馏出的产品混合成酒精度约为 20%vol（V/V）的成品贮存待用。

3. 青稞啤酒　青稞啤酒是以青稞、大麦为原料酿造的一种新型营养型啤酒。选用优质上等的青稞和大麦，经过浸麦、发芽、干燥等工序制成麦芽，然后将麦芽以及其他辅料进行糖化得到麦汁，加入适量的啤酒酵母进行发酵，成熟后的啤酒经过滤即可得到透明的生啤酒。将青稞制成青稞啤酒，可以明显改善青稞的适口性，最大限度保留青稞特有的功效成分，具有饮料、酒用、保健三重功效，是普通啤酒和青稞啤酒典型特征的完美结合。

以青稞作为辅料酿造啤酒，可以充分发挥青稞的营养保健作用，与普通大麦芽啤酒相比，青稞啤酒中的锌离子含量较高，有利于增强人体免疫能力，抵抗衰老；青稞啤酒中的锂、铬、钼和硒等稀有元素的含量也较高，其对人体有不同程度的营养及保健作用。目前青稞啤酒酿造的原料为青稞麦芽、辅料。其中，辅料为大米、大麦、玉米、小麦、糖浆和白砂糖。

工艺流程：

大米等糊化
↓

青稞→制麦→青稞麦芽→湿粉碎→糖化→麦汁过滤→煮沸→沉淀→冷却→发酵→过滤→包装→成品

4. 青稞清酒　青稞清酒为酒类新品，以青稞为原料，采用现代先进技术精制而成，是一种低度的饮料酒。酒液透明，酸甜爽口，醇厚优雅，酒度适宜，以酸、甜、苦、涩、辣等口味均衡、调和为特色，酒精度一般在 14%vol（V/V）。于军选用青藏高原优质青稞为原料，采用"一次酒母，适时添曲，分次喂饭，高浓配料，多边发酵"的生产工艺进行清酒的酿造。出酒率很高，酿出的酒口感也很好。

工艺流程：

青稞→淘洗→浸麦（10～15℃，60～80min）→发芽（3～5d）→干燥→

辊轧粉碎→水合器喷水（40～45℃）→初蒸饭（65℃，60min）→中间喷水（40～45℃）→连续蒸饭（100℃）→后道风冷（23～25℃）→入罐初投（加水，加蒸麦，加麦曲、酒母）→通汽翻匀（12～14℃）→二投（加水，加蒸麦，加麦曲）→通汽翻匀（9～10℃）→三投（加水，加蒸麦，加麦曲）→通汽翻匀（7～8℃）→四投（加水，加蒸麦）→通汽翻匀（7～8℃）→发酵（8～15℃，20d）→压滤（去糟）→澄清→检定→过滤→灭菌（63～64℃，2～3min）→进罐密封→陈酿（12个月）→脱色→精滤→勾兑→灭菌（84～86℃）→灌瓶→压盖→贴标→打码→检验→装箱

5. 青稞保健酒

（1）青稞虫草酒。以青藏高原特有的藏红花、枸杞、冬虫夏草等名贵中药材为原料，配入青稞酒酿制而成的青稞虫草酒是青稞营养酒的典型代表。该酒清澈、芳香，且酒中含有丰富的氨基酸和微量元素，有很好的保健作用。

（2）其他青稞保健酒。目前还有以黑青稞为主要原料搭配以黑燕麦、黑米或荞麦制取的营养酒、红景天青稞茶酒、竹香青稞酒以及青稞 SOD 酒等，其营养成分丰富，有很好的保健滋补作用。这些产品属于青稞低度酒技术领域，具有度数低、口感好、营养丰富、易于保存和运输、无污染等特点，对人体有较好的保健滋补作用。

6. 其他青稞酒

（1）青稞红曲葡萄酒、青稞果酒。近年来，由于青稞的营养价值越来越受到关注，因此在一些酒类加工中，开始添加青稞原料，如青稞红曲葡萄酒、青稞果酒等。青稞红曲葡萄酒实际上是以葡萄和青稞红曲为原料酿造制得的酒。该产品其实是在葡萄酒的生产工艺过程中，添加了青稞红曲发酵后的红曲液，经综合发酵而成，既保持了葡萄酒的优点，又具有红曲的保健因子。

青稞红曲葡萄酒工艺流程：

制备青稞红曲液→葡萄破碎加工→主发酵→皮渣分离→自流酒→后发酵→贮藏与陈酿→澄清与过滤

另外，类似的果酒加工生产中，也可以添加青稞原料，与水果一起发酵酿制青稞果酒。其加工生产工艺与单纯的果酒加工生产工艺类同。

青稞果酒工艺流程：

青稞→磨皮→麸皮→加水制成醪液→接种面包酵母→30℃发酵→过滤→发酵液→5℃，发酵8～10周→色素形成→后发酵→后榨、过滤→检测→灌装→灭菌→包装→产品

（2）青稞黄酒。用青稞代替大米酿制的黄酒称为青稞黄酒，此酒富含多种氨基酸、维生素及矿物质等成分，营养丰富，是一种深受广大消费者喜爱的饮料酒。

工艺流程：

热水　　　　　液化酶　　　复水活化←黄酒活性干酵母
　↓　　　　　　↓　　　　　↓
青稞→精选→清洗→粉碎→蒸煮→液化→冷却→加曲（加根霉曲、糖化酶）

细滤←勾兑←过滤←澄清←冷却←煎酒←压榨过滤←糖化发酵
↓
装瓶→杀菌→贴标→入库

（3）青稞格瓦斯。"格瓦斯"最早起源于俄国，是用面包干浸提液经自然发酵而成的色泽近似啤酒、酸甜适度、口感清香的低酒精度饮料，具有养胃、开胃、健脾、降血压、消除疲劳等作用。李玉斌等以青稞为原料，经熟化、过滤获得青稞格瓦斯成品，成品色泽金黄透亮，酸甜苦味均衡，有成熟水果香与酒香。

工艺流程：

青稞原料预处理→液化→糖化→过滤→灭酶→接种→发酵→贮存熟化→过滤→灭菌→成品

（二）青稞酸奶

传统酸奶是以牛奶为原料，添加乳酸菌发酵制成的乳制品，是一种具有较高营养和特殊风味的饮品。已有研究指出，在酸奶中加入一些风味物质可以扩大酸奶品种，提高消费者的接受度。将青稞与牛奶混合发酵制成风味独特的青稞酸奶，使酸奶综合了青稞谷物和酸奶的营养元素，营养更丰富。

工艺流程：

上清液←离心←灭酶←液化←冷却←糊化←加水调浆←粉碎←炒制←青稞
↓
鲜牛奶→混合→均质→杀菌→冷却→接种→发酵→冷却→后熟→成品
　　　↑
稳定剂、蔗糖

（三）青稞醋

青稞醋以青稞为原料，经蒸煮、糖化、酒精发酵、醋酸发酵、陈酿而成，具有青稞独特的清香风味，酸味柔和，较完整地保留了青稞原有的营养成分，具有保健作用和软化血管的药用价值，深受消费者喜欢。

青稞醋工艺流程：

青稞→除杂→粉碎→过筛→蒸煮→液化→糖化→酒精发酵→醋酸发酵→陈酿→过滤→灭菌→成品

吴庆园以青稞为原料，采用响应面法对青稞醋半固体发酵工艺进行优化研究，并分析了不同发酵方式青稞醋中的主要成分、抗氧化性及香气成分的变化，发现固态发酵青稞醋在抗氧化性、总酚含量、总黄酮含量及维生素 C 含量等方面均显著优于市售特级醋、一级醋、二级醋。

青稞醋固态发酵工艺流程：

活性干酵母　添加辅料和菌种

青稞→挑选→浸泡→蒸煮→液化→糖化→酒精发酵→醋酸发酵→加盐后熟→淋醋→灭菌→检验→包装→成品

（四）其他发酵食品

糌常（Sanchang）是一种由糌粑酿造的低度酒精食品。它是将糌粑与一定比例的温热水、酵母粉混合发酵而成。发酵后有点甜，可直接食用，也可当作点心咀嚼，或用水浸泡当饮料喝。

六、粥食品

1. 青稞粥

（1）悦图（Yuetub）。Yuetub 由较粗颗粒烤熟的青稞粉与蔬菜、牦牛肉或羔羊肉混合加工而成。青稞籽粒大致烤熟，破碎成 1/4 大小的颗粒，传统上，荨麻叶被当作蔬菜使用，大多数藏族群众把鲜奶酪和糖放在 Yuetub 上食用，Yuetub 在西藏中部地区深受喜爱，人们将其作为早餐食物。

（2）图巴（Sanchak Tukba）。Sanchak 是指将青稞籽粒浸泡并捣烂，Tukba 是粥的意思。Sanchak Tukba 的制作方法简单，先将青稞籽粒浸泡过夜，然后手工捣烂，制成 Sanchak。它可以新鲜烹饪食用，也可以压片干燥贮存数月。将 Sanchak 加水与羔羊肉、牦牛肉、奶酪粉、青豌豆、青大豆等煮成粥，藏族群众通常在二月份藏历新年时熬制 Sanchak Tukba。

2. 青稞羹

（1）昌格尔（Changuel）。Changuel 由青稞酒"Chang"和糌粑、米饭、奶酪粉、糖混合，然后煮沸约 10min 而成。Changuel 通常配着油炸饼作为当地人的早餐食物。

（2）尚图（Tsangtub）。Tsangtub 由"Tsang"加水煮成，通常再加上一些牛肉、牦牛肉、羔羊肉、豆、奶酪粉以及各种蔬菜，以增加营养和味道。Tsangtub 通常作为晚餐食物，偶尔也作为中餐食物。

3. 青稞八宝粥　
青稞八宝粥具有青稞的独特香味和青稞富集的 β-葡聚糖、母育酚等营养成分，对心血管疾病预防具有一定的功效。

工艺流程：

原料（青稞）、配料（红豆、绿豆、糯米、麦仁、薏仁、去皮花生等）→清理（人工挑选剔除虫蛀、破损、发霉等不良籽粒及夹杂物）→洗净（按配方配制洗涤液，放入清洗机内浸洗，以清水喷淋去除表面杂物、灰土及残留农药）→沥干→混合备用→用热水浸泡桂圆两次→滤液（加到调配桶糖液内），桂圆肉备用→花豆用沸水杀青→冷却→沥干备用→按要求配制糖液（为了增加口味，可加入桂圆滤液及添加剂蔗糖脂）→充分溶解→过滤杀菌→汤料→罐装→定量充填桂圆和花豆→自动充填机充填红豆、绿豆、糯米、麦仁、薏仁、花生等小粒物料→加汤料→灭菌→包装

七、麦片食品

目前市场上的速溶即食营养麦片的原料主要为燕麦、小麦、大米、玉米等，而以青稞制成的营养麦片却很少见。以青稞粉和面粉为主要原料，加入豆粉、奶粉、蔗糖和食品添加剂等辅料，可生产风味独特的青稞麦片。

工艺流程：

青稞粉、面粉、豆粉、奶粉、蔗糖→搅拌（加 35℃温水和食品添加剂）→胶磨→蒸煮（糖化、预糊化）→压片→微波炉热风对流一次干燥→微波炉微波二次干燥（焙烤）→造粒（成片）→干粉混合→烘干→包装

八、其他食品

1. 青稞保健食品 从青稞中提取超氧化歧化酶（superoxide dismutase，简称 SOD）并开发系列的调理食品、胶囊、饮料被称为青稞保健品。此类食品能清除体内自由基，延缓衰老。青稞 SOD 结合沙棘等高原植物自身独特的性能，能够抗缺氧，具有明显的降血脂、血压的功效，对预防糖尿病、直肠癌有特效。现在已有青稞 SOD 的调理胶囊、抗缺氧胶囊等产品。

2. 青稞粉干 粉干即米制粉干，在我国南方具有悠久的生产历史。粉干可炒煮、干拌，松软爽口，营养丰富，食用方便。粉干是选用优质大米为原料，经过粉碎、压制做成的精美食品。粉干与米线没有本质的区别。为了更好地结合青稞的营养和功效成分，研发了青稞粉干的加工工艺。

工艺流程：

青稞籽粒→去皮→粉碎大米（粳米）→粉碎→混合均匀→蒸熟→面团调制→粉干机制成粉干→晾干或晒干→包装→成品

第六节 青稞综合利用

一、药用

有研究发现，藏牧民高血脂、糖尿病的发病率明显低于内地，而因饮食习惯改变不吃青稞和少吃青稞的藏族群众高血脂、糖尿病的发病率明显上升。观察 227 名高血脂患者服用青稞前后血脂、体重的改变，结果显示，青稞能明显降低血脂和体重。

二、饲用

用裸大麦喂猪，可以改善肉质，提高瘦肉率，这一特性在国外已被普遍重视和应用。一些学者报道，用裸大麦为饲料的实验组较对照组日增质量 14g，膘厚减少 6cm，瘦肉率提高 18.8%，而且肉质细致紧密，脂肪硬度有所提高。裸大麦消化率平均比皮大麦高 11.1%，代谢能提高 14.5%。

三、保健

青稞的保健功能已被越来越多的公众认可，青稞也受到越来越多消费者的青睐。

1. 青稞麦绿素　青稞麦绿素在保健领域得到应用。国内外大量研究表明，麦绿素富含矿质营养、酶、维生素。据报道，麦类汁液中麦绿素尤以青稞最好。麦绿素是富含矿质营养、酶、维生素和叶绿素的全天然食品，被称为天然食品之王。

2. 青稞油保健食品　青稞油（也称青稞胚芽油）是从青稞中提取的物质，主要成分有母育酚、其他饱和脂肪酸、非饱和脂肪酸以及胚芽油中的有效活性物质。目前青稞油可以从青稞全粒提取，或从种皮部分提取，还可从胚乳部分提取，提取技术有冷压榨制等方法。目前青稞油的保健食品主要为精装青稞油、软胶囊等。

工艺流程：

青稞籽粒→精选→溶胀→机械挤出胚芽→分离胚芽→低温干燥→冷压榨制胚芽油

3. 青稞 β-葡聚糖果冻　以青稞 β-葡聚糖为主要基质，以山楂和甘草的提取物为辅助活性物质及风味剂，所制得的青稞 β-葡聚糖果冻有降脂保健、安全防噎、入口即化的特点。

配制工艺：在均质混合机中加入适量的水，搅拌，加入山楂提取物、甘草提取物和白砂糖，待完全溶解后，加入青稞 β-葡聚糖等基质原料，搅拌均匀，升温至 80～90℃ 并保温 30min（间歇均质 3 次，每次 1～2min），趁热过滤（真空吸滤，筛网 100 目），然后缓慢搅拌条件下真空脱气，出料，灌装，冷却，得成品果冻。

第七节　青　稞　芽

发芽处理被认为是一种方便且有效的改善豆类、谷物食用品质和营养价值的方法。青稞的发芽过程，是一个生理活化的过程，原先以结合态贮存在干籽粒中的大量酶，在一定湿度和温度下被激活，由结合态转化为游离态，从而发生酶解反应，可改变其自身的营养成分，在不增加过多成本的前提下，既增加了青稞本身的附加值，又有效提高营养价值，促使青稞的营养状态和食用品质发生改变。

一、青稞芽营养成分

（一）蛋白质

青稞在发芽过程中蛋白质含量先下降后上升。蛋白质含量的降低主要是因为经过一系列的蛋白酶水解，部分蛋白质降解为低分子肽类和氨基酸，这些分解产物在不断分解和合成过程中，分泌到胚部，合成幼根、幼芽中的蛋白质。而后期蛋白质含量回升，可能是因为幼苗中蛋白质的重新合成。

李伟丽等人研究发现，蛋白质含量随萌发时间的增加呈先增大后减小趋势，且在萌发第 4 天时达到最大值，是萌发前的 1.1 倍，这是因为种子在萌发时，一些蛋白被转化消耗，同时又有新的蛋白合成。王波等人试验用青稞籽粒中蛋白质含量约为 11%，在发芽过程中，其含量逐渐降低，前三天分别下降了 8.67%、8.82% 和 8.58%，而后变化平缓略上升。其中，不同品种青稞发芽过程中蛋白质含量变化略有差异，但总体趋势一致，不同品种青稞之间差异不显著。

（二）淀粉及淀粉酶

青稞在发芽过程中淀粉含量呈下降趋势，淀粉酶活性增加。发芽后，α-淀粉酶被激活，分解淀粉，为生命活动提供能量。

王波等人的研究发现，青稞籽粒中淀粉含量随着发芽时间呈下降趋势，第 2 天到第 3 天变化最大，青稞籽粒中的淀粉含量在发芽的前三天分别下降了 3.09%、4.08% 和 3.27%，且发芽 24～48h 期间 α-淀粉酶活性迅速增加。淀粉受淀粉酶的作用降解成小分子物质，如低聚糖和糊精，大部分分解产物供给新幼根和幼芽的生长，部分供给呼吸代谢。Arora 等比较研究了青稞萌发前后淀粉含量的变化，结果发现青稞萌发后淀粉含量显著降低，且萌发过程中青稞淀粉含量和 α-淀粉酶、β-淀粉酶的活性密切相关。

Acquistucci 等发现青稞中 α-淀粉酶和 β-淀粉酶的活性在萌发过程中显著增加。范冬雪等测定了 5 个青稞品种萌发过程中淀粉酶的活性，结果发现 α-淀粉酶和 β-淀粉酶的活性均呈先升高后降低的趋势，品种间存在一定差异。

（三）膳食纤维

青稞籽粒中膳食纤维含量在发芽过程中先减少而后增加，截至第 9 天，藏青 2000、隆子黑青稞和冬青 18 三个品种的青稞膳食纤维含量分别增加了 12.25%、12.24% 和 12.93%。发芽导致纤维素酶等相关酶活性增强，致使初期膳食纤维含量降低；而后芽和根的形成，可能是促使膳食纤维含量增加的原因。

（四）脂肪

李伟丽等的研究发现，青稞萌发过程中，脂肪含量与萌发时间呈负相关，萌发结束时脂肪含量降低44%，这是因为种子萌发过程中，会消耗大量能量，引起脂肪含量显著下降。张端莉等人研究了萌动前后脂肪含量的变化，结果发现青稞萌发第3~5天后脂肪含量下降幅度较大，这可能是因为在青稞萌发过程中脂肪被氧化或被脂肪酶分解。

而王波等人的研究发现，青稞在发芽过程中，脂肪含量呈现出先下降后上升的变化趋势。前期青稞中脂肪含量的降低，主要在于发芽过程中，脂肪被氧化或被脂肪酶分解，种子在迅速萌发中呼吸作用的增强也是导致脂肪消耗的原因之一，而后期根和芽的形成，可能是致使脂肪含量回升的原因。

二、青稞芽活性成分变化

（一）总酚含量

青稞发芽后总酚含量增加，这可能是由于萌发后植物细胞壁周围的很多成分被降解，游离态和结合态的酚类化合物被释放所致。

邓俊琳等采用福林酚法研究5个青稞品种在不同萌发温度和时间条件下青稞中的多酚含量，发现多酚含量在不同品种间变化差异较大。Hyun Young Kim等对燕麦、青稞、黑麦和小麦萌动前后总酚含量的变化进行了研究，结果发现燕麦、青稞、黑麦和小麦中总酚的含量都增加了，分别从1.70mg/g、2.46mg/g、1.98mg/g和1.57mg/g增加到2.64mg/g、3.97mg/g、3.47mg/g和2.05mg/g。

（二）总黄酮含量

青稞中总黄酮含量在发芽过程中呈现出无规律的变化，但是发芽后整体含量略有提升。这可能是因为发芽过程中在植物代谢相关酶的作用下，合成的肉桂酸等化合物能够进一步合成黄酮等相关多酚，因此在发芽过程中总黄酮含量也显著上升。

葛宁研究发现青稞萌发后类黄酮含量有所增加。王波等人研究发现藏青2000和冬青18发芽期间总黄酮含量变化趋势较为一致，有升有降，而黑青稞可能因为富含花青素的原因，所以总黄酮含量整体呈持续上升的趋势，这与曾亚文的研究相似。

（三）β-葡聚糖

不同品种的青稞经过不同时间的发芽，β-葡聚糖含量的变化趋势不完全相同，但就整体而言，萌动后比萌动前有所减少，减少的原因可能是青稞在萌发中，胚上皮层细胞分泌的赤霉酸刺激胚乳糊粉层细胞，从而合成一系列的葡聚糖酶，葡聚糖酶合成后会随着水分而渗出，然后水解青稞细胞壁上和细胞间的葡聚糖。

唐珊珊等人研究了青稞发芽过程中 β-葡聚糖含量变化，结果发现青稞的β-葡聚糖含量在 0～24h 阶段下降最明显，发芽 96h 后青稞籽粒中 β-葡聚糖含量平均降解了 53.13%，品种间有明显差异。

(四) γ-氨基丁酸

青稞在发芽过程中 GABA 含量有所升高。发芽后 GABA 含量的增加，可能是因为发芽过程中蛋白质水解形成了一定量的谷氨酸，新生成的谷氨酸又为谷氨酸脱羧酶提供了充足的底物，而谷氨酸脱羧酶作为 GABA 积累的关键酶，可将谷氨酸转化为 GABA。

许多研究证明萌发能提高种子中 GABA 的含量，邓俊琳等人通过实验发现，青稞萌动后 γ-氨基丁酸含量为 11.7～60.32mg/100g，萌动后含量均高于萌动前含量。王波等人研究发现，3 种青稞籽粒 GABA 含量在发芽后有所增加，至第 6 天达到最高，相比于第 1 天，分别增加了 0.37 倍、0.45 倍和 0.39 倍，这与曾亚文等的研究结果相似，均表明发芽 2d 后的 GABA 含量高于青稞籽粒。

三、青稞芽食品加工

(一) 饮料

1. 萌动青稞玫瑰绿茶 以萌动青稞为原料，添加玫瑰、绿茶开发新的萌动青稞代用茶，最大限度地把青稞中的营养成分和保健功能成分保留下来，满足消费者的需求，提高青稞产品的附加值。

工艺流程：

萌动青稞粉→加水调和→成形→干燥→烘烤→调配（质量比 1∶1 加入玫瑰和绿茶）→冷却→包装→成品

2. 萌动青稞米酒 以发芽青稞为原料酿造而成的啤酒，营养价值高，口味佳。

工艺流程：

原料→选种→清洗→萌动→蒸煮→冷却→加曲→培养→成品

(二) 烘焙食品

沈娜等以 40% 发芽青稞面粉和 51% 高筋面粉为原料，添加谷朊粉、酵母、水所制作的青稞发芽面包，表皮色泽均匀，内部组织较为均匀，带有青稞特有香味，口感较好。

工艺流程：

原料预处理→调制→分割→烘烤→醒发→成品

(三) 膨化食品

以膨化青稞芽粉为主要原料，添加面粉、奶粉、蔗糖、麦芽糊精、香兰素等辅料，采用挤压膨化技术、热风对流干燥工艺，对青稞麦片的制作工艺和配方做了优化，目的是开发出具有特色的膨化青稞芽麦片，从而增加市场上麦片的品种。

工艺流程：

面粉、水
↓

原料的处理→发芽→干燥→投料挤压膨化→膨化青稞芽打粉→混料→搅拌→
胶磨→压片→热风对流干燥→粉碎造粒→干粉混合→烘干→包装

↑

奶粉、麦芽糊精、香兰素、白砂糖

（四）其他

1. 青稞胚芽油软胶囊　青稞制粉过程中的青稞胚芽可用于开发胚芽油。青稞胚芽除了与小麦胚芽一样含有丰富的不饱和脂肪酸外，还含有丰富的维生素 E、维生素 D。因此用青稞胚芽生产的胚芽油胶囊具有更佳的保健作用。利用超临界 CO_2 流体萃取青稞胚芽油，与传统有机溶剂相比，具有工艺简便、易分离、无溶剂残留的特点。

工艺流程：

生产车间、生产工具的灭菌→配制胶液（加青稞胚芽油）→压制软胶囊→
软胶囊的干燥→擦洗抛光软胶囊→二次干燥→检查、记数、包装→青稞胚芽油
软胶囊

2. 青稞麦绿素　青稞麦绿素（青稞素）是以青稞幼苗（嫩叶）为原料提取的活性物质，其含有 18 种氨基酸、70 余种矿物质、20 多种维生素、大量的天然叶绿素和千余种活性酶，还含有丰富的 β-胡萝卜素，有很强的抗氧化作用和清除体内自由基作用，能有效延缓衰老，防治心血管疾病和肿瘤，被称为第一代细胞营养补充品。

工艺流程：

青稞叶→剔除黄叶、杂质→水清洗→2%～4% H_2O_2 浸泡→水淋洗→沥干→
按比例加纯化水→控制温度、转速，胶体磨打浆→搅拌提取→过滤器过滤

参 考 文 献

邓俊琳，朱永清，陈建，等，2018. 青稞萌动过程中 β-葡聚糖、γ-氨基丁酸和多酚的含量研究 [J]. 中国粮油学报，33（7）：19-25.

杜连启，郭朔，2015. 粮食饮料加工技术 [M]. 北京：化学工业出版社.

何江红，廖诚成，赵雪梅，等，2017. 速冻微波青稞昆虫蛋糕的研制 [J]. 粮食与油脂，30（2）：55-59.

梁雨荷，杨希娟，党斌，2018. 萌发青稞的研究现状及展望 [J]. 青海农林科技（3）：
　51-55.

刘娟，李俏，张玉红，等，2018. 青稞全麦馒头的营养、质构及体外淀粉水解特性 [J].
　应用与环境生物学报，24（5）：1073-1080.

刘小娇，王姗姗，白婷，等，2019. 青稞营养及其制品研究进展 [J]. 粮食与食品工业，
　26（1）：43-47.

马涛，肖志刚，2016. 杂粮食品生产实用技术 [M]. 北京：化学工业出版社.

乔明锋，彭毅秦，丁捷，等，2017. 速冻青稞鱼面的研发及配方优化 [J]. 食品科技，
　42（3）：162-168.

阮少兰，郑学玲，2011. 杂粮加工工艺学 [M]. 北京：中国轻工业出版社.

仝海英，高继东，胡西娟，等，2017. 青稞食品对 2 型糖尿病患者血糖的影响 [J]. 广
　东医学，38（S1）：184-185.

王波，张文会，2019. 3 种青稞发芽过程中营养物质的变化 [J]. 食品研究与开发（6）：
　26-30，35.

吴跃，2015. 杂粮特性与综合加工利用 [M]. 北京：科学出版社.

徐菲，党斌，杨希娟，等，2016. 不同青稞品种的营养品质评价 [J]. 麦类作物学报，
　36（9）：1249-1257.

薛劲贤，张月，薛薪，2013. 麦类食品加工技术 [M]. 北京：化学工业出版社.

张端莉，桂余，方国珊，等，2014. 大麦在发芽过程中营养物质的变化及其营养评价
　[J]. 食品科学，35（1）：229-233.

朱睦元，张京，2015. 大麦（青稞）营养分析及其食品加工 [M]. 杭州：浙江大学出
　版社.

卓玛次力，2018. 青稞发芽糙米的生产工艺及其抗氧化活性的研究 [J]. 食品与发酵科
　技，54（1）：90-95.

Hyun Y K，Sang H L，In G H，et al.，2013. Antioxidant and antiproliferation activities
　of winter cereal crops before and after germination [J]. Food Science and Biotechnolo-
　gy，22（1）：181-186.

Sonia Arora，Sudesh Jood，Khetarpaul N，2010. Effect of germination and probiotic fer-
　mentation on nutrient composition of barley based food mixtures [J]. Food Chemistry，
　119（2）：779-784.

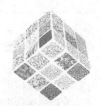

第六章　甜　荞

荞麦（*Fagopyrum*）虽然称为麦，但并不是禾本科植物，而是蓼科荞麦属双子叶植物，在我国民间又称为乌麦、三角麦、花荞、荞子等，起源于中国和亚洲北部。《神农书》中的"八谷生长篇"就有荞麦生长发育的记载，表明中国是栽培荞麦最早的国家。因其籽粒为三角形，和山毛榉树（beech tree）的果实相似，其英文名"buckwheat"就是"beech wheat"的意思。

荞麦在世界上分布很广，目前在全世界发现的荞麦共有 28 个种、亚种和变种。荞麦的主要栽培种有两个，一个是普通荞麦（common buckwheat），即甜荞；另一个是鞑靼苦荞（tartary buckwheat），即苦荞。两个栽培种的生物学特征及栽培适宜区域均有所不同。荞麦为一年生草本植物，生育期短，抗逆性强，极耐冷凉瘠薄，当年可多次播种、多次收获。甜荞的野生祖先为 F. *esculentum* ssp. *ancestrale*，而苦荞的野生祖先是 F. *tataricum* ssp. *potanini*。

荞麦分类，到目前为止，共有大粒组 7 个物种（F. *esculentum*、F. *tataricum*、F. *megas partanium*、F. *pilus*、F. *cymosum*、F. *zuogongense*、F. *giganteum*），小粒组 16 个物种（F. *gracilipes*、F. *lepto podum*、F. *gilesii*、F. *lineare*、F. *urophyllum*、F. *statice*、F. *caudatum*、F. *pleioramosum*、F. *capillatum*、F. *callianthum*、F. *rubi folium*、F. *macrocarpum*、F. *gracilipedoides*、F. *jinshaense*、F. *crispatium folium*、F. *densovillosum*），合计 23 个荞麦种类，这些种类中大粒组种类由于研究较深入，已基本明确均为生物学物种；但是小粒组种类由于缺乏比较研究，大多只根据形态学特征进行定名，而荞麦形态特征变异很大，容易导致错误定名，小粒组种类中可能有些是重名或非生物学物种。小粒组中 F. *leptopodum* 与 F. *jinshaense* 之间，F. *gracilipedoides*、F. *densovillosun*、F. *caudatum*、F. *pleioramostan*、F. *capilatum* 之间，F. *callianthum* 与 F. *macrocarpum* 之间在形态上很难识别，其分类特征也常常变异较大，很难把握，需要做进一步的鉴定。

荞麦营养丰富，保健功能强，具有很高的营养价值和经济价值。荞麦作为一种著名的药食同源小宗粮食作物，不仅富含蛋白质、脂肪、淀粉、纤维素、维生素、矿物质等营养成分，还含有其他禾本科粮食作物所不具有的生物黄酮类活性成分。现代临床医学研究表明，荞麦及其制品在预防和辅助治疗高血压、冠心病、糖尿病、肥胖症，增强机体免疫力、抗氧化、防衰老，以及改善亚健康状态等方面具有较好功效。随着人民生活水平的提高与全社会健康观念的改变，荞麦及其加工制品越来越受到人们的喜爱，已逐渐成为当今人类的重要营养保健食品。在已有基础上，进一步加强和完善荞麦资源调查、品种选育、高产栽培、精深加工、生理生化、药理药化及营养保健等方面的研究，将有助于大力促进和推动我国荞麦产业持续、快速、稳定、健康的发展。

第一节 甜荞概述

甜荞（*Fagopyrum esculentum* Moench）属蓼科（Polygonaceae）荞麦属（*Fagopyrum* Gaerth），英文名 common buckwheat，为非禾本科谷物。在我国古代原始农业中，甜荞有极重要的地位。历代史书、著名古农书、古医书诗词、地方志以及农家俚语等，无不有关于甜荞麦形态、特性、栽培和利用方面的记述。据《诗经》记载，早在西周时期，我国已有甜荞栽培历史可循。国内外植物学家一致认为，甜荞起源于紧靠中国喜马拉雅的西南地区。

甜荞属于小宗作物，但分布较广，在欧洲和亚洲一些国家，特别是在食物构成中蛋白质匮乏的发展中国家和以素食为主的亚洲国家，甜荞是重要的粮食作物。甜荞籽粒营养丰富，并含有一些其他粮食作物不含或少含的营养物质。甜荞不仅具有较高的食用价值，还具有广泛的药用价值。甜荞性甘寒、无毒，具有降气宽中、除湿解毒、消热利湿的功效等。《齐民要术》记载"头风畏冷者，以面汤和粉为饼，更令镀氍出汗，虽数十年者，皆疾。又腹中时时微痛，日夜泻泄四五次者，久之极伤人。专以荞麦作食，饱食三日即愈，神效。其秸作荐，可辟臭虫蜈蚣，烧烟熏之亦效。其壳和黑豆皮菊花装枕，明目。"

在我国粮食作物中，甜荞虽属小宗作物，但它却具有其他作物所不具备的优点和成分。甜荞，因与苦荞相比，种子及其制品因味不苦而得名，是分布最广泛的荞麦栽培种类，又名普通荞麦。它全身是宝，经济价值高，幼叶、嫩叶、成熟秸秆、茎、花、果、米、面、皮、壳无一废物。从食用到防病治病，从自然资源利用到养地增产，从农业到畜牧业，从食品加工到轻工业生产，从国内市场到外贸出口，都有一定作用。在现代农业中，甜荞作为特用作物，在发展中西部地方特色农业和帮助贫困地区农民脱贫致富中有着特殊的作用，在我国区域经济发展中有重要地位。

一、生物学特性

甜荞的根属直根系，包括定根和不定根。主茎直立，为圆形，稍有棱角，茎表皮常含花青素，使茎的向阳面呈红色或暗红色，成熟时为褐色。甜荞的叶有子叶、真叶和花序上的苞片。子叶出土，呈肾圆形，具掌状网脉，一般子叶较大，呈褐红色，两侧极不对称，其长径 1.4～2cm，横径 2～3cm。子叶出土后，进行光合作用，由黄色逐渐变成绿色，有些品种的子叶表皮细胞中含有花青素，微带紫红色。甜荞叶片为三角形或卵状三角形，顶端渐尖，基部为心脏形或箭形，全缘，较光滑，为浅绿至深绿色。叶脉处常因含花青素而呈紫红色。

甜荞的花序是一种混合花序，既有聚伞花序类（有限花序）的特征，也有总状花序类（无限花序）的特征。甜荞花属于单被花，由花被、雄蕊和雌蕊等组成。甜荞花颜色一般为白色、粉色或红色，分长柱头花、短柱头花、雌雄蕊等长花，在同一植株上只有一种花型，且一般以长柱头花居多，导致其自交不育。甜荞花较大，直径 6～8mm。甜荞花的花柱是不同长度的，因此，其花丝也有不同的长度，短花柱的花丝较长（2.7～3.0mm），长花柱的花丝较短（1.3～1.6mm）。甜荞果实为三棱卵圆形瘦果，五裂宿萼，果皮革质，表面光滑，无腹沟，果皮内含有一粒种子，种子由种皮、胚和胚乳组成。果皮由雌蕊的子房壁发育而来。果皮分为 4 层：最外层为果皮，即外表皮；第二层为中果皮，由厚壁细胞构成；第三层为横细胞构成；最内层为内果皮，由管细胞构成。甜荞种子有灰、棕、褐、黑等多种颜色，棱翅有大有小，其千粒重为15～37g，种子萌发最适温度为 24～26℃，生育期为 60～120d。甜荞为喜光作物，对光强度的反应比其他谷物作物敏感，幼苗期光照不足，植株弱小。若开花结实期光照不足，容易引起花果脱落，结实率低，产量下降。

二、起源与历史

荞麦最早起源于中国，多数研究表明中国西南部的云南、贵州、四川、西藏等省份是甜荞起源中心。林汝法根据中国文字记载、俚语、传说、野生荞麦类型及其品种资源的调查，提出荞麦起源于我国是毋庸置疑的，云南滇西中山盆地可能为甜荞的发源地。康德尔认为："甜荞为黑龙江畔及西伯利亚贝加尔湖之原产"。Chen 从形态学、分类学、生殖生物学、细胞学、酯酶同工酶和种间可杂交性等方面的研究，结合甜荞的生长和分布特点，认为甜荞起源于中国大西南的温暖地区，如云南和四川。亚洲甜荞的等位酶分析结果表明，中国南部群居内的甜荞变异最大。甜荞的 RAPD 分析（对未知序列基因组进行多态性分析）也表明中国南部的甜荞多态性比例最高，因此研究者提出甜荞是从中国南部扩散至亚洲的其他国家。随着新兴科学技术的发展，科学家又进一步证实了我国是甜荞的起源中心。

甜荞作为一种古老的农作物，栽培历史非常悠久，种植经验也很丰富。陕西咸阳马泉和甘肃武威磨嘴子分别出土过前汉和后汉时期的实物。据《神农书》记载，在公元前 5 世纪就有甜荞栽培记述。在公元 6 世纪，后魏贾思勰在《齐民要术》中详细地记载了甜荞。南北朝时期，大量的史书、农书、诗文都有众多的甜荞论述，《旧唐书·吐蕃列传》《闽书南产》《龙沙记略》《闲处光阴》《马首农言》等文史都有关于甜荞麦的记述。从以上文字记载证实，中国甜荞的栽培始于西周、西汉时期，略早于世界其他国家。

三、地理分布

（一）国外甜荞产区分布

据统计，目前全世界甜荞种植面积为 $7 \times 10^6 \sim 8 \times 10^6 \mathrm{hm}^2$，总产量 $5 \times 10^6 \sim 6 \times 10^6 \mathrm{t}$。甜荞主要生产国有俄罗斯、中国、乌克兰、波兰、法国、加拿大、韩国和美国等。俄罗斯为世界甜荞生产大国，种植面积为 $3 \times 10^6 \sim 4 \times 10^6 \mathrm{hm}^2$，占全球总播种面积的近一半，平均产量约 $515 \mathrm{kg/hm}^2$，最高产量为 $4\,000 \mathrm{kg/hm}^2$，总产量约 $2 \times 10^6 \mathrm{t}$。法国和加拿大的甜荞种植面积均约为 $1 \times 10^5 \mathrm{hm}^2$。美国种植面积为 $5 \times 10^4 \sim 6 \times 10^4 \mathrm{hm}^2$，平均产量 $800 \sim 900 \mathrm{kg/hm}^2$，总产量 $8 \times 10^4 \sim 9 \times 10^4 \mathrm{t}$。日本甜荞种植面积约 $3 \times 10^4 \mathrm{hm}^2$，平均产量约 $750 \mathrm{kg/hm}^2$，总产量 $2 \times 10^4 \sim 3 \times 10^4 \mathrm{t}$。甜荞在我国的种植面积和产量均居世界第二位，常年种植面积 $7.0 \times 10^5 \mathrm{hm}^2$，总产量约 $7.5 \times 10^5 \mathrm{t}$。20 世纪 50 年代，我国甜荞的种植面积曾达到 $2.25 \times 10^6 \mathrm{hm}^2$，总产量为 $9.0 \times 10^5 \mathrm{t}$。

（二）国内甜荞产区分布

我国甜荞种植区多为地广人稀、土地瘠薄、气候冷凉、水源缺乏、交通不便之地。在地理位置上，种植区多数处于我国边远地区和少数民族聚居的经济不发达地区。我国主产区主要集中在内蒙古、陕西、山西、甘肃和宁夏等省份，甜荞分为野生类型和栽培类型。野生类型主要分布在云南、贵州、四川和西藏等地区，包含野甜荞花柱异长亚种、野甜荞花柱同长变种等变异类型，这些变异类型常常混生。从垂直分布来看，甜荞基本上分布在 600～1 500m 海拔地带，主产区比较集中，其中面积较大的是以武川、固阳、达尔汗茂明安联合旗为主的内蒙古后山白花甜荞产区，以奈曼旗、敖汉族、库伦旗、翁牛特旗为主的内蒙古东部白花甜荞产区和以陕西定边、靖边、吴旗，宁夏盐池，甘肃华池、环县为主的陕甘宁红花甜荞产区。我国出口的甜荞主要来自这三大产区。除此之外，云南曲靖也是我国甜荞的产区。

甜荞产区可按生态区划分为四大主要板块，北方春荞麦区、北方夏荞麦区、南方秋冬荞麦区以及西南高原春秋荞麦区。北方春荞麦区包括长城沿线及以北的高原和山区，包括黑龙江西北部大兴安岭山地、大兴安岭岭东、北安和克拜丘陵农业区，吉林白城，辽宁阜新、朝阳、铁岭，宁夏固原、宁南，甘肃定西、武威地区和青海东部地区。此区地多人少，耕作粗放，栽培作物以甜荞、燕麦、糜子、马铃薯等作物为主，辅以其他小宗粮豆，是我国甜荞主要产区，甜荞种植面积占全国种植面积的 80%～90%，一年一熟，春播（5 月下旬到 6 月上旬）；东北部多垄作条播，中西部多平作窄行条播。北方夏荞麦区是以黄河流域为中心，北起燕山沿长城一线，与春荞麦区接壤，南以秦岭、淮河为界，西至黄土高原西侧，东濒黄海，其范围北部与北方冬小麦区吻合，还包括黄淮海平原大部分地区以及晋南、关中、陇东、辽东半岛等地。此区人多地少，耕作较为精细，是我国冬小麦的主要产区。甜荞是小麦后茬，一般 6～7 月播种，种植面积占全国种植面积的 10%～15%。此区盛行二年三熟，水浇地及黄河以南可一年两熟，高原山地间一年一熟，多为窄行条播或撒播。南方秋冬荞麦区包括淮河以南、长江中下游的江苏、浙江、安徽、江西、湖北、湖南的平原、丘陵水田、岭南山地，以及福建、广东、广西大部、云南南部高原、海南、台湾等地。此区地域广阔，气候温暖，无霜期长，雨量充足，以稻作为主，甜荞为"稻—稻"的后作，多零星种植，种植面积极少，一般在 8～9 月或 11 月播种，多为穴播或撒播。西南高原春秋荞麦区包括青藏高原、甘南、云贵高原、川鄂湘黔边境山地丘陵和秦巴山区南麓。此区地多人少，耕作粗放，栽培作物以甜荞、燕麦、马铃薯等作物为主，辅以其他小宗粮豆作物。低海拔河谷平坝为二年三熟制地区，甜荞多秋播，一般在 6～7 月播种。

甜荞生产水平较低，一般每公顷产量为 200～700kg，随着农业技术的普及和农民文化素质的提高，多数地区生产水平明显提高，不少地方每公顷产量超过 1 500kg，少数田块甚至超过 2 000kg。荞麦有很大的生产潜力，只要因地制宜、措施得当，每公顷甜荞生产达 1 500kg 是可能的。

20 世纪 80 年代以来，随着科学技术的发展和保健营养食品领域的开拓，甜荞以其独特的营养成分，被认为是世界性的新兴作物。随着国内人民生活的改善和人们的健康需要，国内外市场对甜荞食品的需求将迅速增加，甜荞的商品价值将逐渐提高。发展甜荞生产，扩大外贸出口，对改善甜荞主产区的经济、改变人们的膳食结构、提高人民生活水平，具有十分重要的意义。

（三）中国甜荞整体产业现状

甜荞作为我国传统出口商品，已有较长久的历史。我国甜荞在国际市场上以"粒大、皮薄、面白、粉多、筋大、质优"享有盛名，特别是产于内蒙古后山地区、陕北榆林的大粒甜荞深受外商欢迎。除此之外，吉林、河北、山西、宁夏、甘肃、云南等省区也出口甜荞。我国甜荞主要出口日本、东南亚及欧洲等地。据统计，1990—2001 年，我国甜荞年出口量约 1 010t，主要销往日本、荷兰、韩国、朝鲜、比利时、俄罗斯等 31 个国家和地区。其中每年出口日本 8 万～9 万 t，占日本荞麦进口量的 80% 以上。目前，日本市场上最受欢迎的是内蒙古后山甜荞，该产品粒色一致，粒形整齐，制米品质好，而且上市比较早，一般 10 月底就可运达日本。除此之外，近几年内蒙古东部的林西、翁牛特旗等地的甜荞出口也逐渐增加。我国除出口 1、2 等级甜荞外，还出口荞麦粉、甜荞挂面等产品。此外，四川、山西、北京、山东、浙江等地区也开始生产甜荞产品。

第二节 甜荞营养特性

随着社会生产力的发展，人们对膳食方面的基本需求已经从吃饱、吃好转变成关注食品营养与保健功能，荞麦不仅富含蛋白质、脂肪、淀粉、纤维素、维生素、矿物质等营养成分，还含有其他禾本科粮食作物所不具有的生物黄酮类活性成分。因此，荞麦被誉为"五谷之王"。研究表明甜荞含有比较全面、均衡的氨基酸，丰富的油酸、亚油酸、淀粉等，营养价值极为丰富。

甜荞籽粒营养成分全面，富含蛋白质、淀粉、脂肪、粗纤维、维生素、矿物元素等，与其他的大宗粮食作物相比具有许多独特的优势。据国家粮食和物资储备局科学研究院油脂化学研究中心研究报道，谷物营养成分分析见表 6-1。甜荞籽粒的粗纤维含量高于小麦和大米，粗脂肪含量高于大米，维生素 B_2 含量高于其他粮食，且含有其他禾谷类粮食所没有的叶绿素、芦丁（维生素 P）。甜荞籽粒中钠、锰、锌含量显著高于小麦、大米及玉米，钙含量显著高于大米和玉米。

表 6-1 谷物营养成分分析

组　分	甜荞	小麦	大米	玉米
粗蛋白质（%）	6.50	9.90	7.80	8.50
粗脂肪（%）	1.37	1.80	1.30	4.30
淀粉（%）	65.9	74.6	76.6	72.2
粗纤维（%）	1.01	0.60	0.40	1.30
维生素 B_1（mg/100g）	0.08	0.46	0.11	0.31
维生素 B_2（mg/100g）	0.12	0.06	0.02	0.10
芦丁（mg/100g）	0.095~0.21	0	0	0
叶绿素（mg/100g）	1.304	0	0	0
钠（%）	0.032	0.001 8	0.001 7	0.002 3
钙（%）	0.038	0.038	0.009	0.022
锰（mg/kg）	10.3	0	0	0
锌（mg/kg）	17.0	22.8	17.2	0

一、蛋白质

甜荞中蛋白质含量十分丰富，不同品种间蛋白质含量有些许差异（7.78%～10.35%）。甜荞面粉的蛋白质含量除低于燕麦面粉（莜面）和糜子米面粉（黄米面）外，明显高于大米、小米、高粱、玉米面粉及糌粑。其蛋白质的组成也不同于一般粮食作物，近似豆类的蛋白质组成，在种子的子叶或糊粉层中，含有特定的蛋白质，是种子最主要的活性成分之一，按照其溶解性，可以分为清蛋白、谷蛋白、醇溶蛋白和球蛋白，如表6-2所示，甜荞种子蛋白组分中清蛋白的含量最高，谷蛋白含量次之，醇溶蛋白和球蛋白的含量较低。甜荞的氨基酸含量高、种类多，营养价值高，很容易被人体吸收和利用。如表6-3所示，甜荞种子中的赖氨酸含量（0.421 4%）高于大米（0.277%）、小麦（0.262%）和玉米（0.251%）。

表6-2　甜荞种子中4种蛋白质含量

单位：%

组分名称	清蛋白	谷蛋白	醇溶蛋白	球蛋白
含量	2.622～3.946	2.153～2.449	0.284～0.352	0.794～1.049

表6-3　甜荞与主要粮食中8种人体必需氨基酸含量

单位：%

氨基酸种类	甜荞	小麦	大米	玉米
苏氨酸	0.273 6	0.328	0.288	0.347
缬氨酸	0.380 5	0.454	0.403	0.444
甲硫氨酸	0.150 4	0.151	0.141	0.161
亮氨酸	0.475 4	0.763	0.662	1.128
赖氨酸	0.421 4	0.262	0.277	0.251
色氨酸	0.109 4	0.122	0.119	0.053
异亮氨酸	0.273 5	0.384	0.245	0.402
苯丙氨酸	0.386 4	0.487	0.343	0.395

二、淀粉

甜荞中淀粉含量较高，一般为60%～70%，主要分布于胚乳细胞中，与大多数谷物相似。甜荞中淀粉含量也会受到地域以及品种等因素的影响，甜荞中平均淀粉含量可达到63%以上。甜荞淀粉粒呈多角形单粒体，且很小，颗

粒大小为 $2\sim14\mu m$，平均为 $6.5\mu m$，为普通谷物淀粉粒的 $1/14\sim1/5$。研究发现，甜荞和苦荞的淀粉体外消化率均较低，为 $46.2\%\sim62.4\%$。现代研究表明，淀粉按其消化性（digestibility）可分为 3 类：快速消化淀粉（rapidly digestible stareh，RDS）、慢消化淀粉（repidly digestible stacrh，SDS）和耐消化淀粉（也称抗性淀粉，resistant stareh，SR），通过对生的甜荞种子和热处理的甜荞种子试样中淀粉分析认为，由于可获得有利于葡萄糖缓慢释放和相对高比例的耐消化淀粉，甜荞可用作糖尿病患者的良好补充饮食。I. Kreft 和 V. Skarabanja 对 24 个甜荞试样分析结果表明，甜荞淀粉含量为 $67.8\%\sim80.7\%$，直链淀粉含量为淀粉总量的 $33\%\sim44\%$。淀粉中直链淀粉含量高于 25%，煮成的米饭较干，疏松，黏性差。

甜荞淀粉黏度远高于谷类淀粉，而和根茎类淀粉相近。甜荞淀粉的黏度曲线与豆类淀粉相似，且具有高结晶度、高消化性及较高的持水能力。周小理等以甜荞为材料，与市售的大米、小麦面粉、绿豆相比较，研究甜荞淀粉的糊化特性，得到的结论为甜荞淀粉在 60℃ 有最高溶解度，为 4.7%，甜荞淀粉的膨胀曲线与小麦淀粉相似。甜荞淀粉的冻融析水率高于小麦和绿豆，但低于大米。甜荞淀粉与参照物的透光率由低到高排序为：大米＜甜荞＜绿豆＜小麦。

三、脂质

甜荞的脂肪含量仅次于燕麦面粉和玉米面粉，高于大米、小麦、糜子米面粉和糌粑。甜荞脂肪在常温下呈固形物，黄绿色，无味，含 9 种脂肪酸，其中油酸和亚油酸含量最多，二者之和为 76%，棕榈酸含量 16.6%、亚麻酸含量 5.8%等，如表 6-4 所示。甜荞的不饱和脂肪酸含量占脂肪含量的 81.8%。对甜荞油脂不皂化物的分析发现，甜荞油以甾醇的含量最高，甜荞油脂则主要含甾醇类和烃类化合物。甜荞油不皂化物的组成和含量见表 6-5。甜荞籽粒含有丰富的不饱和脂肪酸，具有多种生理活性。油酸和亚油酸都具有降低血清胆固醇作用，前者能提高超氧化物歧化酶的活性，后者能在体内合成花生四烯酸，不仅能软化血管，还能稳定血压。

表 6-4　甜荞籽粒中脂肪酸的组成和含量

单位：%

脂肪酸的组成	含量
棕榈酸	16.6
硬脂酸	1.6
油酸	35.8

（续）

脂肪酸的组成	含量
亚油酸	40.2
亚麻酸	5.8
花生酸	微*
二十碳烯酸	微
山俞酸	微
芥酸	微

* 微表示含量在 0.1% 以下。

表 6-5   甜荞油不皂化物的组成和含量

单位：%

项目	不皂化物总含量	烃*	三萜醇*	甾醇*	其他*
甜荞油	21.9	14.08	微	60.3	25.62

* 表示物质含量占不皂化物总含量的百分比。

四、膳食纤维

甜荞中膳食纤维含量丰富，甜荞粉膳食纤维含量约为 1.62%，比玉米粉高 8%，分别是小麦和大米的 1.7 倍和 3.5 倍。甜荞种子的总膳食纤维中，20%～30% 是可溶性膳食纤维，尤其含有胶质状的葡聚糖，这些膳食纤维对防止糖尿病和高血脂具有积极的作用，且甜荞籽粒中纤维不含有植酸。

五、维生素

甜荞籽粒中含有丰富的维生素，如维生素 B_1、维生素 B_2、维生素 E，尤其是其他谷物中所没有的维生素 P（3.11mg/100g），其中维生素 B_2 的含量是玉米、小麦粉的 2～3 倍，是大米的 6 倍。

六、矿物质

甜荞籽粒中含有微量元素铁（11.54mg/g）、锰（0.017 1mg/g）、钙（0.437 1mg/g）、磷（3.882mg/g）、铜（0.012 1mg/g）、锌（0.027 2mg/g）、镁和极微量的硼、碘、镍、钴、硒等无机元素。其中镁、钾、铜、铁等元素的含量为大米和小麦面粉的 2～3 倍。

第三节　甜荞生物活性成分

一、黄酮类化合物

黄酮类化合物属于多酚天然化合物，是甜荞中最重要的生物活性物质之一，广泛存在于甜荞的花、茎、叶和籽粒中，主要包括芦丁、槲皮素、山柰酚、桑色素。甜荞籽粒中总黄酮含量为 15.97～18.8mg/g。其中芦丁又称芸香苷、维生素 P，是槲皮素 3－O－芸香糖苷，占甜荞黄酮总量的 75% 以上。

Dietrych-Szostak 等人从甜荞中分离鉴定了 6 种黄酮类化合物，分别为芦丁、荭草素、牡荆素、槲皮素、异牡荆素和异荭草素，其中脱壳的种子中只含有芦丁和异牡荆素，而壳中则含有这 6 种化合物，并且甜荞脱壳种子和壳中的总黄酮含量分别为 18.8mg/100g 和 74mg/100g。唐宁等人研究发现，甜荞叶中总黄酮平均含量达 5.3%，芦丁平均含量达 4.9%。

韩志萍等人对甜荞不同部位总黄酮含量测定，结果表明，甜荞地上部分黄酮类含量高于地下部分，其中花、叶含量远高于茎、皮；测得榆林定边甜荞各部位总黄酮含量分别为：花 5.60%、叶 5.29%、茎 3.07%、青皮 3.20%、根 1.05%。

甜荞中黄酮类化合物因其特殊的结构而具有多种生理功能，包括抗肿瘤、抗心血管疾病、抗菌、抗病毒、抗氧化、抗衰老、抗糖尿病、免疫调节、激素样作用等。甜荞具有提高毛细血管的通透性、维持微血管循环、加强维生素 C 的代谢作用和促进维生素 C 在体内蓄积的功效。

二、酚类物质

甜荞不同部位的总酚酸含量不同。甜荞麸中总酚含量高于甜荞粉，其中甜荞麸的总酚含量为 2.434mg/g。甜荞多酚主要以自由酚形式存在，甜荞粉自由酚占总酚比例为 93%，甜荞麸自由酚占总酚比例为 88%。此外，荞麦抗氧化能力与多酚含量之间呈线性相关（$P>0.90$）。

三、其他

1. 植物甾醇　植物甾醇存在于甜荞的各个部位，主要包括 β-谷甾醇、菜油甾醇、豆甾醇等。植物甾醇对许多慢性疾病都表现出药理作用，具有抗病毒、抗肿瘤、改善供试体的免疫状况、抑制体内胆固醇的吸收等作用。β-谷甾醇是甜荞胚和胚乳组织中含量最丰富的甾醇，约占总甾醇的 70%。甜荞花粉中甾醇的情况相当复杂，其中 β-谷甾醇占植物甾醇总量的 40.8%，异岩藻甾醇（isofucosterol）占植物甾醇总量的 22.1%，2,4-亚甲基胆固醇（2,4-

methylenecholesterol）占植物甾醇总量的 13.8％、菜籽甾醇占植物甾醇总量的 10.1％。花粉样品中分离的植物甾醇量为 0.51mg/g。

2. γ-氨基丁酸 有研究表明，甜荞中含有一种特殊的功能活性成分，即 γ-氨基丁酸（GABA），其含量为（2.44±0.06）mg/100g。GABA 是谷氨酸脱羧酶催化的脱羧作用形成的天然存在的功能性蛋白质。植物中 GABA 的合成主要受 GABA 支路和多胺降解的影响，其中谷氨酸脱羧酶和二胺氧化酶分别是这两条途径中的限速酶。植物在受热、受冷、盐胁迫、酸胁迫、低氧胁迫等条件下刺激会强烈激活谷氨酸脱羧酶和二胺氧化酶的活性，从而促使 GABA 富集。GABA 广泛存在于哺乳动物的脑和脊髓中，是一种重要的骨髓和骨髓抑制性物质，具有降血压、镇痛和提高记忆等生理功能。

3. 荞麦碱 甜荞籽粒中存在的荞麦碱是唯一的，对这一组分人们有许多不同的看法。1997 年 Minn-Dalk 报道，甜荞中发现的荞麦碱可被用来治疗Ⅱ型糖尿病。另外，甜荞籽粒中只有很少量的荞麦碱，并难以分离。牛、山羊、绵羊、猪和火鸡若摄食整个植株，无论是青的还是干的，会使动物裸露的或浅色的皮引起严重的光致敏现象。

4. 硫胺素结合蛋白 硫胺素结合蛋白（TBP）普遍存在于甜荞种子中，在植物体内担负着硫胺素的转运和贮存作用。它们可以促进硫胺素在贮藏期间的稳定性，并促进硫胺素的生物效率。甜荞种子分离的 TBP 已成为系统研究配体-蛋白相互作用化学机理的主题。许多实验结果表明，对于那些缺乏和不能贮存硫胺素的患者而言，TBP 在硫胺素的补给中有重要作用，是一种很好的硫胺素补给资源。

第四节 甜荞生理活性

甜荞籽粒中含有多种活性物质，赋予甜荞多种生理活性。甜荞食品营养价值高，能治胃灼热和便秘，是老人和儿童的保健食品。

一、降血糖，防治糖尿病

甜荞中含有抗性淀粉，而抗性淀粉对降低饭后血糖有明显效果，同时甜荞中含有的铬元素，可促进胰岛素在人体内发挥作用，从而可以降低血糖，成为糖尿病人的理想降糖食品。

研究表明，甜荞中的黄酮类化合物是甜荞具有降血糖功效的主要成分。李雯等人研究发现，甜荞水提物对链脲佐菌素（streptozotocin，STZ）所致的Ⅱ型糖尿病小鼠具有降血糖作用。结果表明，Ⅱ型糖尿病小鼠灌胃治疗 14d 后，与模型对照组相比较，甜荞水提物各剂量组小鼠的体重明显增加，而血糖显著下降，其中甜荞水提物中剂量组小鼠的体重与血糖值变化最为显著。说明甜荞水提物具备一定的降低 STZ 致 Ⅱ 型糖尿病小鼠血糖的作用。张敏制备甜荞茶饮料并研究甜荞茶饮料对 Ⅱ 型糖尿病小鼠降血糖作用，结果显示，甜荞基茶、甜荞凉茶饮料干预可以显著降低 Ⅱ 型糖尿病小鼠胰岛素含量，提高胰岛素敏感性，可对小鼠的肝、肾起到一定的保护作用。

二、降血脂功效，防治高血压、冠心病

甜荞含有丰富的不饱和脂肪酸，对人体十分有益，有助于降低体内血清胆固醇含量，抑制动脉血栓的形成，对动脉硬化和心肌梗死等心血管疾病均具有很好的预防作用。甜荞中丰富的亚油酸在体内通过加长碳链可合成花生四烯酸，花生四烯酸不仅能软化血管、稳定血压、降低血清胆固醇和提高高密度脂蛋白含量，而且是合成人体生理调节方面起必须作用的前列腺素和脑神经组成的重要组分之一。

另外，甜荞中含有其他大宗作物中没有的芦丁成分，芦丁是甜荞中主要的黄酮类化合物，能提高毛细血管的通透性，维护微血管循环。甜荞中含有的维生素 B_3 同样具有以上功能，是治疗高血压、心血管疾病的重要辅助药物。

綦文涛等人研究甜荞对高脂血症小鼠血脂和肝抗氧化的调节作用，发现与高脂血症模型组比，饲料中添加甜荞喂养的高脂血小鼠，体重增长率和肝指数均呈降低趋势；甜荞降低了高脂血小鼠血液的 TC、TG、LDL-C 浓度，而使 HDL-C 浓度升高；甜荞改善了高脂血症小鼠肝的 GSH-Px 和 SOD 活性，并显著降低 MDA 浓度（$p < 0.05$）；与高脂血症模型组相比，甜荞处理小鼠的肝组织细胞排列整齐，轮廓及索状结构清晰，细胞内脂滴空泡相对少。甜荞调节血脂和抗氧化作用略低于苦荞作用。但仍能说明甜荞具有一定的降低由高脂膳食引起的血脂升高作用，提高肝的抗氧化能力，改善肝的脂代谢，起到保护肝的作用。

三、抗氧化，延缓衰老功效

甜荞多酚中的黄酮类化合物起到主要的抗氧化作用，甜荞的维生素 E 中 γ-生育酚含量较多，也具有一定的抗氧化作用。

杨红叶等研究了甜荞中麸皮、内粉清除 ABTS、DPPH 自由基和抑制 β-胡萝卜素氧化的能力，结果显示抗氧化能力由高到低的排列顺序依次为甜荞麸皮、甜荞内粉。徐斌等人探究甜荞总黄酮提取物体外抗氧化作用，结果发现在试验的浓度范围内，甜荞总黄酮提取物能有效清除 DPPH 自由基及超氧阴离子自由基，且随着提取物浓度的升高，其自由基清除能力也显著提高，表明甜荞总黄酮提取物具有较强的体外抗氧化活性。YA 等利用 DPPH 自由基清除实验，通过 HPLC-MS 对甜荞籽粒的乙醇提取部分的抗氧化成分进行了鉴定分

析，结果表明芦丁和槲皮素是主要的抗氧化成分，而且槲皮素的抗氧化活性与芦丁相比，明显高一些。刘淑梅等研究了甜荞叶总黄酮（TFBL）降血糖、降血脂、抗脂质过氧化作用，得到了同样的结果。

王世霞研究发现，在水提和醇提条件下，甜荞水提物的平均总抗氧化能力为（40.26±4.59)mmol/100g，苦荞水提物平均总抗氧化能力为（34.92±3.9)mmol/100g，甜荞略高于苦荞，但二者无显著性差异。甜荞醇提物和苦荞醇提物的平均总抗氧化能力分别为（41.64±1.99)mmol/100g、（64.41±3.59) mmol/100g。苦荞醇提物的总抗氧化能力显著高于甜荞。

四、抑制肿瘤，抗癌功效

甜荞具有抑制肿瘤、抗癌的作用，因其含有大量黄酮类化合物、丰富镁、硒等人体必需的微量元素。而硒又是谷胱甘肽过氧化酶的必需成分，该酶除具有很好的清除自由基的功效外，还可有效控制肿瘤的诱发与发展，因此具有抗癌作用。

甜荞中类黄酮化合物的抗癌作用主要是指它能够减小甚至消除一些化学致癌物的毒性，如山奈素和芦丁可有效抑制黄曲霉毒素 B_2 的致癌作用。Deschner 研究发现槲皮素对氧化偶氮甲醇诱发的大鼠直肠癌有良好的抑制作用，槲皮素还可抑制肿瘤细胞增长、促使癌细胞分化、调节体内酶系统，从而抑制生物异源物的化学毒性或致癌性的功能。安昌勇研究发现槲皮素对 LOVO 细胞的增殖侵袭能力具有抑制作用，并能抑制（癌胚抗原）CEA 的表达。贾海燕等人研究荞麦中的槲皮素和芦丁等活性成分作用于 HepG2 细胞，发现它们对 HepG2 细胞的增长均具有抑制作用。

第五节　甜荞食品加工

人们发现甜荞中含有 18 种氨基酸、9 种脂肪酸，并含有丰富的维生素和矿物质，甜荞中特有的芦丁等生物类黄酮，具有良好的食疗保健作用。在众多粮食类作物中，甜荞以其独特的口味、良好的适口性、易被人体吸收等特点受到我国东北、华北、西北、西南地区以及日本和朝鲜等国家人们的喜爱，许多国家已把甜荞列为高级营养食品。

一、主食制品

（一）甜荞米

甜荞米的营养价值很高，含有同牛奶、鸡蛋相似的成分，尤其含有丰富的赖氨酸、色氨酸和精氨酸等。甜荞米是甜荞的籽粒在碾米过程中去皮壳（即果皮和种皮），再用一定孔径的筛子过筛后得到的。出米率因品种、栽培条件和碾米技术而异，一般为 70%～80%。甜荞米常用来做甜荞饭、甜荞粥以及甜荞麦片。

工艺流程：

甜荞→清洗除石、去杂→脱壳→砂轮磨盘式脱壳机脱壳→壳仁分离→甜荞米→检验→成品包装

（二）甜荞粉

甜荞粉与其他面粉一样，可精制美味馍面，也可制成面条、烙饼、面包、糕点、荞酥、凉粉、血粑和灌肠等民间风味食品。

传统工艺流程：

甜荞→多道筛选→去石→去麸皮→清理、甩干→磨粉系统（渣磨系统、芯磨系统、尾磨系统）→比例调配→包装→成品

现代工艺流程：

甜荞→脱壳制粉→加水调整水分含量为 25%～27%→双螺杆挤压膨化（一区温度为 80℃，二区温度为 150℃）→干燥→制粉→膨化粉→检验→包装成品

挤压膨化工艺要求：膨化要充分、均匀而不夹生，不留白斑、不焦，色泽一致。

（三）甜荞挂面

材料：甜荞面粉 30%～50%，小麦面粉 50%～70%，复合添加剂（魔芋微细精粉：瓜胶：黄原胶＝3：3：2）0.5%～1.5%。甜荞面粉品质要求：粗蛋白含量≥12.5%、灰分≤1.5%、水分含量≤14%、粒径为 180μm。甜荞面粉要随用随加工，存放时间不超过两周，这样生产出的甜荞挂面的甜荞味浓。

工艺流程：

原辅料预处理→和面（30℃加水充分拌和，水分含量调至 28%～30%，和面时间 25min）→熟化（熟化器中熟化 15～20min）→压片（厚度通常不低于 4mm）→切条（面片要求紧实、光洁）→湿切面→干燥→切断→称重计量→包装检验→成品

（四）甜荞挤压预熟面条

材料：新鲜甜荞面粉 92%，脱腥豌豆粉 6%，魔芋粉 1%，食盐适量。

工艺流程：

甜荞面粉、脱腥豌豆粉、魔芋粉、食盐（按比例称取并充分搅拌混匀）→加水拌料（物料水分一般控制在 30%～35%）→挤压熟化→挤压成形（双级单螺杆挤压设备，熟化、成形一次完成）→老化（低温高湿条件：老化温度<10℃、相对湿度>80%）→切段→称重→成品包装

食用方法：取适量成品面条用温开水浸泡 30min 左右，无硬芯即可沥水凉

拌食用，如欲热食，可沥水后放入沸水锅略煮片刻，捞出入碗，浇入汤料等即可食用。

（五）甜荞馒头

材料：小麦面粉75kg和甜荞面粉25kg，酵母0.5～1.5kg，碱0.2kg，水50L，糖0.5kg。

工艺流程：

预混（小麦面粉与甜荞面粉按3∶1的比例混合）→加碱和面→发酵（酵母用量为0.5%，加水量为50%，发酵温度为30℃，发酵时间为2h）→揉面→成形→醒发→蒸制→成品

技术要点：为了生产出高品质的甜荞馒头，可添加5%的谷航粉、0.5%硬脂酰乳酸钠（SSL）和硬脂酰乳酸钙（CSL）。

（六）甜荞煎饼

煎饼是一种大众化的传统方便食品，种类繁多，深受广大消费者的喜爱。采用超微粉碎方式处理甜荞，使面粉粒径明显降低，吸附性、溶解性和分散性等物理特性得到改善，同时，甜荞中黄酮类化合物溶出率增加。经过摊制得到的甜荞超微粉煎饼，风味独特，具有良好的营养保健功能。加工得到的煎饼不仅能够充分利用产品原料，防止麸皮的浪费，而且还含有丰富的营养价值，具有一定的预防疾病和保健作用。

工艺流程：

甜荞仁超微粉碎→甜荞超微粉→面粉、鸡蛋、盐和水→混匀→摊制成形

二、烘焙制品

（一）甜荞面包

甜荞面包在普通面包中添加一定量的甜荞面粉（一般不超过20%），既可提高面包的营养价值，又能增添一个面包新品种。添加甜荞使面包的食疗价值提高，更适用于糖尿病、高血脂患者食用，甜荞面包是适合于中老年人的营养、保健佳品。甜荞面包松软，有甜荞的特殊香味。

工艺流程：

原辅料处理→面团调制→面团发酵→分块、搓圆→中间发酵→整形→醒发→烘烤→冷却→包装→成品

（二）甜荞饼干

工艺流程：

选粉（甜荞面粉32g、小麦面粉48g、糖粉25g、奶粉15g）→过筛（60目筛）→面团调制→辊轧（辊轧6～7次）→成形（表面光滑整齐）→烘烤（远红外线烤箱中，220℃条件下烘烤4.5min）→冷却（自然冷却到40℃）→

热封包装

操作要点：甜荞面粉的添加量在 30％以上时面片质量较差。甜荞面粉与小麦面粉的比例为 4：6 时，饼干有较好的外形。

甜荞威化饼干是一种新型的营养保健饼干，它适合糖尿病、高血脂患者食用，也适合中老年人及儿童食用。甜荞威化饼干酥脆，夹馅甜咸适口，有芝麻香味。

工艺流程：

原辅料预处理→面团调制→辊轧→成形→烘烤→冷却→包装→成品

（三）甜荞蛋糕

甜荞蛋糕比普通蛋糕更松软，营养丰富，绵软适口，易消化，非常适合老年人及儿童食用。

工艺流程：

鸡蛋（250g）→去壳→快速搅打（泡打粉 4g、白砂糖 80g、蛋糕油 10g）→拌面（甜荞面粉 100g、底筋面粉 150g、水 150g、香兰素适量、食盐适量，搅打 6s）→浇模成形→烘烤→出模→冷却→成品

三、民间特色加工面制品

民间特色食品是指历史悠久，用传统加工工艺生产，反映地方特色和民族特色的食品，是一个民族适应生存的自然选择，是民间经验和智慧的积累、继承、发扬，具有良好的风味性、营养性、健康性和安全性。甜荞风味小吃，历史悠久，技艺精湛，品种繁多。"一方水土养一方人"，在甜荞主要生产区如山西、陕西、甘肃、宁夏等省份及周边地区，人们根据自己的区域特色和传统习惯，开发了工艺独到、方法多样、风味独特的荞麦传统食品，如碗托、凉粉、灌肠、扒糕、威宁荞酥和陕西剁荞面等，它们形色俱佳，风味特异，营养合理，食用方便，经济实惠。随着科学技术的发展和人民生活水平的提高，甜荞风味小吃及甜荞制品花色、品种不断增加，颇受中外人士的欢迎。

（一）猫耳朵（麻食子）

制作方法：甜荞面 500g，加温水 250mL 左右，和面，揉白、揉光，搓成指头粗的圆条。撒上面粉，用左手食指与中指夹住面条，用右手拿刀将其切成指甲盖大的小剂子，然后用右手拇指在左手掌上推成一个一个小卷，形如猫耳朵状。锅开后，抖去面粉，入锅煮熟。捞出后，浇上各种调料，趁热即食，味道极佳。

（二）拔荞面

制作方法：将甜荞面用温水和好，醒面。将醒好的面擀成 15cm 宽、1cm 厚的面片，用一种特殊的刀（刀长约 36cm，宽约 10cm，一边有刃，两端有柄，双手握刀）将面片切为细如挂面的面条，直接入开水锅内煮开即可捞出。

食用方法：食用时加汤，所配汤料可根据个人口味而定。猪肉汤、羊肉汤、鸡丝汤均可，可酸可辣。

（三）红糖甜荞饼

制作方法：将甜荞面 250g 加水拌匀，放在案板上揉匀，搓成长条，切成面剂，擀成皮，包入红糖成饼。锅烧热，放入甜荞饼坯，烙至熟，出锅即成。

（四）炸绿豆甜荞饼

制作方法：取 500g 绿豆面置于盆中，加凉开水搅拌成面糊。胡萝卜洗净，擦成细丝。芫荽末、五香粉、精盐与甜荞面 500g 一起掺入胡萝卜丝内，拌匀成馅。平锅放油烧热，放铁圈模，用勺盛少许绿豆糊倒入，放入拌好的甜荞胡萝卜丝馅，再倒上点绿豆糊，一面炸黄，翻过来将另一面也炸黄即成。

（五）甜荞酥

制作方法：先将适量的红糖加水煮沸成红糖水，停火后，放入植物油（数量为面粉重量的 20% 左右），再加入发酵粉，搅匀后加入甜荞面、鸡蛋，将面和好后从锅内取出，揉成面团。红小豆煮烂制成豆沙，加入红糖，炒至能成堆时加入熟植物油出锅，即成馅料。将面团分成若干团子，擀成皮，包入豆馅，在印模内成形，入炉焙烤至皮酥黄即成。

（六）甜荞血糕

制作方法：取 3 份甜荞面加 1 份动物血，用盐水打成稠糊状，加上五香调料，放蒸笼上蒸，蒸成暄糕状。冷却后切成 0.5cm 的三角形薄片，放油里炸黄，吃时拌上蒜泥。

（七）甜荞碗坨

甜荞碗坨在晋中、晋南地区是有名的传统民间小吃，在山西中部的太原地区则称之为荞面灌肠，向西至紧邻黄河的吕梁地区却以碗团为名，到了晋西北地区的叫法则与西北地区相交融，有叫碗坨的，也有叫凉粉的，但其加工方法大致相同。

1. 制作方法一：甜荞面制法　将甜荞面用温水和成面团，放入盆内，然后用手蘸水反复揉搓，揉匀后再蘸水揉搓，直到拽起能吊成线时舀入碗中，上蒸笼蒸熟，取出后在凉水中冰凉。

2. 制作方法二：甜荞糁子制法　将甜荞麦糁子放入盆内，加凉水少许，浸渗约 10min，倒在案上擀成茸，再放入盆内，逐渐加入凉水，用拳头和成糊状，用细箩过滤（面糊稀稠以能挂在勺子上为度），倒入碗内，入蒸笼，旺火蒸 10min，用筷子搅动几下，再蒸 10min 左右即熟，出笼晾凉。

3. 食用方法　食用时用刀将甜荞碗坨切成长薄片，盛入碗内，调入用麻籽油炒过的葱花及芝麻酱、生姜末，加入适量的精盐、酱油、食醋、芥末、蒜泥、油泼辣子即可。如加点麻辣羊肝，味道更佳。

（八）甜荞凉粉

甜荞凉粉在盛产甜荞的山西等地流行较广。甜荞凉粉的特点是呈黄绿色，口感滑润、爽口，别具风味，一年四季都可食用。

制作方法：取适量甜荞面粉，用 2 倍水搅拌调浆备用。另取 3 倍于面粉的水入锅煮沸，将已备好的甜荞面粉浆缓缓加入沸水锅中，边加边搅拌约 3min，直至浆料完全熟化成为半透明状黏性凉粉糊后撤火。将锅里的凉粉糊分别舀入碗中或浅盘中晾凉，脱模后即成为黄绿色凝胶状甜荞凉粉。另一种快速冷却的方法是将熟化的凉粉糊薄薄涂在水缸壁上，待冷却后划成小块取下。

食用方法：将甜荞凉粉切成细丝入碗，浇上用香醋、葱花等调味品做成的汤料，根据个人口味可再撒上炸香的辣椒、芝麻，口感更佳。

（九）甜荞扁团

甜荞扁团的历史，可远至泰兴地区开始种植荞麦的唐代开始，甜荞扁团现已成为江苏泰兴地区的特色食品，尤为冬至日家家必备及日常待客的特色美食。甜荞扁团是用甜荞面团做皮，以白菜、菠菜、芹菜或秧草等为主料，辅以虾米、葱、姜、酱油等为馅的甜荞面包馅食品。

制作方法：先用凉水将甜荞面粉和成面团，适当醒面后分成小剂子，擀面皮，然后加馅包成茶杯盖大小的扁圆形备用。甜荞扁团一般采用水煮、笼蒸与油煎等熟制方法。水煮较为简单，扁团投入水中后，将水烧开，待扁团浮到水面，再煮片刻即可食用。笼蒸则需等大量蒸气在笼屉四周大量逸出时才成熟。油煎需使用平底锅，用油煎制而成。

食用方法：甜荞扁团熟制后须趁热食用，否则冷却后发硬而影响口感。

（十）合阳踅面

踅面，是陕西合阳独有的传统风味食品。合阳的男女老少，都喜食踅面，上会赶集，少不了两碗踅面，逢年过节、款待亲朋，踅面更是饭桌上必不可少的保留项目。踅面用甜荞面加工而成，分为磨面、和面、摊面、切面、煮面 5 道工序。

制作方法：首先将甜荞清杂淘净，磨成细面。和面实际是将面粉加水调成面糊，这是关键的环节，在面粉中加适量水，用一根木棒顺同一方向均匀搅拌。面糊必须稀稠得当，方能摊出好面。摊面用的是特制的铁鏊，重达 20kg 以上，直径 70cm 左右。舀一勺面糊倒在鏊中心，划开摊平烙熟。待一面受热变硬后翻过来烙另一面，待七八成熟，叠在一起，折成四折，用刀切成细丝。切好的面丝码在木箱里备用。

食用方法：在沸水锅中加少许盐，以防煮面变黏。将切好的面丝入锅，略煮片刻即熟。出锅时可干捞，或带汤，然后根据个人喜好调入白油（熟猪油）、油辣椒、盐、醋、花椒面，撒上葱花或韭菜花便可食用。

四、饮料制品

目前，甜荞还被用于制作甜荞乳饮料、甜荞纤维饮料、混合甜荞饮料、甜荞固体饮料，人们把吃谷物的方式改变为喝谷物。谷物饮料作为一种健康饮品，已经渐渐成为一个研究热点。

（一）甜荞饮料

甜荞富含蛋白质和维生素等成分，还含有降血压、降血脂作用的生物类黄酮，用甜荞配制的营养保健茶，经常饮用可使人体更健康。

工艺流程：

甜荞粉（过 200 目筛）→加水调浆（1∶5）→胶体磨均质→粗滤→酶解→灭酶→高速剪切乳化→添加稳定剂→均质→灌装→杀菌→冷却→成品

（二）甜荞桑葚饮料

将去壳甜荞清洗、去杂质、蒸熟、干燥、炒制至发出甜荞香味后，再加入 2 倍体积的水进行蒸煮，得到煮熟后的甜荞粒水溶液。将新鲜的桑葚压榨取汁液，得桑葚汁液。将压榨后的桑葚粉碎至 212～270μm 的颗粒，并与桑葚汁液混合得到桑葚汁水。称取一定量的桑葚汁水、一定量的甜荞粒水溶液，以及各种辅料，如槐花蜜、魔芋酶解粉、柠檬酸、果胶、水等，混合。此甜荞饮料将甜荞与桑葚很好地结合起来，丰富了饮料产品的种类，制备的甜荞饮料滋味鲜爽醇和，克服了甜荞入口带有轻微不适感的缺陷，兼具甜荞和桑葚两者的功效，具有极高的保健效果。

工艺流程：

甜荞→去麸皮→清洗、去杂质、蒸熟、干燥、炒制→蒸煮→桑葚压榨→槐花蜜、魔芋酶解粉等按比例混合→均质→灌装→杀菌→冷却→成品

五、发酵制品

以甜荞为原料进行发酵而成的加工制品有甜荞发酵乳、甜荞啤酒、甜荞白酒等。

（一）甜荞乳制品

1. 甜荞麸皮酸奶　甜荞麸皮是甜荞麦芯粉加工过程中的主要副产物，富含膳食纤维和黄酮类化合物。酸奶是一种通过添加益生菌发酵哺乳动物乳汁的液态乳制品，具有营养丰富、易于消化吸收等特点，能提高人体免疫力，调节肠道菌群平衡。以甜荞麸皮为原料，有效提高了甜荞麦麸皮的利用率，将其添加到酸奶中，不仅可以给酸奶增加独特的风味，还可以提高酸奶的营养价值，满足了现代人对食品营养健康的需求。

据研究资料报道，在甜荞制粉过程中，麸皮产率为 24.4%，其中总黄酮

含量可达 6%~7%，但由于甜荞麸皮口感粗糙、难以被人体消化吸收，因而利用率极低，常被用作饲料或廉价处理。为了充分利用甜荞麸皮，采用超微粉碎技术将甜荞麸皮进行粉碎，一定配料混合均匀后加热均质，在无菌条件下接种保加利亚乳杆菌及嗜热链球菌（1∶1），在 38~46℃温度下，发酵 5~7h，冷藏得到甜荞酸奶。

工艺流程：

甜荞麸皮超微粉碎→加入牛奶、蔗糖和稳定剂→加热均质→接菌→发酵

2. 甜荞乳酸菌饮料　甜荞的营养价值很高，含有丰富的蛋白质以及多种功能活性成分，已经被广泛认识和利用。以甜荞为主要原料，牛奶为辅料，经酶解、乳酸发酵后可生产出一种风味独特、稳定性良好的谷类发酵饮料。

工艺流程：

甜荞＋牛奶→蒸煮→摊凉→加水、酶酐甜荞粉→乳酸菌接种→发酵→澄清→灭菌→成品

（二）发酵酒

甜荞黄粱米保健酒以天然绿色的甜荞、黄粱米为原料，经醋渍、蒸熟、发酵、微波辐射、增香后熟、灌装的加工工序，有效保留了原料的营养成分，提高了原料的利用率，同时也改善了成品保健酒的口感，制得的甜荞黄粱米保健酒色、香、味俱佳，具有益气、止泄、健脑明目、镇静安神等保健效果。

选取优质的甜荞、黄粱米、莲子芯和薏苡仁，混合均匀，制得混合原料。将混合原料放入 30℃浓度为 45%的白醋溶液中浸泡 3h，然后取出沥干，置于锅中煮熟，摊凉冷却至室温，之后加入一定量的酒曲和淀粉酶，混匀保温发酵 12d，待酒醅中酒精浓度达到 8%（V/V）时，开耙 2 次，每隔 8h 开耙一次；再转至室温中进行后发酵，时间为 22d，待发酵醪中的残糖含量降至 0.1%时，发酵结束。将发酵醪振荡后进行微波处理，压滤后，制得酒液；将酒液置于密封条件下 55℃进行增香后熟，3d 后结束，再加入少许壳聚糖与明矾，进行澄清分离，制得成品保健酒；杀菌后在真空无菌环境下灌装。

工艺流程：

甜荞→蒸煮→摊凉→加入酒曲和酶→酒精发酵→澄清→调整酒度、糖度、酸度→杀菌→成品

（三）发酵醋等其他加工制品

由于甜荞的保健功能受人瞩目，近年来在传统糕点、醋、酱油中进行了添加甜荞的尝试。在中国传统食醋酿造工艺的基础上进行了以甜荞为主要发酵原料的甜荞食醋的研究。研究主要集中在甜荞醋的功能方面。研究结果表明，在 5 种醋中，甜荞醋中的微量元素含量是最高的，甜荞醋中多酚含量和黄酮含量以及抗氧化性方面要远远高于米醋。因此，将甜荞醋作为具有特殊保健功能的

食品佐料或饮品开发将会有非常广阔的市场前景。

工艺流程：

原料处理→泡米→磨浆→蒸煮→液化→糖化→酒精发酵→醋酸发酵→取醋→陈酿→过滤→精制→灭菌→包装→检验→成品

第六节　甜荞综合利用

目前国内外对甜荞的营养价值、功能特性、保健功能以及生态意义的研究逐渐增多，甜荞产品的开发和利用逐渐受到广大人民的关注。甜荞在医疗、食品、生物技术、应用化学、化妆品以及保健品等各个领域得到了广泛应用，甜荞及甜荞提取物在预防和治疗心脑血管疾病、冠心病、高血压、糖尿病、肥胖症和结肠癌等"现代文明病"和改善机体亚健康状态等方面发挥着积极作用，甜荞是集粮食、饲料、医药和工业原料等多用途的作物。

一、医用保健价值

我国古书中有很多关于荞麦治病、防病的记载。《备急千金要方》记有"甜荞味酸微寒无毒，食之难消，动大热风。其叶生食，动刺风令人身痒。"《图经本草》有"实肠胃、益气力"的记述。《齐民要术》有"头风畏冷者，以面汤和粉为饼，更令镬髫出汗，虽数十年者，皆疾。又腹中时时微痛，日夜泻泄四五次者，久之极伤人，专以荞麦作食，饱食二三日即愈，神效。"《植物名实图考》记载荞麦"性能消积，俗呼净肠草"。

近代医学研究表明，甜荞中所含的芦丁有防治毛细血管脆弱性出血引起的脑出血、肺出血、胸膜炎、腹膜炎、出血性肾炎、皮下出血，以及鼻、喉、齿龈出血，还可治疗青光眼、高血压。此外，还有治疗糖尿病及其引起的视网膜炎的效果。

甜荞含有多种有益于人体的无机元素，不但可提高人体内必需元素的含量，还有保肝肾、造血及增强免疫功能，达到强体、健脑、美容、提高智力、保持心血管正常、降低胆固醇的效果。甜荞 100g 籽粒中含有 21.85mg 铜，相当于大麦的 2 倍，燕麦的 2.5 倍，小米的 3 倍，小麦、大米的 2～4 倍。铜能促进铁的利用，人体内缺铜会引起铁的不足，导致营养性贫血。故食用甜荞有益于贫血病的防治。甜荞还含有其他粮食稀缺的硒，硒有利于防癌。甜荞还含有较多的胱氨酸和半胱氨酸，有较高的放射性保护特性。

二、饲草价值

甜荞籽粒、皮壳、秸秆和青贮都可喂养畜禽，而碎粒、米糠和皮壳是珍贵饲料，可广泛用作牲畜饲料。甜荞碎粒富含脂肪、蛋白质、多种维生素以及铁、磷、钙等矿物质，其营养价值为玉米的70%。有资料报道，用甜荞粒喂家禽，可提高产蛋率，还能加快雏鸡的生长速度；喂奶牛，可提高奶的品质；喂猪，能增加猪肉的固态脂肪，提高肉的品质。甜荞比其他饲料作物生育期短，既可在无霜期短的地区直播，也可在无霜期长的地区复播，能在短时期内提供大量优质青饲料。

三、工业价值

甜荞是我国三大蜜源作物之一，甜荞花朵大，开花多，花期长，蜜腺发达，具有香味，泌蜜量大。大面积种植甜荞不仅可以促进养蜂业和多种经营的发展，而且可提高甜荞的受精结实率。甜荞田放蜂，产量可提高20%～30%。甜荞营养丰富，不仅能供给人粮、供给畜草、供给蜜源，还能防病治病、强身健体。

成熟甜荞的皮壳木质化程度比较高，基本以粗纤维为主，其弹性好、韧性强，作为枕芯、床垫、坐垫等产品加工的填充材料，透气性好，很受市场欢迎。长期使用甜荞皮枕头有清热明目的作用。此外，因甜荞品种和地域的不同，使得甜荞壳颜色呈现灰白色、红色、黄棕色等不同颜色，以甜荞壳为实验材料，可提取天然植物色素。近代研究表明，甜荞皮的灰分中碳酸钾含量约占4.6%，现在甜荞皮的出口价格高于甜荞籽粒，多用于医药工业上的开发研究。作为一种融营养和保健功能于一体的食物源，甜荞深加工的综合利用大有可为，开发前景广阔。

第七节　萌芽甜荞

萌芽甜荞是指经过发芽后的甜荞籽粒及芽体，是一个酶活性被激活、释放的多酶系。发芽作为一种传统工艺，能软化谷物籽粒的内部结构，提高谷物的营养价值和利用率，降低抗营养因子的种类和含量，同时谷物发芽后会产生一些新的风味。

一、营养成分及含量的变化

甜荞萌动处理后可以降低或消除有害或抗营养物质的含量，提高蛋白质和淀粉的消化率，还可提高某些功能活性成分的含量，进而提高其生物学效果和营养保健功能。

甜荞随萌发时间的增加，蛋白质总量有所下降。甜荞萌发后除清蛋白含量下降外，其他3种蛋白含量均有增加。甜荞萌发后蛋白消化率虽有增加，但增加幅度不大，胰蛋白酶抑制剂（TI）含量降低，在萌发84h后蛋白酶抑制剂仍存在 33%～84%的抑制率。胰蛋白酶抑制剂含量与蛋白消化率之间呈极大的负相关关系。张美莉研究发现，甜荞在萌发初期均表现出较强的胰蛋白酶抑制活性，抑制率都在 90%以上。但在萌发 48h 后，抑制率急剧下降，然而萌发84h 后仍然存在 33.4%～40.8%的抑制率。

甜荞氨基酸总量在萌发 72h 时比萌发前提高了 11.2%（$p<0.05$）。甜荞在萌发 72h 时苯丙氨酸等 5 种人体必需氨基酸评分（AAS）值有所增加，必需氨基酸总量明显升高。苦荞除甲硫氨酸和苯丙氨酸在萌发 72h 时的 AAS 值有所下降外，其余氨基酸的 AAS 值均无明显变化。荞麦萌发后氨基酸含量的变化直接影响其营养价值和氨基酸评分值。甜荞萌发后必需氨基酸的 AAS 值均有所增加。因此，甜荞萌发后氨基酸营养价值提高。

甜荞萌发后类黄酮总量随时间的增加呈先略有下降而后升高的趋势，芦丁含量变化与类黄酮总量变化趋势相一致，而槲皮素含量呈下降趋势。

有研究对甜荞籽粒和萌发过程中及萌发第 10 天的甜荞芽的营养成分及抗营养因子进行分析。结果表明，萌发使甜荞中胰蛋白酶抑制剂活性显著下降，到第 10 天时活性消失或仅存痕量，且萌发后甜荞籽粒氨基酸更加均衡，总黄酮含量较原籽粒增加 2.33 倍，通过高效液相色谱分析发现芦丁含量较原籽粒增加 4.1 倍。因此，萌发对甜荞的营养品质有明显的改良作用。

二、萌芽甜荞加工制品

国外对萌芽甜荞的应用研究包括以下 3 个方面。

（一）萌芽甜荞啤酒

为了增加啤酒中的生物活性成分，增加保健性，将甜荞进行发芽处理，通过发芽使得甜荞中芦丁的利用率大幅上升，同时蛋白质、维生素、脂肪的含量也有明显提高，增加啤酒的营养，使其具有一定的保健作用，并兼顾了啤酒的风味和口感，是一种营养和风味俱佳的养生保健类饮品。

工艺流程：

选甜荞→浸甜荞→发芽→焙燥→粉碎→糖化→过滤→煮沸→加酒花→过滤→冷却→酵母活化→前酵→下酒后酵→过滤→巴氏杀菌→成品啤酒

（二）萌芽甜荞保健酒

萌芽甜荞保健酒以天然绿色的甜荞芽、糯米为原料，经醋渍、蒸熟、发酵、微波辐射、增香后熟、灌装的加工工序，有效保留了原料的营养成分，提高了原料的利用率，同时也改善了成品保健酒的口感，制得的萌芽甜荞保健酒色、香、味俱佳，具有益气、止泄、健脑明目、镇静安神等保健效果。

工艺流程：

甜荞芽、糯米→蒸煮→摊凉→加入酒曲和酶→酒精发酵→澄清→调整酒

度、糖度、酸度→杀菌→成品

（三）在面包、饼干、压缩干粮及糖果行业中使用发芽甜荞

工艺流程：

原辅料处理→面团调制→面团发酵→分块、搓圆→中间发酵→整形→醒发→烘烤→冷却→包装→成品

参 考 文 献

程友斌，2007. 金荞麦的化学成分及抗炎药理研究 [D]. 武汉：湖北中医学院.

胡俊君，李云龙，李红梅，等，2017. 高含量 γ-氨基丁酸和 D-手性肌醇苦荞醋的研制 [J]. 粮油食品科技，25（6）：17-19.

李雯，党婷，曹燕，等，2018. 苦荞麦水提物对 2 型糖尿病小鼠的降血糖作用 [J]. 黑龙江农业科学（3）：58-61.

李月，2014. 普通荞麦种质资源农艺性状评价和 SSR 遗传多样性研究 [D]. 贵阳：贵州师范大学.

林汝法，2002. 中国小杂粮 [M]. 北京：中国农业科学技术出版社.

莫日更朝格图，2010. 苦荞资源遗传多样性研究 [D]. 咸阳：西北农林科技大学.

綦文涛，王世霞，李笑蕊，等，2018. 荞麦粉对高脂血症小鼠血脂和肝脏抗氧化功能的调节作用 [J]. 中国食品学报，18（2）：63-70.

秦培友，2012. 我国主要荞麦品种资源品质评价及加工处理对荞麦成分和活性的影响 [D]. 北京：中国农业科学院.

王红育，李颖，2004. 荞麦的研究现状及应用前景 [J]. 食品科学，25（10）：388-391.

王荣成，2005. 荞麦营养品质及流变学特性研究 [D]. 咸阳：西北农林科技大学.

王世霞，2016. 甜荞和苦荞降血脂及抗氧化作用的差异化研究 [D]. 天津：天津科技大学.

王月慧，2010. 小杂粮加工技术 [M]. 武汉：湖北科学技术出版社.

吴凌云，黄双全，2018. 虫媒传粉植物荞麦的生物学特性与研究进展 [J]. 生物多样性，26（4）：396-405.

徐斌，宋春梅，杜娟，等，2015. 甜荞总黄酮的体外抗氧化活性研究 [J]. 中国兽医杂志，51（10）：53-56.

杨红叶，杨联芝，柴岩，等，2011. 甜荞和苦荞籽中多酚存在形式与抗氧化活性的研究 [J]. 食品工业科技，32（5）：90-94，97.

杨淑芳，2016. 荞麦麸皮多糖的提取分离、结构分析及抗氧化活性研究 [D]. 西安：陕西师范大学.

张晶，顾翔宇，闫鑫磊，等，2018. 内蒙古甜荞常规营养成分的检测与分析 [J]. 粮食与油脂，31（10）：82-85.

张美莉，2004. 萌发荞麦种子内黄酮与蛋白质的动态变化及抗氧化性研究 [D]. 北京：中国农业大学.

张敏，2014. 荞麦凉茶工艺研究及其对 II 型糖尿病小鼠降血糖作用 [D]. 咸阳：西北农林科技大学.

张启迪，邓娇，梁成刚，等，2017. 甜荞不同品种不同海拔地区种子蛋白组分含量研究 [J]. 广西植物，37（4）：524 - 532.

章华伟，2003. 荞麦淀粉的加工工艺、特性及其改性研究 [D]. 咸阳：西北农林科技大学.

赵钢，2009. 中国苦荞 [M]. 北京：科学出版社.

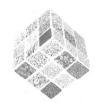

第七章　苦　荞

　　苦荞具有较高的药用价值。苦荞气味甘、平寒、无毒，具有开胃宽肠、下气消积、消热利湿之功效，可治疮痈、疬游、丹毒、烫伤等。据《农政全书》记载，荞麦可"实肠胃，益气力，续精神，做饭食可压石丹毒""以蜡调荞麦粉可涂小儿丹毒肿热疮"。《本草纲目》记载，苦荞可"降气宽肺，磨积滞，清热中风痛，降除白浊白带，脾积泄泻"。

　　在我国，荞麦栽培种分为甜荞（普通荞麦）和苦荞（鞑靼荞麦），其植物学特征、生物学特性与栽培适宜区域均有一定的差异。荞麦营养丰富，保健功能强，具有很高的营养价值和经济价值。现代临床医学研究表明，荞麦及其制品在预防和辅助治疗高血压、冠心病、糖尿病、肥胖症，增强机体免疫力，抗氧化，防衰老，以及改善亚健康状态等方面具有较好的功效。

　　苦荞又称鞑靼荞麦［*Fagopyrum tataricum*（L.）Gaertn.］，又名乌麦、花荞、万年荞，属于双子叶蓼科荞麦属植物，药食兼用。苦荞富含淀粉、蛋白质、脂肪、矿质元素、维生素、膳食纤维等常见营养物质，不仅具有丰富的营养价值，而且还含有大量具有降血糖功能和抗氧化功能的生物类黄酮物质，是一种重要的经济粮食作物。

第一节　苦荞概况

　　苦荞是一种古老作物，在我国有数千年的栽培历史，我国苦荞的种植面积和产量均居世界第一位。苦荞生长期短，适应力极强，耐旱，耐瘠，可以在降水量小的贫瘠山区种植，还可以在许多不同环境中生长，其生长周期短，春、夏、秋季均可种植，适宜套作或者间作，可以作为一种填闲补种的小宗粮食作物。

一、苦荞的生物学特性

　　苦荞植株的根可分为主根、侧根和不定根3种。茎直立，为圆形，稍有棱角，茎的颜色有绿色、红色、浅红色，由于茎表皮细胞通常不含花青素，茎通常呈绿色。苦荞的叶有3种类型：子叶、真叶和花序上的苞片。苦荞子叶相对较小，绿色；苦荞的真叶属于完全叶，由叶片、叶柄和托叶组成。叶片为卵状三角形，顶端急尖，基部心脏形，叶缘为全缘，脉序为掌状网脉，两侧稍不对称，长径 1.2～1.8cm，横径 1.5～2.5cm。叶片为浅绿色至深绿色。

苦荞的花序为混合花序，为总状、伞状和圆锥状排列的螺状聚伞花序。花序顶生或腋生。每个螺状聚伞花序里有 2～5 朵小花。每朵小花直径 3mm 左右，由花被、雄蕊和雌蕊等组成。苦荞的雌蕊长度与花丝等长，约 1mm。苦荞花的颜色一般为绿色或黄绿色，为严格的自花授粉，苦荞为花柱同型、自交亲和。苦荞种子为三棱形瘦果，表面有 3 条深沟，先端渐尖，5 裂宿萼，由革质的皮壳（果皮）所包裹。果皮的色泽因品种不同有黑色、黑褐色、褐色、灰色等。果实的千粒重为 12～24g，通常为 15～20g。生育期一般为 70～120d，果皮内部含有像果实形状一样的种子，主要由种皮、胚和胚乳 3 个部分组成。

二、苦荞的历史起源

从 1753 年开始，从事荞麦研究的专家和科技人员即对荞麦的起源进化与分类表现出了浓厚的研究兴趣，他们通过植物形态学、生殖生物学、生态学、考古学、人类史、民族史和现代生物技术等方面对荞麦的起源问题进行了系统、深入的调查研究，分析了荞麦分布、原生境和系统演化史。多数研究发现，中国西南部的云南、贵州、四川、西藏等省份是荞麦（甜荞、苦荞）的起源中心。考古学家从埋藏地质中挖掘出的荞麦文化古迹表明，在西汉和东汉，中国就开始种植荞麦，中国栽培荞麦的历史已有 2 000 多年。

康德尔认为"苦荞麦为东部喜马拉雅山及中国西北部原产"。日本学者大西近江自 1990 年从中国的四川、云南、西藏、青海以及尼泊尔、巴基斯坦等地区和国家共收集到 61 个自然野生苦荞种群的 108 份材料（包含所谓杂草苦荞），采用淀粉凝胶电泳法对等位基因酶进行研究，以变异等位基因的地理分布为依据，对栽培苦荞的起源进行了讨论。结果表明，种群的等位基因变异可能是发生在四川和云南边界的交接处，并向西扩散，应该是从云南或四川到西藏、巴基斯坦，而不是相反的方向。因此，得出西藏与云南、四川交界处最有可能是栽培苦荞的起源地。Chen 从形态学、分类学、生殖生物学、细胞学、酯酶同工酶和种间可杂交性等方面的研究，结合荞麦的生长和分布特点，认为苦荞起源于中国大西南较冷凉的地区（如西藏）。

三、苦荞的分布与生产

苦荞在我国农业生产中占有重要的地位，分布极为广泛，西起青藏高原，东抵台湾，南到海南岛，北至黑龙江都有种植栽培。苦荞主产区相对集中，主要分布在我国西北、东北、华北各省份以及西南一带高寒山区，特别是云南、贵州和四川等高寒地区。Zhang 等的研究结果表明，苦荞中存在大量可能与植物耐受铝、抗旱和耐寒相关的新基因，进一步说明苦荞耐寒机理。因其具有抗逆性强、适应性广、耐瘠薄等许多优点，成为生产条件较差的广大地区大量种植的作物，苦荞麦虽不是禾本科作物，但其籽粒饱满，含有淀粉、糖、氨基酸和多种微量元素等人体所需的营养物质，因此被视为粮食作物。

苦荞，因其种子及其制品味苦而得名，是荞麦属中仅次于甜荞的第二栽培种。苦荞的主产区大多分布在较冷凉地区或山区（如云南、四川和贵州），从垂直分布来看，苦荞主要分布于 1 200～3 000m 海拔地带，有栽培类型和野生类型。野生类型局限分布于青藏高原东部，如西藏东部、青海、云南西北部、四川西部等地区。其常年种植面积在 50 万 hm² 以上，总产量 30 万 t。

第二节　苦荞营养特性

苦荞是联合国粮食及农业组织公认的优秀药食同源粮种，也是"三高"人群很好的食疗产品，长期食用苦荞有显著的预防疾病效果。苦荞主要由优质的淀粉、膳食纤维、蛋白质、脂质、多酚、维生素和微量元素等组成。不同苦荞中各种化学物质的含量差异较大，这与它的种类、种植环境和取样组织有很大的关系。

一、蛋白质

苦荞的蛋白质含量为 8%～19%，蛋白质含量比甜荞高，氨基酸均衡，生物价高。苦荞中蛋白质含量从高到低排序依次为清蛋白、谷蛋白、醇溶谷蛋白、球蛋白。苦荞蛋白质富含赖氨酸和精氨酸，其限制性氨基酸为苏氨酸和甲硫氨酸，而赖氨酸是其他谷类蛋白的第一限制性氨基酸，苏氨酸和甲硫氨酸在其他谷类蛋白中的含量却相当丰富。因此，苦荞蛋白与其他谷类蛋白之间有很强的互补性，搭配食用可有助于氨基酸平衡，进一步提高蛋白质的生物价。

黄凯峰等为了筛选出蛋白质含量较高的苦荞品种，对收集到的 35 份苦荞进行蛋白质含量测定。试验结果表明，被检测的 35 份苦荞样品中蛋白质含量受地域性影响相差较大，蛋白质含量为 23.65～193.28mg/g，蛋白质含量较高的苦荞主要集中在贵州赫章县，而生长在贵州纳雍地区的苦荞蛋白质含量则相对较低。韩梅对四川苦荞氨基酸含量及营养进行分析，表明苦荞粉中苏氨酸为第一限制氨基酸，氨基酸评分值为 0.79，含硫氨酸为第二限制氨基酸，氨基酸评分值为 0.86。苯丙氨基酸加酪氨酸以及色氨酸含量高于 WHO/FAO 提供的评分模式，其余的氨基酸较接近评分模式。从非必需氨基酸含量来看，含量较高的有谷氨酸、精氨酸、天门冬氨酸。苦荞蛋白质评分与鸡蛋蛋白评分相比是 78：83。因此，苦荞蛋白是理想的膳食蛋白来源。

苦荞蛋白含有 18 种氨基酸，包括人体所需的 8 种必需氨基酸，并含有幼儿和成人所需的另外两种必需氨基酸——精氨酸和组氨酸。苦荞氨基酸的组成比例适宜，其赖氨酸含量与大豆蛋白相近，因而苦荞蛋白是较为理想的膳食蛋白。表7-1是荞麦与主要粮食中8种人体必需氨基酸含量比较。苦荞中赖氨酸含量比一般谷物高，因此，食用苦荞能弥补我国膳食结构所导致的"赖氨酸缺乏症"的缺陷。

表7-1　荞麦与主要粮食中8种人体必需氨基酸含量比较

单位：%

氨基酸种类	甜荞种子	苦荞种子	小麦	大米	玉米
苏氨酸	0.273 6	0.417 3	0.328	0.288	0.347
缬氨酸	0.380 5	0.549 3	0.454	0.403	0.444
甲硫氨酸	0.150 4	0.183 4	0.151	0.141	0.161
亮氨酸	0.475 4	0.757	0.763	0.662	1.128
赖氨酸	0.421 4	0.688 4	0.262	0.277	0.251
色氨酸	0.109 4	0.187 6	0.122	0.119	0.053
异亮氨酸	0.273 5	0.454 2	0.384	0.245	0.402
苯丙氨酸	0.386 4	0.543 1	0.487	0.343	0.395

苦荞同时也含有一些致敏蛋白。免疫化学反应显示，从苦荞种子中提取的致敏蛋白，分子质量集中在20~60ku，最主要的致敏蛋白分子质量为24ku。极个别人在摄食含有荞麦粉的食物产品后，可能出现食物过敏反应，这些过敏反应主要是由于接触荞麦过敏蛋白所致。赵小珍等人以开花20d左右的苦荞果实为材料提取总RNA，并以此RNA为模板，通过RT-PCR和5′-RACE等方法扩增，克隆获得苦荞主要过敏蛋白N端（命名为TBb）cDNA序列。序列分析结果表明，该序列由1 005bp组成，开放阅读框为960bp，可编码一个由320个氨基酸残基组成的功能蛋白。同源性分析显示，此核苷酸序列与甜荞过敏性贮藏蛋白及豆球类蛋白的同源性达到90%。由此核苷酸序列推导出的氨基酸序列与甜荞麦13S贮藏蛋白有84%的同源性，与甜荞主要过敏蛋白有76%的同源性。证明此克隆产物是苦荞中的主要过敏蛋白基因。

二、糖类

淀粉是苦荞籽粒中含量最高的成分，它作为主要的功能物质在胚乳中积累，在种子发芽的过程中逐渐被水解。尽管苦荞为蓼科作物，与一般谷物在植物学上属于不同种属，但其种子类似谷物的淀粉胚乳。不同品种和种植环境下，苦荞籽粒淀粉含量为59%~80%，其中直链淀粉的含量为15%~52%，聚合度为 12～45。苦荞淀粉颗粒粒径为 2～6μm，形状呈球形、椭球形或多边形。苦荞淀粉与豆类淀粉的黏度曲线相似，且具有高结晶度、高消化性以及较高的持水能力。此外，苦荞淀粉比小麦淀粉具有更好的脱水收缩性和冻融稳定性，因此苦荞淀粉制成的食品在冷冻条件下口感变化慢，利于贮存。

周小理等以山西黑丰一号苦荞和陕西兴甜荞 1 号为材料，与市售的大米、小麦面粉、绿豆相比较，研究荞麦淀粉的糊化特性，结果表明，荞麦淀粉糊化曲线与小麦相似，苦荞淀粉在 80℃有最高溶解度，达 3.6%。苦荞淀粉膨胀过程与绿豆相似，为典型的二段膨胀，属限制型膨胀淀粉。荞麦淀粉的冻融析水率高于小麦和绿豆，但低于大米。荞麦淀粉与参照物的透光率由低到高排列为：苦荞＜大米＜甜荞＜绿豆＜小麦。另有研究显示，苦荞淀粉与玉米淀粉的 X 射线衍射图的特征峰所对应的衍射角和凝沉趋势基本一致，但具有较高的黏度。荞麦淀粉的透光率和黏度也受品种的影响，而且淀粉透光率与直链淀粉的含量成反比。

苦荞淀粉糊的热稳定性、冷稳定性、冻融稳定性和抗凝沉稳定性强，淀粉凝胶的硬度、回弹性和黏聚性均较高，凝胶质构特性优良，且根据淀粉组分结构及微晶构型等物理化学性质可知，淀粉分子间作用力较强，加之受荞麦黄酮、蛋白质等大分子的抑制作用，使得苦荞淀粉的水解消化率较低，人体食用后的血糖生成指数约为 53.16，是天然的低血糖生成指数主食，可以作为糖尿病、高血脂、高血压等疾病患者的优质食品原料。

苦荞相比于小麦含有更多的抗性淀粉（RS）。抗性淀粉不能被小肠吸收，在大肠中部分被微生物发酵利用，其功能与膳食纤维相似，苦荞淀粉（平均含量 72.8%）中含有约 4.4% 的抗性淀粉。周一鸣等人研究发现，荞麦抗性淀粉颗粒为非晶型，为玻璃体，粒径范围在 30～230μm，大多数颗粒粒径在 150μm 左右，荞麦抗性淀粉颗粒较大，无固定颗粒形状。荞麦淀粉晶体结构与其他谷类淀粉相似，其中苦荞结晶度高于甜荞。

D-手性肌醇（DCI）是苦荞中另一种重要的功能性多糖，具有类胰岛素生物活性，主要集中在胚芽中。DCI 在苦荞中主要以游离态和它的半乳糖基衍生物——荞麦糖醇两种形式存在，其中荞麦糖醇是手性肌醇在苦荞中主要的存在形式。荞麦糖醇可以被 α-半乳糖苷酶水解释放出 DCI，但由于人体胃中不含有 α-半乳糖苷酶，因此需要通过化学手段提高食品中游离态 DCI 含量。

三、脂肪

苦荞中的脂肪含量为 2%～3%，在常温环境下以固态形式存在，没有气味，区别于普通常见的禾谷类粮食作物。苦荞中的脂肪含有 9 种脂肪酸，其中不饱和脂肪酸的含量丰富，尤其是油酸和亚油酸的含量最多，二者之和为

83.2%，两种荞麦脂肪酸的组成及含量见表 7-2。苦荞中亚油酸含量很高，亚油酸是人体最重要的脂肪酸，人体内是合成不了的，属于不饱和脂肪酸的一种，是被公认的必需脂肪酸，被称为维生素 F。

表 7-2　两种荞麦脂肪酸的组成及含量

（王敏等，2004 年，荞麦油中脂肪酸和不皂化物的成分分析）

单位：%

脂肪酸的组成	苦荞	甜荞
棕榈酸	14.6	16.6
硬脂酸	2.2	1.6
油酸	47.1	35.8
亚油酸	36.1	40.2
亚麻酸	微[*]	5.8
花生酸	微	微[*]
十二碳烯酸	微	微[*]
山嵛酸	微	微[*]
芥酸	微	微[*]

[*] 微表示含量在 0.1% 以下。

对两种荞麦油脂不皂化物的分析发现，两种荞麦油脂均以甾醇的含量最高，苦荞油脂分离主要得到甾醇类、三萜醇类和烃类化合物，甜荞油脂则主要含甾醇类和烃类化合物（表 7-3）。马春芳等人对川荞 1 号苦荞麸皮中的脂肪含量及组成的测定分析表明，其同样含有 9 种脂肪酸，其中不饱和脂肪酸含量可达 80.05%，而且不饱和脂肪酸中含有油酸 39.91%，亚油酸 35.80%。

表 7-3　两种荞麦油脂不皂化物的组成和含量

（王敏等，2004 年，荞麦油中脂肪酸和不皂化物的成分分析）

单位：%

项目	不皂化物总含量	烃[*]	三萜醇[*]	甾醇[*]	其他[*]
苦荞油脂	6.56	16.13	10.77	57.75	15.35
甜荞油脂	21.9	14.08	微[*]	60.3	25.62

[*] 表示物质含量占不皂化物总含量的百分比。

[**] 微表示含量在 0.1% 以下。

四、膳食纤维

膳食纤维被称作"第七营养素"，具有降血糖和降血清胆固醇的作用。苦荞粉膳食纤维含量约为 1.62%，比玉米粉高 8%，分别是小麦和大米的 1.7 倍和 3.5 倍。苦荞种子的总膳食纤维中，20%～30% 是可溶性膳食纤维。苦荞麸皮中总的膳食纤维含量与燕麦麸皮中膳食纤维含量相同（均为 17%），但是苦荞麸皮中水溶性膳食纤维含量（7.7%～9.2%）比小麦麸皮中水溶性膳食纤维含量（4.3%）和燕麦麸皮中水溶性膳食纤维含量（7.2%）都高，且苦荞中的纤维不含有植酸。不同苦荞品种籽粒中总膳食纤维含量差异较大，主要受籽粒大小、栽培条件和栽培品种差异的影响，籽粒较小的苦荞胚乳部分比例小，种皮部分比例大，从而导致小粒苦荞含有更多的膳食纤维。

五、维生素

苦荞籽粒中 B 族维生素含量约为 0.78mg/100g。苦荞籽粒中富含维生素 B_1、维生素 B_2 和维生素 B_6，以及其他谷物中没有的维生素 P，还含有其他谷物中所没有的维生素 C、芦丁和叶绿素。荞麦中维生素 B_2 含量较高，是大米、玉米的 2～10 倍。芦丁是组成维生素 P 的主要成分，它与维生素 C 并存，具有重要的生理功能和抗氧化活性。甜荞含 0.1%～0.3% 的芦丁，苦荞中芦丁含量为 6%～7%，维生素 C 含量为 0.8～1.08mg/kg。荞麦和大宗粮食的营养成分比较见表 7-4。荞麦籽粒的不同部位，不同制粉工艺所生产的荞麦粉维生素含量差异较大，一般来说，皮粉的维生素含量高，芯粉的维生素含量低。

表 7-4 荞麦和大宗粮食的营养成分比较

（张美莉等，2004 年，荞麦生物活性物质及其功能研究进展）

项 目	甜荞	苦荞	小麦粉	大米	玉米
钾（%）	0.29	0.40	0.20	1.72	0.27
钠（%）	0.032	0.033	0.002	0.002	0.002
钙（%）	0.038	0.016	0.038	0.009	0.022
镁（%）	0.140	0.220	0.051	0.063	0.060
铁（%）	0.014	0.086	0.004	0.024	0.002
铜（μg/kg）	4.00	4.59	4.00	2.20	—
锰（μg/kg）	10.30	11.70			
锌（μg/kg）	17.00	18.50	22.80	17.20	
硒（μg/kg）	0.43				
维生素 B_1（mg/100g）	0.08	0.18	0.46	0.11	0.31
维生素 B_2（mg/100g）	0.12	0.50	0.06	0.02	0.10
维生素 B_3（mg/100g）	2.70	2.55	2.50	1.40	2.00
维生素 P（%）	0.10～0.21	3.05	0	0	0
叶绿素（%）	1.30	0.42	0	0	0

六、矿物质

苦荞含有丰富的矿物质，其所含的矿物质种类可达 121 种，钾、锰、铁、钙、铜、锌、硒、钡、硼、碘、铂和钴等微量元素主要集中于苦荞种子的外层和壳中。其钾、镁、铜、铬、锌、钙、锰、铁等含量都大大高于禾谷类作物，其含量受栽培品种、种植地区的影响较大。例如四川有些苦荞的含钙量高达 0.742%，是大米的 80 倍，可作为天然补钙食品食用。

在苦荞种子中，由于各部位维管组织的流动性不同，各部位的矿物质含量存在差异，其中麸皮中的矿物质含量最高。铁、锌、锰、铜、钼、锂和铝，主要集中在果皮和种皮中。此外，苦荞中镁元素含量很高，是大米的 3.5 倍、小麦粉的 4.4 倍，镁可舒张血管，促进机体排泄废物等；苦荞中锂的含量高于小麦粉 5～7 倍；苦荞富含其他谷物相对缺乏的天然有机硒，平均含量为 0.43μg/g，硒在人体内可形成"金属-硒-蛋白复合物"，有助于排解人体中的有毒元素，调节机体免疫功能；苦荞中还含有丰富的三价铬，铬在体内构成的"葡萄糖耐量因子（GTF）"可增强胰岛素功能以改善葡萄糖耐量。王子王等对山西省荞麦资源的硒含量进行了对比，结果表明苦荞麦中硒含量最高可达到 0.500μg/g，平均值为 0.254μg/g，明显高于甜荞麦中硒含量平均值 0.136μg/g。严伟等发现苦荞麦中富含铁、锰、锌、铬、钼、锗、铜、钙等微量元素，而大量临床医学表明，这些元素在维持人体正常健康水平中发挥着重要的作用。

第三节　苦荞生物活性成分

苦荞具有很好的保健、药用价值，富含黄酮类、酚类、蛋白质与多肽类、糖醇类、甾体类等生物活性物质，尤其是黄酮类物质的含量很高，苦荞的幼芽、嫩叶、茎花、果面、皮壳、秸秆中都含有黄酮类物质，这赋予了苦荞更高的经济价值。

一、多酚

多酚是苦荞中研究最多的植物活性物质，主要包括黄酮、酚酸和醌类化合物。苦荞麦籽粒中多酚含量可达 3.3mg/g，叶中多酚含量可达 39.5mg/g，花中多酚含量最高，其芦丁含量可高达 8% 以上，而燕麦籽粒多酚的含量仅为 1.1mg/g。

（一）黄酮类物质

黄酮类化合物又称生物黄酮，泛指具有酚羟基的两个芳香环（A 环和 B 环）通过中央三碳链相互连接而成的一系列化合物，它的基本结构骨架为

C_6 - C_3 - C_6，属于酚类化合物中的一大类。根据中央三碳链的氧化程度、B环连接位置以及三碳链是否构成环状等特点，将黄酮类化合物分为 14 类：黄酮醇类、黄酮类、二氢黄酮类、二氢黄酮醇类、异黄酮类、二氢异黄酮类、黄烷醇类、查尔酮类、二氢查尔酮类、口山酮类、橙酮类、高异黄酮类、花色素类、双黄酮类。其中，芦丁和槲皮素是研究较多的黄酮类成分。表 7-5 是苦荞黄酮的几种主要成分的化学结构。

表 7-5 苦荞黄酮的几种主要成分的化学结构

中文名称	英文名称	化学结构式	分子式	相对分子质量
黄酮醇类 芦丁	rutin		$C_{27}H_{30}O_{16} \cdot 3H_2O$	664.57
槲皮素	quercetin		$C_{15}H_{10}O_7$	302.23
黄酮类 芹菜素	apigenin		$C_{15}H_{10}O_5$	270.24
二氢黄酮类 橙皮素	hesperitin		$C_{16}H_{14}O_6$	302.29

（续）

中文名称	英文名称	化学结构式	分子式	相对分子质量
二氢黄酮醇类	二氢槲皮素	taxifolin,(2r-3r)-3,3,4,5,7-pentahydroxyflavanone,(2r,3r)-Dihydroquercetin	$C_{15}H_{12}O_7$	304.25
异黄酮类	葛根素	puerarin	$C_{21}H_{20}O_9$	416.38
二氢异黄酮类	高丽槐素	maackiain	$C_{16}H_{12}O_5$	284.26

　　天然存在的黄酮类化合物多以苷类形式存在，由于组成基团的种类、数量、连接位置及连接方式不同，可以组成各种各样的黄酮苷类，在苦荞中常见的有芦丁和槲皮素等。Qin 等利用氯化铝比色法比较了中国 21 种苦荞和 18 种普通荞麦的总黄酮含量，发现苦荞粉的黄酮含量大约是普通荞麦的 10 倍，并且发现苦荞品种间总黄酮含量差异较大（6.65～22.74mg/g），其中以梅花山苦荞总黄酮含量最高（22.74mg/g）。苦荞中黄酮类物质包括芦丁、槲皮素、山奈酚和花青素 4 种主要成分，其中芦丁含量最高，占 4 种黄酮化合物的 85％左右。通过 HPLC-ESI-MS 分析在苦荞的芽、茎和叶中鉴定出两种花青素，包括花青素-O-葡萄糖苷和花青素-3-O-芸香苷，并且花青素-3-

O-芸香苷含量高于花青素-3-O-葡萄糖苷。有研究对比了5种野生苦荞和7种普通荞麦的黄酮类化合物，结果发现野生苦荞和普通荞麦都含有黄酮醇——槲皮素3-O-半乳糖基鼠李糖苷。

苦荞种子和植株中黄酮类化合物的含量均高于甜荞，特别是籽粒中苦荞总黄酮的含量是甜荞的几十倍，苦荞籽粒中总黄酮含量为3.05%，而甜荞籽粒中总黄酮含量为0.095%~0.21%，苦荞种子外层粉中总黄酮含量为5.23%~7.43%，中层粉中含量为3.10%~4.13%，芯粉中含量为0.47%~0.975%。荞麦在不同生理阶段，其总黄酮含量处于动态变化中，如表7-6所示。出苗期样品中总黄酮含量平均为3.93%；现蕾期样品中总黄酮含量平均为4.0%；盛花期样品中总黄酮含量平均为4.31%；灌浆期样品中总黄酮含量平均为4.17%；收获期样品中总黄酮含量平均为3.20%。同一生育期不同的器官总黄酮含量从大到小排序为：花>叶>茎>成熟种子。叶片中的总黄酮含量在苗期较低，以后逐渐增加，至播种后55d（开花结实期）达到最高峰，此后又缓慢下降，荞麦茎叶中不同时期总黄酮含量变化见表7-6。

表7-6　荞麦茎叶中不同时期总黄酮含量变化

繁殖时间（d）	苦荞茎（%）	苦荞叶（%）	甜荞茎（%）	甜荞叶（%）
25	1.320	4.011	1.172	3.986
35	1.012	5.528	0.956	4.124
45	1.253	6.532	1.012	4.239
55	1.281	7.290	1.036	5.895
65	1.423	7.015	1.269	5.781
75	0.995	6.022	0.897	4.341

唐宁等人研究发现苦荞叶中总黄酮平均含量达5.3%，芦丁平均含量达4.9%，并在开花结实期达到最高值，后期下降；茎中的总黄酮含量和芦丁含量较低，平均值分别为1.0%和0.7%，生育期中无明显变化，同一时期发育不同的生殖器官总黄酮和芦丁含量排序依次为蕾>花>胚乳未充实的种子>成熟种子。

（二）酚酸类物质

酚酸是一类含有酚环的有机酸，因其结构中含有酚环，也将其划分为多酚化合物中的一种。苦荞籽粒甲醇提取物中，酚酸的主要组成为咖啡酸、δ-香豆酸、p-香豆酸、阿魏酸、鞣酸、对羟基苯甲酸、丁香酸和香兰子酸。对苦荞籽粒不同部位的分析测定发现，苦荞籽粒中的酚酸类物质主要包括原儿茶酸、阿魏酸、对羟基苯甲酸等9种化合物，其总含量为94.6~1 754.3mg/kg。

此外，还含有原花青素 0.03％～5.03％。在苦荞籽粒壳、麸皮、外层粉和内层粉等不同结构物料中，麸皮的酚类成分含量最高，壳次之，内层粉最低。苦荞籽粒不同部位多酚类物质含量分布见表 7-7。

表 7-7 苦荞籽粒不同部位多酚类物质含量分布

(徐宝才等，2002 年，苦荞中酚酸和原花色素的分析测定)

成　分	壳	麸皮	外层粉	内层粉
没食子酸（mg/kg）	47.01	51.53	6.88	10.52
原儿茶酸（mg/kg）	189.16	258.97	26.69	22.82
对羟基苯甲酸（mg/kg）	72.17	360.25	47.47	11.95
香草酸（mg/kg）	40.97	141.0	8.94	4.95
咖啡酸（mg/kg）	9.90	104.68	7.61	14.75
丁香酸（mg/kg）	4.92	18.01	1.35	1.21
p-香豆酸（mg/kg）	0	42.78	0	0
阿魏酸（mg/kg）	221.05	768.11	0	25.20
o-香豆酸（mg/kg）	370.45			28.41
原花青素（％）	0.03	5.03	0.60	—

注："—"表示该物质不存在或未进行测定。

Guo 等对苦荞壳、粗麸、细麸和芯粉 4 种样品进行酚类物质检测，发现 4 种样品中游离酚含量远高于结合酚，并且在 4 种样品中均检测到对羟基苯甲酸、原儿茶酸、绿原酸、没食子酸、阿魏酸、p-香豆酸、丁香酸和香草酸；此外，原儿茶酸是苦荞壳中主要的酚酸（占 65.54％），而对羟基苯甲酸是麸皮和芯粉的主要酚酸，分别占各自总酚酸含量的 58.61％和 78.82％。徐宝才等利用反相液相色谱法结合二极管阵列检测器对苦荞籽粒各部分（壳、麸皮、外层粉、内层粉）的酚酸进行检测，发现苦荞中酚酸种类主要是原儿茶酸和对羟基苯甲酸，并且酚酸总量为 94.61～1 745.33mg/kg。杨红叶等利用反相液相色谱对不同地区的苦荞和甜荞中酚酸进行测定，发现苦荞和甜荞中均含有没食子酸、原儿茶酸、香草酸、咖啡酸、p-香豆酸和阿魏酸，并且苦荞中对羟基苯甲酸的含量较甜荞中的丰富。

（三）醌类物质

醌类是一类具有醌式结构的化学成分，在中药材中含量丰富，苦荞种子中也存在多种醌类物质。Wu 等采用选择性加速溶剂萃取（$V_{甲醇}:V_{丙酮}=50:50$ 为溶剂，硅胶为吸附剂）结合 UPLC-DAD（超高效液相色谱-光电二极管阵列检测法），同时测定了 6 种蒽醌类化合物，包括橙黄决明、芦荟大黄素、大黄酸、大黄素、大黄酚和大黄素甲醚，这些蒽醌类化合物可能以苷的形式自然存在于种子中。Peng 等使用 HPLC-DAD 对苦荞种子大黄素进行了简单的鉴定，4 种中国苦荞品种大黄素含量为 1.72～2.71mg/kg。

二、苦荞蛋白

苦荞蛋白也是苦荞主要的生物活性成分之一，左光明对苦荞麸皮蛋白进行了研究，发现苦荞麸皮中蛋白组分包括清蛋白（占总蛋白的 51.22%）、球蛋白（占总蛋白的 13.69%）、谷蛋白（占总蛋白的 17.07%）、醇溶蛋白（占总蛋白的 8.83%）。郭晓娜等研究了苦荞蛋白的分级制备，发现苦荞蛋白组分中清蛋白含量最高（43.82%），其次为谷蛋白（14.58%）、醇溶蛋白（10.50%）和球蛋白（7.82%）；并且通过还原实验发现 4 种蛋白组分中均有二硫键，并与 FAO/WHO 推荐的氨基酸模式相比，除了球蛋白中一些必需氨基酸缺乏之外，其余 3 种组分均含有充足的必需氨基酸。Zheng 等研究苦荞种子中蛋白质组分发现，Fag t2 是苦荞种子中一种分子质量为 16ku 蛋白过敏原，具有与免疫球蛋白结合的能力和对胃蛋白酶的抗性，具有热稳定性；并且经过鉴定证实天然 Fag t2 蛋白属于 2S 白蛋白家族，仅存在于胚胎中。

三、多糖

苦荞是一种传统的谷类作物，其糖类含量是最多的，多以多糖的形式存在，包括淀粉、膳食纤维和一些具有生物活性的多糖大分子等。时政等研究了不同原产地的 35 份苦荞样品籽粒中可溶性糖含量，发现可溶性糖含量变化范围为 7.23%～9.96%，平均值为 8.17%；其中以贵州威宁产苦荞种子 T374 中可溶性糖含量最高，达 9.96%；贵州威宁产种子苦荞 T330 中可溶性糖含量最低，为 7.23%。BonafacciaG 等研究苦荞面粉和麸皮的成分，发现苦荞膳食纤维是以不溶性膳食纤维为主，且麸皮中膳食纤维含量是面粉中的 4 倍。根据 Zhu F 对苦荞淀粉结构和性质的文献检索发现，苦荞直链淀粉含量为 20%～28%，而支链淀粉中具有超长单元链（DP>100）；淀粉颗粒结构为 A 型晶体，其大小为 2～15μm。

植物多糖的相对分子质量从几万到百万以上，主要由葡萄糖、果糖、半乳糖、阿拉伯糖、木糖、鼠李糖、甘露糖、糖醛酸等单糖以一定的比例聚合而成。不同植物多糖的相对分子质量依其组成存在差异。颜军等采用水提醇沉法结合 DEAE-纤维素柱层析分离纯化，获得 3 个苦荞麦多糖组分 TBP-1、TBP-2 和 TBP-3。TBP-1 和 TB-2 是由葡萄糖组成的均一多糖，其分子质量分别为 167.967ku、567.539ku，而 TBP-3 是由甘露糖、鼠李糖、葡萄糖醛酸、葡萄糖、半乳糖、阿拉伯糖等组成的杂多糖，分子质量高达 835.128ku。

四、糖醇与 D-手性肌醇

苦荞含有较多的荞麦糖醇和 D-手性肌醇 (D-CI)。荞麦糖醇是荞麦种子发育成熟过程中所积累的具有降血糖作用的 D-CI 及其单半苷乳糖、双半乳糖苷和三半乳糖苷的衍生物。D-CI 及其半乳糖苷对人体健康非常有利,尤其是对 II 型糖尿病有疗效。此外,荞麦中还含有山梨醇、肌醇、木糖醇、乙基-β-芸香糖苷,这些成分都对人体健康有利。

D-CI 是一种水溶性肌醇(环己六醇)的立体异构体,具有降血糖活性。Yang 等人在高效液相色谱-蒸发光耦合的基础上,开发了一种快速测定苦荞中 D-CI 的简单方法——散射检测器,并且成功检测出 D-CI,检测限为 100ng。

五、抗营养因子

苦荞中抗营养因子主要分为蛋白类酶抑制剂、单宁和植酸等多酚类化合物,其中蛋白类酶抑制剂的抑制活性最高。斯洛文尼亚 I. Kreft 对不同国家 50 个荞麦试样的分析结果表明:荞麦种子中的单宁含量为 0.5%～4.5%,在其各自的粉中单宁含量为 0.06%～0.86%。抗营养因子的存在使荞麦蛋白质利用率降低;荞麦中不同的蛋白质对酶的敏感性也不同,球蛋白较易消化,而清蛋白很难消化。国外一些研究表明,正是由于荞麦蛋白质具有低消化性,从而使荞麦具有多种生理功能,如降低血液中的胆固醇、改善便秘、抑制脂肪积累等。从这个角度说,荞麦抗营养因子具有重要的生理作用。

六、其他

(一)植物甾醇类

植物甾醇存在于荞麦的各个部位,主要包括 β-谷甾醇、菜油甾醇、豆甾醇等。荞麦籽粒中的植物甾醇含量是小麦、玉米、高粱的 2 倍,大豆的 10 倍。苦荞植物甾醇主要积累在胚芽和胚乳中,且 70% 为 β-谷甾醇。据 Heinemann 等人报道,摄食植物甾醇可明显地抑制活体中胆固醇的吸收。摄食植物甾醇可明显地抑制人体中胆固醇的吸收,β-谷甾醇在人的体内不能被吸收,由于它同胆固醇有相似的结构,因此对人体内胆固醇的吸收表现出较强的竞争抑制作用。有效地降低血清胆固醇水平所需 β-谷甾醇的剂量较高,建议剂量为每天 3～6g。这些发现还揭示出苦荞用作功能食品材料的巨大潜力。

荞麦花粉中甾醇的情况相当复杂,其中 β-谷甾醇占植物甾醇总量的 40.8%、异岩藻甾醇(isofucosterol)占 22.1%,2,4-亚甲基胆固醇(2,4-methylenecholesterol)占 13.8%、菜籽甾醇占 10.1%。花粉样品中分离的植物甾醇量为 51mg/100g。

（二）荞麦碱

荞麦碱是一种醌类，结构类似金丝桃素，1943 年首次从荞麦花序中分离，直至 1979 年其化学结构才被推导出。荞麦碱仅存在于荞麦中，但在苦荞中的含量很低，带壳苦荞籽粒中荞麦碱的含量为 $68\mu g/g$，叶中荞麦碱的含量为 $512\mu g/g$，花序中荞麦碱的含量达 $640\mu g/g$，然而，在去壳的苦荞麦籽粒中并未检测到荞麦碱。

（三）脂溶性物质

苦荞中重要的生物活性物质还包括一些脂溶性物质，特别是维生素 E，全国苦荞品种籽粒的维生素 E 含量为 $2.0\sim45.8mg/kg$，平均值为 $9.5mg/kg$。Pham A T 等研究了苦荞芽中类胡萝卜素生物合成基因和类胡萝卜素积累所需的最佳光波长，发现在播种后 8d 用白光照射的苦荞芽中类胡萝卜素比用蓝光和红光照射后有更高的表达；并且相对于蓝光和红光下分别生长的苦荞芽苗（类胡萝卜素总量分别为 $940.86\mu g/g$ 和 $985.54\mu g/g$），在白光下生长的苦荞芽中观察到的类胡萝卜素总量最高（$1\,282.63\mu g/g$ DW）。

第四节　苦荞生理活性

在《本草纲目》中记载："苦荞性味苦、平寒，实肠胃，益气力，续精神，利耳目，能练五脏滓秽，降气宽肠，磨积滞，消热肿风痛，除万浊，脾积泻泄等功效。"在《千金要方》《中药大辞典》及相关文献中对苦荞都有记载，苦荞具有安神、活气血、降气宽肠、清热肿风痛、祛积化滞、清肠、润肠、通便、止咳、平喘、抗炎、抗过敏、强心、减肥、美容等功效。苦荞作为自然界中甚少的食药两用作物，其食用价值及药用价值越来越受到人们的关注。苦荞整体（根、芽、苗、籽粒）都具有宝贵的药用价值，尤其是籽粒，更是糖尿病人、冠心病人的最佳食用选择。大量试验研究表明，苦荞及苦荞制品在增强人体免疫力、降低血糖水平以及血脂指数等方面均有作用。苦荞对"三高"等病人的治疗也具有一定的辅助作用。

一、镇痛抗炎

研究发现，苦荞的乙醇提取物（芦丁）可以降低炎症介质的 mRNA 水平 [如肿瘤坏死因子-α（TNF-α）、白细胞介素-6（IL-6）、单核细胞趋化蛋白 1（MCP-1）]、降低诱导型一氧化氮合酶（iNOS）含量、减少一氧化氮产生，因此可能具有抑制炎症反应的能力。ChoiS Y 等研究了苦荞有机溶剂提取馏分对脂多糖和 γ-干扰素诱导炎症 RAW264.7 细胞促炎介质产生的影响，发现这 4 种馏分和芦丁都能有效抑制活性氧、一氧化氮和白细胞介素-6 的产生；并且经过 4 种馏分处理后，在脂多糖和 γ-干扰素诱导炎症 RAW264.7 细胞中，促炎因子的 mRNA 表达水平下调，说明苦荞有一定的抗炎作用。

二、抗氧化，延缓衰老

黄酮类化合物作为苦荞多酚的主要成分，具有较强的抗氧化作用。有研究表明，苦荞叶、壳提取物对脂质的过氧化具有较好的抑制作用，并具有清除羟基自由基和超氧阴离子的能力，可强烈抑制大鼠肝脂质过氧化物丙二醛的产生。杨红叶等研究了甜荞和苦荞中麸皮、内粉清除 ABTS、DPPH 自由基和抑制 β-胡萝卜素氧化的能力，结果显示抗氧化能力由高到低的顺序依次为苦荞麸皮、苦荞内粉、甜荞麸皮、甜荞内粉。徐宝才等研究了苦荞各部分提取液的抗氧化能力，结果显示其抗氧化能力由高到低依次为麸皮、外层粉、芦丁、壳和芯粉。

胡春等人提出黄酮化合物具有清除自由基生物活性的关键结构是其 B 环上的 3,4-邻二羟基，它与其他位上的羟基起一定作用。YA 等利用 DPPH 自由基清除实验，并通过 HPLC-MS 对苦荞和甜荞籽粒的乙醇提取部分的抗氧化成分进行了鉴定分析，结果表明芦丁和槲皮素是主要的抗氧化成分，而且槲皮素的抗氧化活性与芦丁相比，明显高一些。

硒是苦荞中含有的一种微量元素，相较于其他同类生物，苦荞中硒的含有量较高，硒又是构成生命机体中抗氧化物分解酶之一的谷胱甘肽过氧化酶（GSH-Px）的必要成分。该酶可通过抑制细胞膜脂质的过氧化，激活机体免疫功能，有效清除对机体细胞有不利作用的自由基，减少自由基产生对活体细胞造成的损伤，大大减慢了活体细胞的衰老速度。苦荞中的蛋白类复合物质跟机体内的抗氧化酶类物质密切相关，能够提高此类酶的生物活性，有助于降低脂质过氧化物的水平，减少机体产生的自由基，从而具有减缓细胞衰老的功效。科学研究表明，苦荞中含有的维生素 E，使苦荞对于细胞的再生、延缓细胞的衰老有很好的作用。

王转花等发现苦荞叶提取物能明显提高试验组小鼠血液、肝和心脏中的超氧化物歧化酶和谷胱甘肽过氧化物酶的活性，降低脂质过氧化产物丙二醛（MDA）的含量，说明苦荞叶提取物中含有一定量的抗氧化物质。

张政等用苦荞籽提取的蛋白复合物饲喂小鼠后，小鼠血液和脏器中的 MDA 含量下降，其中心脏中 MDA 降低的程度最为显著，说明苦荞蛋白复合物对机体内的脂质过氧化物有一定的清除作用，这可能是通过提高体内抗氧化酶的活性，从而对脂质过氧化物有一定的清除作用，提高机体抗自由基的能力，进而起到延缓衰老的作用。

谭萍等人通过研究，得出苦荞多糖具有抗氧化性，可成为抗衰老保健品的辅料或功能因子。Mogens L 等认为苦荞中的酚类物质如阿魏酸、香豆酸、含硫化合物等都具有抗氧化能力，是啤酒的潜在抗氧化剂。它们一部分来源于麦芽和酒花，一部分来源于发酵阶段酵母的代谢。Clarissa G 认为，酚类物质作为一种抗氧化剂，能够清除体内的自由基，起到预防心脑血管、癌症等疾病的功效。

三、降血脂

苦荞中含有丰富的黄酮类化合物，主要为芦丁、槲皮素等，这些生物类黄酮化合物能降低甘油三酯、总胆固醇，减少动脉粥样硬化指数。王敏等研究了苦荞麸皮总黄酮可有效降低 7 周 wistar 高脂血模型大鼠血清和肝中甘油三酯、总胆固醇的含量，且不引起肝指数变化。薛长勇等研究了苦荞黄酮降低血糖及血脂的作用途径，认为其可能是通过抑制糖苷酶、三酰甘油、激活 γ 型过氧化物增殖剂激活型受体和 α 型过氧化物增殖剂激活型受体而实现的。

左光明等分别研究苦荞各组分蛋白对高脂饲料诱导高脂血症小鼠的降血脂作用，结果表明苦荞中不同蛋白质均具有不同程度的降血脂功效，其中清蛋白高低剂量组均可以显著降低小鼠血清和肝脂质过氧化产物丙二醛含量，球蛋白效果次之，而谷蛋白降血脂能力最弱。

现代研究表明，食用苦荞纤维具有降低血脂，特别是降低血清总胆固醇和低密度脂蛋白胆固醇含量的功效，同时还可降低血糖，改善糖耐量。

四、降血糖，防治糖尿病和便秘

糖尿病是一种与遗传和多种环境因素相关的全身性慢性内分泌代谢疾病。据世界糖尿病协会报道，全世界多数国家糖尿病发病率为 $1\%\sim2\%$，工业发达国家的发病率较发展中国家高，如美国为 $5\%\sim6\%$。目前全世界有 1.5 亿多糖尿病患者，我国糖尿病患者至少有 3 000 万，60 岁以上老年工作者中，糖尿病发病率为 11.2%。

王斯慧等人从苦荞中提取总黄酮、水溶性黄酮、醇溶性黄酮，并对 α-葡萄糖甘酶进行活性抑制作用试验，得出总黄酮、水溶性黄酮、醇溶性黄酮对 α-葡萄糖甘酶的半抑制浓度 IC_{50} 分别为 0.030mg/mL、0.041mg/mL、0.050mg/mL，抑制效果分别是阿卡波糖的 17.24 倍、12.66 倍、10.42 倍。这表明 3 种黄酮都具有辅助降血糖的功能。

苦荞中含有抗性淀粉，而抗性淀粉对降低饭后血糖的升高概率有明显效果，同时苦荞中含有的铬元素，可促进胰岛素在人体内发挥作用，从而可以降低血糖，成为糖尿病人的理想降糖食品。苦荞中的大量膳食纤维可以刺激肠胃蠕动，加速粪便排除，降低肠道内致癌物质的浓度，对防止便秘、结肠与直肠癌的发病有较好的疗效。周一鸣等从苦荞中提取抗性淀粉制备饲料喂食小鼠，通过观察小鼠血糖、总胆固醇及其体重等体征变化，发现含有苦荞抗性淀粉的膳食对小鼠血糖水平有一定调节作用。

苦荞籽粒中含有少量 D-手性肌醇单体及大量的 D-手性肌醇衍生物荞麦糖醇，它们可调节血糖，改善糖尿病人（特别是Ⅱ型糖尿病人）症状。Yao 等报道了苦荞麸皮提取物可有效降低Ⅱ型糖尿病小鼠血糖、胰高血糖素等水平。

Cai E P 等对荞麦芦丁保护胰岛 β 细胞的分子信号机制进行了探索，证实芦丁能激活胰岛 β 细胞系 RIN-m5f 的胰岛素受体底物（insulinreceptor substrate 2，IRS2）和腺苷酸活化蛋白激酶（AMP-activated protein kinase，AMPK）信号通路，抑制脂肪合成酶活性，改善线粒体功能，从而抑制血糖升高。

Baod 等研究苦荞黄酮体外消化对其抗氧化和抗糖尿病性质的影响，发现消化和未消化的黄酮类化合物都能显著增加 HepG2 细胞中葡萄糖消耗和糖原含量。因此，通过研究可以发现，苦荞中的物质（如黄酮）可以通过增加葡萄糖消耗量、糖原生成量和辅助调节胰岛素等降低血糖含量。

五、降胆固醇

苦荞中含有较丰富的对冠心病有保护作用的矿物元素，如镁、钙、硒、锌、铬等，含有的特殊生物活性物质黄酮类化合物，尤其是芦丁，具有多方面的生理功能，能维持毛细血管的抵抗力，降低其通透性和脆性，促进细胞增生，防止细胞的凝集。

苦荞中丰富的不饱和脂肪酸，对人体十分有益，有助于降低体内血清胆固醇含量和抑制动脉血栓的形成，对动脉硬化和心肌梗死等心血管疾病均具有很好的预防作用。苦荞中丰富的亚油酸在体内通过加长碳链可合成花生四烯酸，花生四烯酸不仅能软化血管、稳定血压、降低血清胆固醇和提高高密度脂蛋白含量，而且是合成人体生理调节方面起必需作用的前列腺素和脑神经组成的重要组分之一。

黄凯丰等分别测定了经过不同条件处理后苦荞及其荞麦壳对不饱和脂肪酸、饱和脂肪酸的吸附能力，结果表明不同苦荞籽粒对油脂的吸附量低于荞麦壳的吸附量；苦荞用量对吸附胆固醇能力影响较大，而不同处理时间及不同苦荞原料对苦荞吸附胆固醇能力的影响不大。

苦荞中的植物甾醇，尤其是 β-谷甾醇，与胆固醇的结构很相似，但不能被人体所吸收，能有效竞争抑制体内胆固醇的吸收。用不同品种的两种苦荞芽饲喂小鼠，结果显示两种苦荞均能显著降低小鼠体内血浆胆固醇浓度，这可能与苦荞中的植物甾醇有关。

六、防癌、抗肿瘤

苦荞中含有大量的镁，镁不但能抑制癌症的发展，还能促进血管扩张，维持心肌正常功能，增加胆汁，促进机体排泄废物。苦荞提取物对体外培养的人体肺腺癌细胞、宫颈癌细胞、胃腺癌细胞、鼻咽癌细胞具有杀伤作用，在体内对小鼠移植性 S180 肉瘤、Lewis 肺癌、U14 宫颈癌均有抑制作用，对 B16-H16 黑色瘤细胞具有体外抗侵袭活性和体内抗转移作用。

郭晓娜等成功地从苦荞粉中分离出清蛋白、球蛋白、谷蛋白、醇溶蛋白 4种蛋白质，证实苦荞水溶性蛋白质的 TBWSP31 组分对人体乳腺癌细胞株Bcap37 的生长有显著的增殖抑制活性，其 IC_{50} 值为 $19.75\mu g/mL$。王宏伟等报道苦荞胰蛋白酶抑制剂能够显著抑制 HL-60 白血病细胞的增殖，而对正常细胞毒性较小，二者的 IC_{50} 值分别为 0.29g/L 和 1.01g/L，并且对 HL-60 细胞增殖的抑制作用呈明显的剂量-效应和时间-效应关系。闫斐艳研究了苦荞总黄酮对食管癌 EC9706 和宫颈癌 HeLa 细胞的毒性效果，结果显示其能有效抑制细胞增殖，且作用效果与时间和剂量具有相关性。苦荞黄酮引起 EC9706 和HeLa 细胞周期停滞，并能上调细胞内的促凋亡蛋白 Bax 以及下调抗凋亡蛋白Bcl-2 的表达量。李玉英等从苦荞中提取制备异槲皮苷，并且研究其对人胃癌细胞 SGC-7901 的影响，结果发现苦荞异槲皮苷能够诱导 SGC-7901 细胞发生凋亡，阻断细胞周期并抑制细胞增殖和迁移。

苦荞抗肿瘤作用的分子机制为：抑制细胞内的核酸代谢、抑制癌细胞信号转导变异通道中的蛋白激酶。除了苦荞蛋白和黄酮类物质，膳食纤维和矿质元素也能发挥一定的抗肿瘤作用。

大量膳食纤维能刺激肠的蠕动，加速粪便排泄，可以降低肠道内致癌物质的浓度，减少结肠癌和直肠癌的发病率。苦荞中含有丰富的硒元素，而硒又是谷胱甘肽过氧化酶的必需成分，谷胱甘肽过氧化酶除具有很好的清除自由基的功效外，还可有效控制肿瘤的诱发与发展，因此具有抗癌作用。

七、保护肝细胞

肝损伤作为一种慢性疾病，主要是由活性氧、活性氮和各种化学物质（如酒精）引起的。Hu 等研究了富含 D-Chiro-肌醇（DCI）的苦荞提取物对肝损伤的保护作用，并且通过组织病理学实验证实了富含 D-Chiro-肌醇的苦荞提取物具有肝保护作用。Hu 等发现纯化苦荞类黄酮物质可以降低高三甲胺-N-氧化物喂养小鼠的血清 AST 和 ALT 活性、肝 NEFA 和 MDA 水平，并增加肝 GSH-Px 和 SOD 活性，从而可预防由高三甲胺-N-氧化物引起的血管功能障碍和肝损伤。

八、镇静催眠

对关于苦荞镇静催眠效果的研究，胡一冰等通过动物实验发现苦荞醇提物能延长戊巴比妥钠阈上剂量引起的小鼠睡眠持续时间，增加戊巴比妥钠阈上剂量引起的小鼠睡眠只数，且能明显减少小鼠自主活动次数，因此表明苦荞有镇静催眠的作用。

九、对肠道菌群的作用

许多天然植物材料对于一系列食源性病原体、腐败微生物和致病物生物都显示出一定的抗菌活性。申瑞玲等通过给予小鼠不同剂量的苦荞粉，在 35d 后考察其对小鼠结肠中大肠杆菌、乳酸杆菌以及双歧杆菌的影响，发现与对照组相比，苦荞粉的灌胃剂量大于 $3.250g/(kg \cdot d)$ 时，小鼠肠道中乳酸杆菌和双歧杆菌数量均显著增加，同时大肠杆菌的数量显著下降（$p < 0.5$）。陈蕾以山西苦荞粉为原料，通过建立小鼠肠道菌群发酵体外模型，研究其对肠道菌群的影响，结果发现苦荞组均对有益菌（双歧杆菌和乳杆菌）具有一定增殖作用，同时对有害菌（拟杆菌、肠球菌和肠杆菌）的生长具有一定抑制作用。Zhou等研究苦荞麦蛋白预防血脂异常与肠道微生物数量变化之间的关系，发现苦荞麦蛋白能促进乳酸杆菌、双歧杆菌和肠球菌的生长，并抑制高脂肪饮食喂养的小鼠中大肠杆菌的生长。

第五节　苦荞食品加工利用

苦荞作为一种集营养、保健、医疗于一体的"食药两用"粮食珍品，有着广阔的开发前景。苦荞中含有 18 种氨基酸、9 种脂肪酸，并含有丰富的维生素和矿物质，苦荞中特有的芦丁等生物类黄酮可提高毛细血管的通透性，维护微血管循环等功能，具有降"三高"（高血压、高血脂、高血糖）的作用。在世界性的肥胖、高血糖、高血脂人数明显增加的情况下，苦荞由于其明显的降血糖、降血脂的作用及纤维素和灰分含量较高的特点，可以满足人们对食品营养、健康和安全方面的多种要求，被称为"益寿食品"。因此，苦荞制品的开发具有良好的发展前景。

一、主食类制品

主食类制品通常指餐桌上以谷类为主要原料加工的食品，是人体所需能量的主要来源。以淀粉为主要成分的稻米、小麦、玉米、荞麦等谷物，被不同地域的人们当作主粮。苦荞多分布于高寒以及干旱地区，随着科学研究的深入，苦荞的营养价值逐渐被认识和挖掘。以苦荞为主食原料的应用很多，常见的有苦荞面条、苦荞米饭、苦荞饸饹、苦荞猫耳朵、苦荞馒头等。

（一）苦荞面条

面条是人们日常生活中常见的一种主食，一般由小麦粉拌水后经压制而成。随着人们生活质量以及对饮食追求的不断提高，人们越来越注重食物的营养保健价值，甚至希望食物能够具有食疗效果，目前已有不少针对糖尿病的保健面条的制备。由于苦荞蛋白富含清蛋白和球蛋白，而醇溶蛋白和谷蛋白含量较小，故不能形成面筋结构，因此苦荞面条制备时，常添加小麦粉使面条易成形。

1. 苦荞鲜湿面条 苦荞鲜湿面条几乎能保留所有苦荞中的营养物质，产品风味不被改变，是人们喜爱的一款产品。

工艺流程：

苦荞麦粉和小麦粉→和面→压延→熟成→压延→切条→包装→成品

2. 苦荞速食面 苦荞速食面以苦荞为主要原料，精制小麦粉为辅料，依据"药食同源"养生理论，采用先进速食加工工艺精制而成，富含苦荞黄酮、膳食纤维、叶绿素、镁、硒等生物活性成分及钙、铁、锌等多种微量元素，还含有维生素，其口感滑润爽口，弹力十足，风味独特，营养价值高，是现代快节奏生活不可缺少的健康食品。苦荞速食面食用方法简易方便，可用作火锅配餐，也可凉拌，还可炒食。

工艺流程：

苦荞麦粉和小麦粉→搅拌和面→熟化→复合压片→高压蒸煮熟化→干燥→冷却→包装→成品

3. 苦荞挂面

工艺流程：

苦荞麦粉和小麦粉→和面→醒面→擀片切条→包装→成品

（二）苦荞饭

苦荞饭主要是贵州、云南荞麦主产区一带的传统主食。苦荞可单独食用，也可与大米、小米等混合蒸煮食用。

（三）苦荞饸饹

饸饹，古称"河漏"，是我国北方一种古老而别具风味的传统汤食面点，多以豌豆面、莜麦面或其他杂豆面制作，也有用苦荞粉或其他小杂粮面粉制作的，通过饸饹床子（一种木制或铁制的有许多圆眼的工具），把面通过圆眼压出来，形成小圆条。饸饹比一般面条要粗些，但比面条硬，食用方式和面条差不多。

工艺流程：

称料→和面→饧面→压饸饹面→煮制

（四）苦荞猫耳朵

"猫耳朵"，山西人称之为"圪垛儿""圪搓面"。"猫耳朵"的制作一般以苦荞面、小麦面，或者豆面、莜面、高粱面等为原料，配以各种不同的荤素浇头、菜码和小料。"猫耳朵"备受人们的喜爱，不仅作为日常花样面食，还用来待客和婚嫁宴宾。

将面粉和苦荞粉按一定比例混合，加入凉水搅拌均匀，反复揉搓，待表面光滑后用保鲜膜覆盖醒发 20min。醒发后再将其反复揉搓，使其表面光滑后，用大拇指按在面丁上，稍微用力向前方推动，面丁很容易就打成卷曲状，搓好的面食形状似猫耳朵。

（五）苦荞馒头

日常生活中，馒头一般以小麦粉制备而成，口感筋道，满足人们对于糖类的需求。苦荞含有丰富的蛋白质、维生素 B、矿物质以及多种生物活性成分，在人体健康方面发挥着重要作用。因此，苦荞馒头具有很高的营养价值。

工艺流程：

小麦面粉 70％＋苦荞面粉 30％→和面→发酵→揉面→醒发→成形→蒸制→成品

二、糕点类

（一）苦荞蛋糕

蛋糕具有良好的风味和口感，深受现代消费者的喜爱，但其含糖量较高，缺乏维生素、矿物质、膳食纤维及其他功能成分，长期食用极易引起肥胖症、高血糖以及心脑血管等疾病，因此低糖或无糖蛋糕应运而生。以荞麦面粉为主料，用糊精代替糖品，研制无糖苦荞蛋糕，满足消费者的需求。

在苦荞蛋糕底面刷一层花生油，再入烤箱烘烤 5min 即可。苦荞粉与面粉的比例、蛋与粉的比例决定荞麦蛋糕的档次：苦荞粉用量高，苦荞蛋糕的色泽加深；蛋与粉的比例越高，苦荞蛋糕的口感越好，产品档次越高。实际操作中，可根据口感，首先确定配方中的苦荞粉与面粉比例、蛋与粉的比例。加水量对料浆打发时间和苦荞蛋糕的比容、感官质量的影响都较大，一般可控制在25％～40％。乳化剂对料浆打发时间和苦荞蛋糕的比容有一定的影响，但乳化剂对苦荞蛋糕的弹性影响较大。因此，当蛋量、水量增加时，应相应增加乳化剂的用量。

工艺流程：

鸡蛋液、全麦粉→搅匀 ⎫
　　　　　　　　　　　　⎬ 混合装模→焙烤
苦荞粉、玉米粉、燕麦粉、乳清粉和乳糖→搅匀 ⎭

（二）苦荞饼干

饼干是目前主要的烘焙食品之一，由于其保质期长、贮运方便等优点，是休闲或充饥的主要食品之一。市场上饼干品牌很多，因配方不同，导致生产的口感也不同，随着生活水平的提高，人们不仅追求饼干的口感，同时对饼干营养价值的要求也越来越高。苦荞饼干应运而生。

将苦荞面粉、白砂糖、奶粉、小苏打、果粉放入和面机，搅拌均匀，然后将鸡蛋做成蛋液，和植物油一起加入和面机中，继续搅拌；将制作好的面团放在操作台上，用擀面杖将面团碾压成厚度一致的面皮，再用专用花刀切成三角形、正方形、菱形、矩形或圆形，摆盘，放入烘箱焙烤即可。

牛肝富含维生素 A、维生素 C、维生素 B_{12}、氨基酸以及人体必需的微量元素。以牛肝、苦荞粉为原料，添加各种辅料制备酥性饼干，可增加苦荞以及牛肝的利用价值。在此制作条件下，得到的饼干表面光滑，色泽良好，口感酥松，组织细腻，香味纯正。

工艺流程：

原料选择→修整切形→腌制→煮制→冷冻→斩拌→面团调制→辊压成形→烘焙→包装→成品

苦荞作为一种食用产品，每年会有大量的苦荞粉被消费，同时产生大量的苦荞麸皮。研究表明，苦荞麸皮中同样含有酚类化合物，且含量高于苦荞粉本身，因此，人们开发出苦荞麸皮无糖饼干，它具有酥脆的特点，而且搭配不同原料，具有多种口感，适合糖尿病患者使用。

在传统的饼干中加入苦荞麸皮，最大限度地保留了苦荞中的黄酮类成分，且饼干配料中不添加多余的糖分，改变传统饼干以甜味为主的特点，同时搭配多种原料，使饼干具有多种风味，适合低糖摄入人群使用。加入玉米淀粉和小麦麸皮，使饼干内部具有多种粗粮，有利于人体肠道蠕动，各种营养均衡获取。

工艺流程如下：

（1）精制小麦粉 50～100 份，苦荞粉 20～50 份，玉米淀粉 20～50 份，食用植物油 10～20 份，小麦麸皮 5～10 份，苦荞麸皮 5～10 份，燕麦片 10～20 份，白芝麻 5～20 份，黑芝麻 5～20 份，鸡蛋清 10～30 份，鸡蛋黄 10～20 份，脱脂牛奶 10～50 份，天然海苔片 10～20 份。

（2）辅助配料按重量份包括如下组分：食盐 5～10 份、碳酸氢铵 2～10 份、小苏打 2～10 份、大豆卵磷脂 2～10 份。

（3）制外皮。将精致小麦粉、玉米淀粉、鸡蛋清、食用植物油加水混合，加入一定重量份的食盐、小苏打、大豆卵磷脂、脱脂牛奶，搅拌均匀，并揉成面团，常温放置 10～20min，擀平。

（4）制内皮。将精致小麦粉、苦荞粉、鸡蛋黄、食用植物油加水混合，加入重量份的食盐、碳酸氢铵、小苏打、大豆卵磷脂，搅拌均匀，并揉成面团，常温放置 10～20min，擀平。

（5）外皮上刷食用植物油，并铺撒黑芝麻和苦荞麸皮；内皮上可使用植物油，并铺撒白芝麻、小麦麸皮和燕麦片。

（6）将外皮和内皮依次叠加铺设，轻轻按压，使外皮与内皮结合并均匀铺撒天然海苔片，180～260℃烘烤 10～15min，冷却至 40℃以下，切块。

（三）苦荞面包

苦荞面包是指以面粉为主要原料，在面粉中添加一定量的苦荞粉，经过搅拌、发酵、分割、滚圆、中间醒发、整形、再次醒发、烘烤、冷却、包装而成的一类方便面制食品。目前，关于苦荞面包的制备工艺有很多，现有的苦荞面包的制备工艺大都是直接将苦荞粉与面粉单独混合后进行加工。由于苦荞粉的特性，在面粉中添加的苦荞粉含量都不超过 25％；或者将苦荞挤压膨化粉与面粉单独混合，而且苦荞面包中含有的苦荞含量越高，在加工时越难以维持面粉原有的加工特性，其加工特性较差，导致苦荞面包的生产效率较低，产品合格率也较低。因此，利用现有的苦荞面包制备工艺制成的苦荞面包中苦荞的含量都不高。

Skraban ja 等人利用苦荞制成苦荞面包等产品（苦荞面粉含量为 30％～70％），发现其体外淀粉分解速度显著慢于 100％小麦面粉制成的面包，与小麦面包相比，苦荞面包显著降低餐后血糖水平和胰岛素响应，因而苦荞有潜力制成具有低血糖生成指数（GI）的食品。

工艺流程：

混合粉→第一次面团调制→第一次发酵→第二次面团调制→第二次发酵→分块、搓圆→静置→整形→烘烤→冷却→包装

三、糊羹类食品

苦荞粥，是生活中常见的主食之一，其口感清香，能解决人体对糖类的要求。苦荞具有较高的营养价值，以苦荞为原料，制备苦荞粥不仅可以预防人们因血糖升高导致的疾病，而且对于糖尿病病情的治疗也起保健辅助作用。

将一定量的苦荞米与其他谷物或者营养物质混合，即可制备成苦荞粥，常见的苦荞粥有苦荞小米粥和苦荞营养粥等。

（一）苦荞小米粥

以苦荞和小米为原料制粥，可获得富含苦荞特有清香味、色泽诱人且营养全面丰富的小米粥，其制作简单快捷。在现代快节奏社会的方便早餐市场中，具有一定的发展潜力。

工艺流程：

小米→清理→清洗→浸泡→蒸煮→微波处理 ⎫
苦荞→淘洗→浸泡→蒸煮→热风干燥→焙烤处理 ⎭ 加入辅料→真空包装→
方便粥米成品

（二）苦荞营养粥

将苦荞浸泡 3h，清洗干净，与南瓜、小米、燕麦、红枣等营养物质一起放入加热好的沸水中熬制成黏稠状即可。

四、苦荞饮品类制品

（一）固体饮料

以苦荞为主要原料，按照不同的制备工艺（如红茶、绿茶、乌龙茶等的制备工艺）得到苦荞茶，其营养丰富、风味独特，具有较高的营养价值和保健功能。苦荞茶不同于药物，其中不含任何激素及有害物质，长期饮用可以增强人体免疫力，具有延缓衰老、抑制心血管疾病、利尿解乏、抗炎镇痛、消暑清热、醒脑提神的作用，有增强食欲、健脾利胃的功效，尤其对降血糖、降血压、降血脂的效果非常好，降血糖的同时可辅助调理身体机能。

1. 苦荞茶 苦荞茶是将苦荞、苦荞植株全株或不同部分经由筛选、烘焙等工序加工而成的茶代饮品。苦荞茶中富含芦丁等黄酮类化合物，具有软化血管、降血压、调节内分泌、预防心脏病和提高肌体免疫力等功效，苦荞茶作为一类纯天然的绿色保健饮品受到了广泛的关注。好的苦荞茶外观应为黄绿色，且颜色均匀、没有色差；颜色发白或者颜色深浅不一的则为次品。

工艺流程：

苦荞蒸熟→去壳→炒米→烘焙→装袋

2. 苦荞叶茶 将采回来的苦荞叶及时摊放在竹匾里，摊放时间 3～4h，厚度为 5～6cm，每 1h 翻堆 1 次，使采回来的毛茶含水率降至 65%，目的是防止苦荞叶受潮，发生霉变。之后将摊放后的苦荞叶经过蒸汽锅（100～120℃，时间为 30～60min）、青锅（150～160℃，时间为 30～50min）、熟锅（110～130℃，时间为 30min）3 道工序进行杀青；随后将杀青后的茶叶放在振动理条机中进行理条 30～45min，放入烘干机进行烘干，温度为 150～158℃，至茶叶表层完全脱水，含水率控制在 10% 以下。

工艺流程：

摊放→杀青→理条→滚筒烘干→搅拌→分装

3. 苦荞袋泡茶 苦荞袋泡茶是以富含黄酮类物质以及其他具有降血压、降血脂等功能成分的苦荞叶、桑叶和文冠果叶为原料，参考绿茶的制作工艺，并在此基础上加以改进而制成的袋泡茶。苦荞袋泡茶不仅丰富了袋泡茶的种类，而且在降血压、降血脂、抗癌等方面符合人们的健康需求。

工艺流程：

采摘→清洗沥干→摊青→杀青→揉捻→烘焙→粉碎→配料→分装

（二）液体饮料

1. 苦荞谷物饮料 以苦荞粉为原材料，结合适当的加工工艺，将其制成苦荞谷物饮料，其固形物含量高，口感怡人，富含蛋白质、维生素、矿物质和人体所需的各种氨基酸，是普遍食用的苦荞麦谷物代餐饮料，从而使得苦荞麦被更多的消费人群所接受。

工艺流程：

苦荞粉过 70 目筛→烘熟→糊化制浆→酶解→稳定剂→护色剂→均质→灭菌→保藏

2. 苦荞保健饮料 以苦荞粉和牛蒡提取物作为主料，并配合辅料可可粉，制成的饮料即为苦荞保健饮料。它具有抗疲劳和免疫调节的功效，特别适合于代替咖啡类饮料作为人们日常生活、工作中的休闲饮料。

工艺流程：

苦荞粉、牛蒡提取物→磨粉→辅料（可可粉）→调配→均质→成品

3. 苦荞多肽口服液 苦荞具有丰富的营养保健功能，除富含 9.3%～14.9%的活性蛋白外，还富含黄酮类物质和酚酸类物质，对人体健康有着重要的作用。将苦荞中的多肽进行提取、分离、纯化，再辅以配料，制得的口服液保留了苦荞的全部营养成分。

工艺流程：

苦荞粉、植物蛋白粉→磨浆→变性细分处理→α-淀粉酶糊化→生化→灭酶→析出→多级浓缩过滤→成品

五、苦荞发酵类制品

发酵是粮食深加工中最重要的一种方法，苦荞发酵可使苦荞中复杂的成分（淀粉、蛋白质、脂肪、糖）在微生物的作用下分解成简单的物质（有机酸类、氨基酸类、醇类、核酸等），从而极大地提高了苦荞营养物质的吸收，改变了苦荞食品的适口性，并增加了苦荞工业化生产的途径。开发研制苦荞发酵食品对促进苦荞生产意义重大。苦荞发酵类制品主要有苦荞发酵饮料、苦荞发酵酸奶、苦荞醋、苦荞酱油、苦荞酒等。

（一）苦荞发酵饮料

发酵对荞麦粉的改良起到很好的作用。有研究表明，发酵后苦荞粉的保水力、溶解度分别增加了 1.7 倍和 1.4 倍；谷蛋白溶胀指数（SIG5）提高了 83.8%；葡萄糖含量和还原糖含量分别提高了 46.0%和 35.9%；淀粉含量和总糖含量有所下降，分别降低了 12.2%和 6.9%；另外，发酵后苦荞粉的膨胀率有所

下降，但与原苦荞粉相比，差异并不显著。因此，发酵可提高苦荞的利用价值。

1. 苦荞乳酸菌饮料　以苦荞麦粉、奶粉、山药为主原料，辅以蔗糖、食盐和枣花蜜，应用保加利亚乳杆菌和嗜热链球菌发酵，所得苦荞麦乳酸菌饮料组织状态均匀细腻，柔润适口，同时含有多种维生素、氨基酸和无机元素，可作为一种绿色营养健康饮品。

工艺流程：

苦荞麦粉＋奶粉＋山药→蒸煮糊化→液化、糖化→接菌→发酵→辅料→灭菌→澄清→均质→成品

2. 紫薯苦荞复合醋饮料　醋饮料不仅在口感、营养、风味方面优于传统食醋，还具有一定的保健功能。以紫薯和苦荞为原料，通过液化、糖化、酒精发酵、醋酸发酵分别制得紫薯醋和苦荞醋。以两种醋和蔗糖、果葡糖浆为原料调配制得复合醋饮料，该饮料为紫红色澄清透明液体，具有紫薯和苦荞特有醋香味，色泽红亮，酸甜可口。

工艺流程：

紫薯→预处理→调浆→液化→糖化→酒精发酵→醋酸发酵→过滤→陈酿→紫薯醋 ⎫
苦荞→预处理→调浆→液化→糖化→酒精发酵→醋酸发酵→过滤→陈酿→苦荞醋 ⎬→
调配→杀菌→热灌装→冷却→成品

（二）苦荞发酵酸奶

酸奶是一种通过添加益生菌发酵哺乳动物乳汁的液态乳制品，具有营养丰富、易于消化吸收等特点，能提高人体免疫力，调节肠道菌群平衡。目前复合功能型酸奶的研发已成为酸奶业发展的一种新兴趋势。

1. 苦荞花生酸奶　苦荞花生酸奶是将苦荞、花生、酸奶三者的营养保健功能结合起来，以苦荞糖化汁、花生、脱脂乳粉为主要原料，接入乳酸菌进行发酵制备的新型谷物保健酸奶。该酸奶色泽呈黄白色，均匀一致，组织状态稳定，口感细腻，具有纯正酸奶的滋味和气味，并具有苦荞特有的风味和花生香味，是一种营养与风味俱佳的保健型酸奶。苦荞经液化、糖化处理后的糖化汁中产生的小分子发酵性糖类，可促进乳酸菌发酵产酸，而花生中的花生蛋白替代部分脱脂乳粉作为氮源，实现酸奶中动物蛋白与植物蛋白的优势互补。苦荞中类黄酮物质在整个发酵过程中未见明显损失，可见苦荞花生酸奶的加工工艺有效地保留了这一营养成分。

工艺流程：

花生→除杂→浸泡→热磨→过滤 ⎫
　　　　脱脂乳粉→加水调成乳 ⎬调配→预热→均质→杀
苦荞粉→炒制→加水调成乳→液化→糖化→过滤 ⎭
菌→冷却→接种→发酵→后熟→成品

2. 苦荞乳酪 乳酪是以乳为原料，经凝乳并分离乳清制得的新鲜或发酵成熟的乳制品，以其风味特殊、营养全面、品种繁多等特点，深受消费者喜爱。

将苦荞粉按一定比例加入鲜牛乳中，用高速分散器进行充分的混合乳化，得到强化荞麦鲜牛乳。将强化荞麦鲜牛乳在 63℃ 灭菌 30min，冷却至 32℃ 后，按一定比例加入氯化钙、发酵剂，发酵凝乳，压榨 24h，4℃后熟 24h，得荞麦鲜乳酪，真空包装后 4℃保藏。经发酵制备的苦荞乳酪凝乳状态好，口感温和，质地均匀，富含多种营养物质，符合现代消费者的需求。

（三）苦荞醋

醋的生产在我国有两千多年的悠久历史，其生产工艺也在世界上独具一格。醋作为一种液体调味料，具有增加食欲、促进消化吸收的功效，多以高粱等粮食作物、糖和酒为原料，通过微生物发酵制成，广泛应用于中国各大菜系。酿醋主要分为两大阶段，分别为酒精发酵阶段和醋酸发酵阶段，在发酵过程中控制好温度、湿度、通氧量等因素可保障醋的正常发酵。苦荞醋不仅风味独特，而且具有软化血管、降血脂、降血糖、抗氧化等保健功能。以麸皮和糖化酶为糖化剂对苦荞碎米及皮粉进行醋化，从而获得品质优良的液态苦荞醋。

工艺流程：

$$水＋\alpha-淀粉酶 \qquad 麸皮或\beta-淀粉酶$$

苦荞碎米、皮粉→蒸煮糊化→调浆→液化→糖化→灭菌→酒精发酵→灭菌
冷却→醋酸发酵→液态苦荞醋→后熟灭菌

$$\qquad\qquad\uparrow \qquad\qquad\qquad\qquad\qquad\qquad\qquad\qquad\uparrow$$
$$醋酸菌 \qquad\qquad\qquad\qquad\qquad\qquad\qquad\qquad 活化酵母$$

（四）苦荞酱油

酱油是以粮食及其副产品为原料，经过制曲、加糖浆盐水、入池发酵等工艺制得的具有特殊色香味的产品。按生产工艺的不同，酱油可分为酿造酱油、配制酱油和再配制酱油三大类。其中，制曲是酱油生产中的关键工序，能使米曲霉生长繁殖分泌出多种酶类，促进原料分解产生酱油。

工艺流程：

$$苦荞$$
$$\downarrow$$
豆粕＋麸皮→混合润水→蒸料→冷却接种→通风制曲→第一次翻曲→第二次翻曲→成曲→成品

（五）苦荞酒

1. 苦荞啤酒 啤酒是采用麦芽、水和酒花经酵母发酵酿造而成的一种低度酒。因其丰富的蛋白质含量，素来有"液体面包"之称。随着生活水平的提

高，人们对健康饮食的要求越来越高，营养保健啤酒不断出现。苦荞在我国种植的历史十分悠久，其营养丰富，特别是蛋白质、维生素、脂肪的含量远远高于一些大宗小杂粮作物，在预防心脑血管疾病、辅助治疗糖尿病等方面有良好的效果。

用苦荞替代部分大米酿制淡色啤酒，制作的啤酒具有泡沫洁白细腻、持久挂杯、酒体呈黄绿色、有明显酒花香、口味清爽、杀口力强等特点。以苦荞为原料，经过发酵，可制得 $10°P$ 苦荞啤酒。通过感官指标分析得出苦荞啤酒清亮透明，无明显悬浮物和沉淀；倒入杯中有泡沫升起，泡沫较洁白，挂杯较持久；有明显的酒花香气，且香味纯正，无异香；口味较醇厚，酒体较协调，具有风味特征，较易被接受。

工艺流程：

苦荞→浸三断八工艺浸麦糖化→麦汁过滤→麦汁煮沸→加酒花→过滤→灭菌→冷却→酵母活化→接种→发酵→过滤→灌装→巴氏杀菌→成品啤酒

2. 苦荞白酒 苦荞白酒以苦荞麦为原料，大曲、小曲混合进行发酵，外加黄酒淋醅和荷叶垫池底的工艺进行酿造。该工艺结合大曲、小曲的优点，开发出具有独特营养价值及色、香、味俱佳的苦荞白酒。

工艺流程：

苦荞→浸泡→初蒸→淋洗→复蒸→摊凉→加高温大曲→加小曲→糖化→配糟→入窖→泼黄酒→盖荷叶→发酵→出窖→蒸馏→加黄酒勾调→贮存

第六节　苦荞综合利用

一、药用作用

苦荞中所含的黄酮类物质具有抗氧化、抗突变、清除自由基、抗病毒等广泛的生理和药理活性。近年来，其独特的抗癌功能受到人们的极大关注。从苦荞中提取出来的黄酮类物质——槲皮素和异槲皮素可有效抑制 SGC - 7901 细胞的增殖。因此，可从苦荞中提取生物类黄酮，如槲皮素、异槲皮素、芦丁、桑巴素、莰菲醇等物质，可制成散剂、片剂、软膏、胶囊等，还可制成疗效牙膏、生物类黄酮口服液等，主要产品有苦荞胶囊、荞麦抗癌药品、苦荞冲剂等。

二、苦荞家纺

苦荞皮壳是指苦荞籽粒的外种皮，其占籽粒总重量的 $25\%\sim30\%$，是苦荞籽粒的天然保护层，具有柔韧而坚实的结构，几乎没有营养价值。苦荞皮壳的传统利用是作为枕芯、床垫的填充物，并且至今仍是其最主要的用途。

苦荞壳富有弹性，坚而不硬，做成的枕芯可自动适应人的头、颈及人体脊柱生理弯曲，促进头部及全身的血液循环通畅，完全放松紧张的肌肉。自制苦荞麦壳床垫，不仅对受压部位起到减压作用，而且还能扩大骨隆突处支撑平面，减轻局部组织压力，从而预防压疮形成。

苦荞壳因为含有对人体有益的多种微量元素，松软而不碎，通透性极强等特性，所以最适合作为汽车头枕、汽车坐垫、汽车靠垫的填充物。苦荞家纺能促进改善人体的微循环系统，并有冬暖夏凉的奇特功能，长期使用，能调节血压、血脂，防治心脑血管疾病，促进睡眠，防治皮肤病，预防感冒。另外，苦荞壳独具的不易破碎、可晒可洗、百年不腐的特性，增强了汽车坐垫的耐用性。

此外，苦荞麦皮还可制作苦荞麦皮褥子、苦荞麦皮抱枕、苦荞麦皮沙发垫、苦荞麦皮座椅垫等。

三、观赏特性

苦荞花有粉红色、白色、绿色、黄色等多种颜色。在苦荞开花期，呈现一片片五彩缤纷的景色，为高海拔地区增加了一条亮丽的风景线。苦荞植株一般为绿色，可增加绿化效应。

四、杀虫剂

从苦荞麦茎秆中提取得到的提取物可用于毒杀害虫，其来源广泛，且为生产废料，解决了焚烧秸秆带来的环境污染问题，还为新型天然植物源杀虫剂的开发应用提供了理论依据。

五、护肤作用

可以用苦荞制作苦荞护发素、苦荞浴液、苦荞护肤霜、苦荞防辐射软膏等。随着全球污染严重和"城市疾病"的增加，人们返璞归真的要求强烈，苦荞的开发前景看好。

此外，苦荞中还含有2，4-二羟基顺式肉桂酸，该物质能够抑制黑色素的生成，具有预防雀斑及老年斑的作用，是美容护肤的佳品。

第七节　萌发苦荞

萌动是一种神奇的生命现象，是生命发展的最初阶段，也是生物中最有活力的阶段。植物籽粒吸水萌动后会发生一系列的生理代谢变化，主要表现在细胞生理活性的恢复和复杂的生化代谢，从而使籽粒的营养成分和功能活性成分发生重大变化。苦荞经过萌发后理化性质可发生较大变化，营养价值大幅提高，而且萌发还对苦荞的营养品质有改良作用，比如苦荞种子经过萌发成芽菜后，胰蛋白酶抑制剂活性降低甚至消失，蛋白质与氨基酸的比例更为均衡，脂肪酸营养价值升高，芦丁降解酶活性消失，特别是黄酮类物质的含量有明显的提高。

一、萌发苦荞基本营养成分和功能成分分析

（一）蛋白质

苦荞经过萌动处理后蛋白质含量由 14.05％降低到 10.18％。适度萌发的苦荞，难消化的清蛋白含量下降，更有利于人体的消化吸收。苦荞芽与苦荞籽粒相比，具有高质量的蛋白质、合理的氨基酸组成、大量的不饱和脂肪酸、高生物活性的必需矿物质、大量的维生素，而且黄酮类化合物含量大幅提高。苦荞种子及其芽中均富含谷氨酸、精氨酸、赖氨酸、丙氨酸、天冬氨酸等氨基酸，发芽处理可显著提高苦荞蛋白质含量（平均增幅 50.0％）、总氨基酸含量（平均增幅 37.0％）、总必需氨基酸含量（平均增幅 43.7％）及大部分氨基酸的含量。其中，赖氨酸的平均含量为 9.15g/kg，发芽后，赖氨酸的含量进一步增加，表明发芽可改善苦荞蛋白的食用价值。

（二）糖类

随着萌发天数的延长，苦荞中糖类含量呈下降趋势，由最开始的 76.19％降低到 50.98％（萌发第 9 天），随之降解成容易吸收的还原糖。同时，随着发芽天数的增加，苦荞淀粉的透明度、冻融特性下降趋势显著，淀粉酶活性增强显著，苦荞淀粉的膨胀度、老化值和碘蓝值随着发芽天数的增加显著提高。随着发芽天数的增加，苦荞颗粒外观会变大，苦荞淀粉的电子显微镜扫描图所扫描的淀粉颗粒形状，由卵形变为多角形，极少数仍然保持着卵形，并且部分淀粉颗粒外表随着发芽天数的增加会出现孔洞。在苦荞发芽的过程中，淀粉作为苦荞的主要储能物质，酶水解生成葡萄糖。以提供较多的能量供细胞生长使用，这一过程伴随着直链淀粉增多和支链淀粉减少，从而使得淀粉的溶解度和透明度下降，相应的淀粉冻融稳定性减弱。因此，发芽苦荞淀粉更适用于对直链淀粉需求较多的食品。

（三）粗脂肪

苦荞经过萌发后，粗脂肪含量会逐渐降低，由 92.22mg/g 降低到 48.04mg/g（萌发第 9 天）。作为小杂粮籽粒的储能物质，脂肪在萌发的呼吸作用中会转化为葡萄糖提供能量，使得种子的粗脂肪含量会发生一定程度的下降。萌发 3d 的苦荞籽粒中的饱和脂肪酸含量快速减少，而必需脂肪酸（EFA）、多不饱和脂肪酸（PUFA）含量有明显的提高，其中亚麻酸和亚油酸的含量增加，成熟苦荞芽中不饱和脂肪酸占总脂肪酸的 83％，亚油酸占不饱

和脂肪酸的 $50\% \sim 52\%$。

（四）维生素

人们采用高效液相色谱法检测萌发苦荞中维生素含量的变化，发现萌发后的苦荞芽中主要存在维生素 B_1、维生素 B_6 和维生素 C，并且随着时间的延长，维生素 B_1 和维生素 B_6 总量增长缓慢，在第 7 天达到最大（0.118g/kg），而维生素 C 含量则增加迅速，在第 7 天达到最大（1.715g/kg）。苦荞发芽后，多种维生素的含量均比苦荞籽粒中的含量高。

二、萌发苦荞功能成分分析

苦荞经过萌动发芽处理后，总黄酮含量由 6.87mg/g 增加到 12.73mg/g，总酚酸含量由 1.02mg/g 增加到 1.96mg/g，GABA 含量由 0.12mg/g 增加到 0.29mg/g，即萌发有利于黄酮、酚酸、GABA 等生物活性成分含量的增加。

为了深入研究苦荞发芽过程中活性成分提高的内在原因，凌阿静进行了实验，经研究发现，发芽过程能使苦荞芽不同组织部位中总酚含量、总黄酮含量、抗氧化活性及 PAL 基因表达量显著增加。其中，总黄酮类含量呈现先下降后上升的趋势，第 3 天总黄酮类含量最小，为 939mg/100g，第 8 天达到 1 359mg/100g，而胚乳的总黄酮类基本稳定。在发芽第 10 天时，子叶中总酚含量、总黄酮含量、抗氧化活性分别是未发芽荞籽粒的 8.04 倍、16.9 倍和 8.08 倍。酚类化合物主要积累在子叶和胚轴中，芦丁和阿魏酸在子叶中积累较多，发芽第 12 天的苦荞芽子叶中芦丁含量约为荞麦籽粒中的 8 倍。绿原酸和丁香酸，是苦荞发芽阶段新产生的酚酸化合物，主要在胚轴中积累。胚轴中绿原酸含量在萌发期显著增加，在萌发第 12 天达到 7.84mg/g DW，而子叶和胚根中的含量变化不显著。PAL 基因在胚根中表达最高，发芽 4d 的苦荞芽胚根中表达量最高，是苦荞种子的 2.13 倍。这表明发芽过程显著增加了苦荞芽中总酚含量、类黄酮含量、抗氧化活性、芦丁含量和 PAL 基因表达量。大多数酚类化合物主要集中在子叶和下胚轴中，然而，PAL 基因在胚根中显示出最高的表达量，表明在苦荞发芽期间其产物有转运的现象，而且其产物积累与 PAL 基因表达之间存在滞后的现象。

荞麦萌动处理后可以降低或消除有害物质或抗营养物质的含量，提高蛋白质和淀粉的消化率，还可提高某些功能活性成分的含量，进而提高其生物学效价和营养保健功能。有研究对苦荞籽粒和萌发过程中及萌发第 10 天的荞麦芽的营养成分及抗营养因子进行分析比较。研究结果表明，萌发使苦荞中胰蛋白酶抑制剂活性显著下降，到第 10 天时活性消失或仅存痕量，且萌发后苦荞和甜荞籽粒氨基酸更加均衡，萌发后苦荞和甜荞总黄酮含量较未发芽籽粒分别增加 1.76 倍和 2.33 倍，高效液相色谱分析发现，萌发后苦荞和甜荞中的芦丁含量较未发芽籽粒分别增加 4.1 倍和 6.5 倍。因此，萌发对苦荞的营养品质有明显的改良作用。

三、外界因素对荞麦萌发的影响

荞麦萌发过程受多种因素影响，包括内在因素和外在因素。温度、时间、光照以及酸、碱、盐胁迫等外在因素都会以直接或者间接的方式影响萌发过程。常见的盐胁迫有 NaCl、Mg^{2+}、Cu^{2+}、Ca^{2+} 等。万燕等人为探究盐胁迫对苦荞芽菜产量及品质的影响，并为保健芽菜的开发提供技术和材料支持，以西南地区推广面积较广的 3 种苦荞品种（川荞 1 号、西荞 1 号、米荞 1 号）为材料，研究不同浓度的 NaCl 溶液处理后苦荞芽菜发芽率、芽长、鲜重、可溶性蛋白、可溶性糖及黄酮含量的变化。结果表明，从萌发特性方面来看，盐胁迫在一定程度上抑制了苦荞芽菜的生长（发芽率降低了 15.1%～51.3%、芽菜长度降低了 55.3%～87.7%、鲜重降低了 54.4%～83.2%），但另一方面，盐胁迫提高了初生代谢产物，随着盐胁迫浓度的增加，苦荞芽菜可溶性蛋白含量及黄酮含量呈先上升后下降的趋势；不同品种间，以米荞 1 号苦荞芽菜在各盐浓度下发芽率、芽长、鲜重最低。西荞 1 号生长较为健壮，鲜重、产量较高，芽菜黄酮含量最高，可溶性蛋白含量也最高，适合开发为保健苦荞芽菜优良品种，且适当盐胁迫（80mmol/L）可通过提高可溶性蛋白等初生代谢产物含量及黄酮等次生代谢产物含量以提高荞麦芽菜品质。

李晓丹选取 Al^{3+}、Cu^{2+}、Zn^{2+} 3 种金属离子对苦荞进行胁迫发芽。萌发初期，淀粉含量相对平稳，降低较慢。在萌发 3～4d 时，淀粉含量降低速度最快，至第 7 天其含量仍在减少。经 1 000mg/L 硫酸铝浸种后的苦荞种子，在萌发初期淀粉含量便显著下降，至萌发第 3 天种子中淀粉含量较未萌发淀粉含量下降 31.95%，较水浸种淀粉含量低 24.51%。至萌发第 7 天，其淀粉含量降至 28.04g/100g DW。而分别经 60mg/L 硫酸铜和 500mg/L 硫酸锌浸种后的种子淀粉含量效果比经硫酸铝浸种的稍差，萌发第 3 天时淀粉含量分别比水浸种的低 17.34% 和 10.94%。尤其经硫酸锌浸种后的种子，在萌发 5～7d，淀粉含量下降速度明显减缓，至第 7 天淀粉含量较对照组高 2.78g/100g DW。

四、萌发苦荞的加工与利用

苦荞芽菜是一种新型的蔬菜类食材，除了可以直接以蔬菜的形式食用外，还可以将其作为原材料，加工成其他新型的食品，由于此类食品一般都是从苦荞芽菜具有丰富的营养物质和多种功能活性成分为出发点，所以经加工所得的食品通常具有高营养、降"三高"、抗氧化、抗衰老等保健功能。苦荞芽菜经过净化、烘干、粉碎、过筛制成芽菜精粉后，贮存并进行再次净化。

（一）苦荞芽啤酒

为了增加啤酒中的生物活性成分，增加保健性，将苦荞进行发芽处理，通过发芽处理使得苦荞中芦丁的利用率大幅上升，同时蛋白质、维生素、脂肪的含量也有明显提高。苦荞芽啤酒增加了啤酒的营养，使其具有一定的保健作用，并兼顾了啤酒的风味和口感，是一种营养和风味俱佳的养生保健类饮品。

工艺流程：

选麦→浸麦→发芽→焙烤→粉碎→糖化→过滤→煮沸→加酒花→过滤→冷却→酵母活化→前酵→下酒后酵→过滤→巴氏杀菌→成品啤酒

（二）苦荞芽烘焙食品

苦荞芽菜面包的配料如下：小麦粉 90g，芽菜精粉 10g，水 63g，酵母 2g，盐 1g，其他配料（色拉油、鸡蛋、香兰素、面包改良剂等）适量。

工艺流程：

原辅料→调粉→发酵→整形→醒发→烘烤→冷却→包装→成品

（三）苦荞芽饮料

1. 苦荞芽子叶茶　由于苦荞生长的特性，苦荞新芽以及嫩叶中所含维生素、氨基酸、矿物营养元素以及酚类活性物质较籽粒中要高。采摘苦荞新芽、子叶芽或者嫩叶制茶，所得产品不仅具有口感好、品质高的特征，还具有高营养、多功能的特性。一般采摘花蕾前的苦荞芽或叶为最好。同时该种苦荞芽子叶茶呈黄绿色，冲泡后无悬浮物质，茶汤清澈，口感好，耐冲泡，具有苦荞子叶特有的清香味，有较好的营养保健功能，是一种理想的新型健康饮品。

工艺流程：

苦荞种子→萌发→取子叶→熟化→烘焙→炒制→成品

2. 苦荞芽咖啡　由于我国的咖啡资源缺乏，进口产品又价格昂贵，难以满足广大的市场需求，为此人们已经开发出多种以大豆、薏米等为材料的替代咖啡饮品，而苦荞本身又具有黄色素与苦味素，与咖啡的风味接近，因此利用苦荞为原料开发相关咖啡产品具有一定的意义和市场前景。制作苦荞芽咖啡的主要影响因素是烘炒温度和烘炒的时间，经过反复试验，确定在 210～220℃ 下烘炒 35～40min 可以得到最好的口感和外观。

工艺流程：

苦荞芽菜精粉→清理→过筛→浸泡吸水→沥干→烘炒→研磨→小袋包装→成品

3. 苦荞芽菜豆奶　苦荞芽菜精粉经过过筛（120 目）、烤熟、加水搅拌后制成苦荞芽菜精粉糊，和纯豆奶、辅料等一起经过调制、加热、均质、灌装、杀菌、冷却等工序即可得到成品。制作过程中注意苦荞芽菜精粉颗粒不能过大，否则与豆奶混合后产品质地粗糙，口感和风味有影响。

工艺流程：

$$
\begin{array}{c}
空瓶 \rightarrow 清洗 \rightarrow 杀菌 \\
\downarrow \\
\left.\begin{array}{l} 辅料 \\ 纯豆奶 \\ 苦荞芽菜精粉糊 \end{array}\right\} 调制 \rightarrow 加热 \rightarrow 均质 \rightarrow 灌装 \rightarrow 杀菌 \rightarrow 冷却 \rightarrow 成品
\end{array}
$$

4. 苦荞芽菜果冻布丁　苦荞芽菜果冻布丁中既可以使用苦荞芽菜精粉，也可以使用苦荞芽菜精粉浸提液。

工艺流程：

果汁（或者牛奶等）→加热（50℃左右）→加入苦荞芽菜精粉（或苦荞菜精粉浸提液）→加入适量果冻粉→加热融化→加入其他辅料→煮沸 2～3min→稍稍冷却→搅拌均匀→快凝固时倒入模具中→完全冷却→修饰→成品

5. 发芽苦荞绿茶复合饮料　绿茶是中国古老的传统饮料，不仅能明目健齿、解神、降压活络、减肥，而且还含有茶多酚、生物碱等多种功能性成分，具有防治心血管疾病、防癌、抗衰老和抗辐射等多种保健作用。将发芽苦荞汁与绿茶汁有机地结合起来，添加一些有益配料，研制出一种新型的保健茶饮料，仅具有苦荞和绿茶两者的保健优势，同时口感良好，稳定性佳，色泽清爽，能更好地满足不同人群的需求，丰富了复合绿茶的品种。

工艺流程：

苦荞→筛选→清理→发芽→烘焙→浸提→过滤→煮沸→与绿茶汁复合→调制→过滤→杀菌→均质→成品

6. 苦荞复配酸奶　苦荞复配酸奶是以苦荞米、苦荞芽、黑米、绿豆、脱脂奶粉为主要原料，经过调配、均质、杀菌、接种、发酵等工艺研制出的一种新型酸奶。该酸奶兼具苦荞米、黑米、绿豆的特殊芳香以及苦荞芽的清香味，香醇可口，且具有良好的营养保健功能。

工艺流程：

苦荞米浆、苦荞芽浆、绿豆浆、黑米浆、复原奶

↓

木糖醇、阿斯巴甜→调配→过滤→均质→杀菌→冷却→接种→保温发酵→冷藏后熟→检验→成品

（四）苦荞芽粉制品

人们将对苦荞制粉的加工利用技术应用于苦荞芽制粉，并经深加工，开发出一类新型的苦荞食品，即苦荞芽粉制品。苦荞芽制粉后具有更好的加工特性，加工成的食品也具有更好的适口性、更高的营养价值、更优质的保健特性。常见的苦荞芽粉制品有苦荞芽熟化粉、苦荞芽挂面和苦荞芽馒头等。

1. 苦荞芽熟化粉　工艺流程：

清洗→浸泡→发芽（不去除籽粒）→破壁→速冻→真空冷冻干燥→制粉

（熟化）→食用

所得产品包括全麦芽粉和复配麦芽粉，可以直接冲饮或者食用，也可以将其与其他物质混合制成米饼、面包、沙琪玛等休闲类食品。

2. 苦荞芽挂面 在挂面中加入苦荞浆，强化了挂面的营养成分，使其保持了苦荞芽菜中所具有的丰富蛋白质、氨基酸、多种矿物质、维生素及芦丁等生物类黄酮物质，对糖尿病、高血压、冠心病、中风等病人有辅助治疗作用，发挥了苦荞的食疗保健功能。苦荞芽挂面颜色淡绿，煮熟后柔软爽口，色泽自然，具有苦荞芽特有的清香味。

工艺流程：

采收←芽苗管理←叠盘催芽←铺盘←泡种←漂洗←苦荞种子

苦荞芽苗→清洗→切碎→打浆→过滤→低温包埋处理→鲜苦荞浆包接复合物

成品包装压片←干燥←切条←熟化←和面←计量←面粉

3. 苦荞芽馒头 馒头是我国的传统主食食品，深受北方居民的欢迎。将苦荞经过萌动处理之后磨制成粉作为辅料添加到日常食用的馒头当中，既能照顾北方居民对馒头的食用习惯，又能满足长期食用苦荞对营养与保健的需求，此外还增加了主食馒头的品种，相对于市售的小麦馒头是一个有益的补充。

工艺流程：

苦荞芽粉和面→静置→发酵→成形→蒸制

参 考 文 献

陈春旭，郭元新，2015. 苦荞发芽过程中淀粉的理化特性变化 [J]. 食品科学，36 (13)：69-73.

陈庆富，2012. 荞麦属植物科学 [M]. 北京：科学出版社.

胡俊君，李云龙，李红梅，等，2017. 高含量 γ-氨基丁酸和 D-手性肌醇苦荞醋的研制 [J]. 粮油食品科技，25 (6)：10-12.

黄凯丰，时政，韩承华，等，2011. 苦荞种子中蛋白质含量变异 [J]. 安徽农业科学，14：8299-8301.

黄凯丰，时政，饶庆琳，等，2011. 苦荞对油脂和胆固醇的吸附作用 [J]. 江苏农业科学，4：379-380.

黄永光，姜莹，周纪廷，等，2016. 荞麦马尾松花粉格瓦斯饮料发酵条件的优化 [J]. 中国酿造，35 (2)：61-65.

凌孟硕，唐年初，赵晨伟，等，2013. 苦荞麦萌发过程中营养物质的变化分布及磨浆提取工艺 [J]. 食品科学，34 (22)：92-96.

任长忠，2009. 中国荞麦学 ［M］. 北京：中国农业出版社.

万燕，向达兵，曾雪玲，等，2016. 盐胁迫对苦荞麦芽菜产量及黄酮含量的影响 ［J］.
　　食品工业科技，37（7）：328‐332.

王红育，李颖，2004. 荞麦的研究现状及应用前景 ［J］. 食品科学，25（10）：388‐391.

王世霞，李笑蕊，负婷婷，等，2016. 不同品种苦荞麦营养及功能成分对比分析 ［J］.
　　食品与机械（7）：5‐9.

王元福，陈晓玉，韩淑英，等，2004. 甜荞麦叶总黄酮镇痛抗炎作用的实验研究 ［J］.
　　上海中医药杂志，38（11）：54‐55.

吴凌云，黄双全，2018. 虫媒传粉植物荞麦的生物学特性与研究进展 ［J］. 生物多样性，
　　26（4）：396‐405.

张雨薇，景梦琳，李小平，等，2017. 不同种荞麦发芽前后蛋白质及氨基酸变化主成分
　　分析与综合评价 ［J］. 食品与发酵工业，43（7）：214‐221.

赵钢，2012. 荞麦的营养与功能 ［M］. 北京：科学出版社.

赵钢，2010. 荞麦加工与产品开发新技术 ［M］. 北京：科学出版社.

赵钢，彭镰心，向达兵，2015. 荞麦栽培学 ［M］. 北京：科学出版社.

赵钢，陕方，2009. 中国苦荞 ［M］. 北京：科学出版社.

赵小珍，张政，景巍，等，2006. 苦荞麦主要过敏蛋白 N 端基因片段的克隆及序列分析
　　［J］. 食品科学，27（10）：41‐44.

周一鸣，李保国，崔琳琳，等，2013. 荞麦淀粉及其抗性淀粉的颗粒结构 ［J］. 食品科
　　学，34（23）：25‐27.

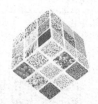

第八章 薏 苡 仁

薏苡仁是禾本科植物薏苡（*Coix lacryma-jobi* L.）的干燥成熟种仁。其营养价值高，被誉为"世界禾本科植物之王"，在欧洲，它被称为"生命健康之友"。薏苡大多种于山地，在我国云南、贵州地区有着悠久的栽培历史。古人把薏苡仁看作自然之珍品，用来祭祀，现代人把薏苡仁视为营养丰富的盛夏消暑佳品，既可食用，又可药用。

第一节 薏苡仁概述

一、生物学特性

薏苡为一年生或多年生草本植物，是一种古老的粮食和经济作物，兼作药用和青饲料，起源于亚洲，主要分布于中国、缅甸、印度、日本及东南亚。薏苡是我国栽培面积最大、种植分布最广的药食同源植物之一。其干燥成熟的种仁为薏苡仁（*Semen Coicis*），有多种俗名，如薏仁、苡米、苡仁、薏米等。其茎秆直立，高 1～2m，约有 10 节。叶鞘光滑，叶梢短于节间；叶舌质硬，长约 1mm；叶片线状披针形，长达 30cm，宽 1.5～3cm。总状花序，腋生成束，长 6～10cm，直立或下垂。果实成熟时，总苞坚硬似具珐琅质，卵形或卵状球形，内包颖果。颖果长约 5mm。花、果期为 7～11 月。果实成熟后，将其打下、晒干，除去外壳、黄褐色种皮及杂质即为薏苡仁。薏苡仁呈宽卵形椭圆形。表面乳白色，光滑，偶有残存的黄褐色种皮。质地坚硬，一端钝圆，另一端较宽而微凹，有 1 个淡棕色点状种脐。背面圆凸，腹面有 1 条较宽而深的纵沟。

薏苡属是禾本科中的一个小属，全世界约有 10 种，目前，关于世界上和中国的薏苡的分类观点分歧，至今没有定论。《中国高等植物图鉴》中介绍薏苡属共有 4 个种。在中国产的薏苡有 1 个种和 1 个变种，即川谷（*Coix lacryma-jobi* L.）和薏苡（*C. lacryma-jibi* L. var. *frumentacea* Maki-no）。

二、薏苡的历史

"薏苡"一名始载于《神农本草经》，《神农本草经》将其列为上品。李时珍《本草纲目》曰："名义未详"。以甲骨文、卜辞、金文中相关记载，结合植物形态学，甲骨文"以"字的繁体就是薏苡野生种的真实形象。"苡"应该是根据植物种子、种苗及成熟植株形态，不断演化而形成；陆玑《毛诗草木鸟兽虫鱼疏》谓"薏"为莲子的芯之意，薏苡形似莲子，外有壳内白芯，故薏苡应为"苡"这种植物的果实。"木禾"即薏苡，其籽粒像稻谷等谷物的结构，而茎秆在禾谷类作物中最强健，果实采收不像一般粮食一样收割，却像栗、榛等木本植物那样仰摘俯拾。薏苡之叶与蠡实叶分散的形状相似，故名解蠡，与芑黍之苗形状类似而名芑实，赣米因薏苡籽粒坚硬，相传由西域而入，故名回回米，食之引起马腹泻故曰马泻。或因果实、种苗、植株形状，或因食用后引起的反应，或因产地来源等原因，薏苡仁在史料文献、本草记载中有较多的名称。

《山海经·海内西经》载："开明北有视肉，珠树，文玉树，玕琪树，不死树……又有离珠，木禾，柏树，甘水，圣水曼兑，一曰挺木牙交"。又曰："帝之下都，昆仑之墟，有木禾。"李璠认为这说明在大约10 000年前的黄帝时代，薏苡似乎已被引种，所谓"木禾"可能是指薏苡而言的。现在看来，他认为"木禾"即为薏苡的论断是正确的。先秦时代，"禾"是对谷物的总称和泛称，木禾乃木本谷类作物之意，为一种高大的谷类植物。实际上，在玉米没有传入中国之前，在原产中国的禾谷类作物中薏苡的茎秆是最为强健的，用"木禾"来形容是再合适不过的了。现在栽培种株高为1～7m，秆粗10mm左右，可以认为现代低秆品种是为了收获方便经长期人工选择而降低高度造成的，或者是由于中国气候逐渐变冷，植物为了适应环境变化因而生育期缩短，加速发育成小个体造成的。薏苡茎秆的另一特点是它不像稻、麦、粟、黍等禾本作物那样经秋冬干燥风化后很容易折断粉碎，而是一直可挺立到来年夏、秋，像干枯的灌木一样。对此，古人用"木本"的特征来命名是正确的。从外观上看，薏苡籽实体积几倍于稻、麦，几十倍于粟、黍；虽然比榛、栗要小，但比松柏籽要大，被古人认为是木本粮食作物，而不是谷类也说得通。最后，在远古人类农业生产时，仅用石刀、石斧、蚌镰、木耜、骨耜等少数几类粗糙笨钝的工具，对于茎高、秆粗、质地坚硬的薏苡在收获和食用时使用有很大困难。可以想象，在远古由于生产工具的限制，先民们既不能像现代收获玉米、高粱那样切茎割晒，又由于薏苡总状分枝总苞着生分散孤立，从而籽粒大型化，且具有易落粒的特点，不能像收获粟、黍、稻、麦时捋穗脱粒，只能像收获榛、栗、松、柏时仰摘俯拾，这也是将薏苡命名为木禾的原因之一。薏苡群落的单纯密集性、较高的生产能力、丰富的营养和极好的敛聚性，又与禾本科其他谷类作物相同。这样对中国的远古农业来讲，薏苡进入人类社会生产起到了促进渔猎采集经济向耕作栽培经济转化的作用，而早期薏苡的生产形式就提供了由依存式农业向生产式农业转变的一种过渡形式。

因此，先民们用"木禾"来命名薏苡不仅形象地描绘了其生物学特性与农艺性状，而且也真实地反映了当时农业生产所达到的水平和取得的进展。所以，《山海经》的记述应该说比较真实地反映了大约 1 000 年前黄帝时代就开始栽培薏苡的事实。

由于薏苡是喜温禾本科作物，且其解剖结构具有典型 C_4 植物的维管束鞘，因此，可以初步推断它具有 C_4 植物特性。C_4 植物一般认为起源于热带和亚热带，因此，薏苡起源于中国南方是可能的。由于在我国西南沼泽和河湖岸边形成成片的野生薏苡群落，因而可以认为薏苡原产于云贵高原一带。李时珍《本草纲目》记载，明代时薏苡多产于河北正定，那么可以推断：栽培种薏苡是由原产中国西南的野生薏苡沿四川盆地和长江（包括汉江）及淮河沿岸、湖岸、下湿沼泽、平原低地北上传播入黄土高原和华北平原的。更新世末和全新世初的温暖湿润多雨的气候，河湖沼泽的广泛发育，以及几次大规模的海侵都为薏苡向北方的推进创造了条件。由于栽培种薏苡伴生在中国远古先民生存繁衍的环境中，又由于其籽粒较大，易于采集贮藏，所以，它是中国远古最早被驯化的作物之一。在浙江河姆渡遗址出土的薏苡种子已有 6 000 年以上的历史。

云南省师宗县种植薏苡仁历史悠久，可以追溯到明朝，距现在已有 700 多年的历史。师宗于明末"改土归流"之后，大批汉族人口陆续迁入，带来中原地区先进文化和耕作技术，开垦土地，使原始的农业生产技术发生了新的变革。至康熙末年，师宗有耕地 29 万多亩，其中水田 3.6 万亩，占耕地的 12%，多分布在槽区。河谷槽区，位于县境东南部，海拔 737~1 640m，包括师宗县五龙乡、高良乡及龙庆乡。清代，经济作物主要有土烟、棉花，它们均产于槽区，薏苡仁逐步也在槽区种植，由于南盘江的深切割，形成弯弯曲曲的峡谷，海拔低，雨量偏多，水利条件好，土质肥沃，适宜薏苡仁的生长，薏苡仁得到广泛种植，这一槽区也成为师宗县薏苡仁米的主产区。

三、薏米的产地与分布

我国薏苡资源十分丰富，除青海、甘肃、宁夏尚未见报道外，全国各省份均有分布种植。随栽培区域的不同，而拥有众多别称，如米仁、六谷子、药玉米、薏苡明珠、川谷等 30 多种称谓。通常带外壳的颖果，称为壳薏苡；加工脱壳后的称为薏苡仁，俗称薏米。

我国地域辽阔，由于分布纬度和海拔高度的较大差异，在全国各地存在变异丰富的薏苡种质资源，它们在形态、生育特性和品质特性上具有明显的多样性。1995 年，黄亨履等人根据栽培区域地理条件以及生育特性的不同，将我国薏苡分为南方晚熟生态型、长江中下游中熟生态型和北方早熟生态型。

南方晚熟生态型，即分布在北纬 28° 以南，全年日平均气温 ≥10℃，积温

5 000℃以上，年日照时数 2 000h 以下的种质，分布于广西、广东、海南、福建、台湾、云贵高原等地。该区域野生种分布广泛，并有水生栽培和旱生栽培。

长江中下游中熟生态型，即分布在北纬 28°～33°，全年日平均气温≥10℃，积温 4 500℃左右，年日照时数 2 000～2 400h 的种质，分布于江苏、浙江、安徽、江西、四川、湖北等地。该区域野生种也分布很广。

北方早熟生态型，即分布在北纬 33°以北，全年日平均气温≥10℃，积温 4 400℃以下，年日照时数在 2 400h 以上的种质，分布于北京、河北、河南、辽宁、黑龙江、内蒙古和新疆等地。

我国薏苡丰富多样，除在生态类型上可分为相对独立的三大类型外，在生长习性上还可分为水生和旱生两类。从种类多样和野生种分布密度看，可推测广西、海南、云贵高原是我国薏苡的初生地，而长江中下游及北方各省份，是薏苡逐渐北移、驯化、选择而形成的次生中心。

湖南一直是薏苡仁的传统种植区，在 20 世纪 50～90 年代，依托薏苡资源优势，形成一定种植规模。20 世纪，薏苡仁以隆回县为主产区，娄底、邵阳、怀化等地薏苡仁产业也已初具规模，并且薏苡仁有"宝庆苡米"的名号。1979 年，湖南产薏苡仁已销往北京、上海、广东及欧美与东南亚地区和国家。随着改革开放的进行，湖南薏苡仁生产快速发展，在 20 世纪 90 年代初，湖南薏苡仁生产达到鼎盛时期，年种植面积超过 20 000hm²，市场成交量超过 2 万 t，成交价格高达 18 元/kg。然而，从 1997 年开始，我国薏苡仁产业遭遇寒冬，甚至出现最低成交价为 2 元/kg 的局面，农民信心受到严重打击，湖南薏苡仁产业也日渐萎缩。同样，江苏、河北、辽宁等薏苡仁产业也曾经由鼎盛转为衰落。但与此同时，贵州省看到了薏苡作物的巨大价值和前景，21 世纪初，该省已成为我国薏苡仁的主产地。目前，贵州薏苡种植面积和产量居我国首位，成为我国薏苡仁加工销售最大集散地。福建、广西、云南、浙江也大力发展薏苡仁产业，产业逐渐扩大。目前，以薏苡作为经济作物的省份主要有贵州、云南、辽宁、山东、湖南、河北、江苏、福建、台湾等。另外，印度、缅甸、越南、柬埔寨等国也有种植，南美洲也有少量种植。

中国农业科学院作物科学研究所国家种质库保存登记的薏苡种质有 284 种，贵州省占 27 种。目前市场上主要流通的薏苡品种有贵州的小白壳，此外还有云南的花壳和黑壳，福建的莆田薏苡和金沙薏苡，老挝薏苡等。据调查，贵州薏苡仁在全国的流通量最大、品质最优、价格最高，由贵州省流向国内外薏苡仁的市场份额占全球同行业市场份额的 70% 以上。贵州薏苡仁销往省外的地区主要是广州、北京、上海、安徽、山东、福建、浙江等；出口国家主要有日本、韩国、美国、加拿大、新加坡、马来西亚等。近年来，随着贵州省薏苡仁龙头企业数量的增加，其品牌意识也在逐渐加强。目前，该省优秀薏苡加工企业主要有东方薏珠、逸仁、苗岭人家、万峰湖、会风、薏米阳光、盘薏香等，大部分集中在兴仁县。2011年2月，兴仁县被国家工商行政管理总局认定为中国薏苡仁米原产地，授予兴仁薏苡仁米地理商标，2012年7月，兴仁县被国家粮食行业协会授予"中国薏苡仁米之乡"称号。

2015年全国薏苡种植面积约80.49万亩，薏苡年产量在24.147万t左右，年产薏苡仁约14.9万t。贵州省薏苡种植面积约61.89万亩，其中，黔西南州56.7万亩、安顺市2.5万亩、六盘水1.5万亩、贵阳市0.67万亩、遵义市0.52万亩，主要品种为小白壳（黔薏苡1号、黔薏苡2号），平均亩产300kg，年总产量为18.6万t，出米率平均在60%，可产优质薏苡仁11.14万t。另外，小黑壳零星有分布，年产薏苡仁0.3万t左右。广西主要品种为小白壳，平均亩产250kg，种植面积2万亩，年总产量0.5万t，出米率60%，可产优质小薏苡仁0.3万t；云南省主要品种为小白壳、小黑壳、小花谷，平均亩产250kg，种植面积10万亩，合计年总产量2.5万t，出米率55%，可产优质薏苡仁1.375万t；福建省主要为莆田薏苡和金沙薏苡，种植面积3.2万亩，年产薏苡0.8万t；浙江种植面积1.1万亩；辽宁种植面积2.6万亩；台湾种植面积0.8万亩；其他省份零星种植，合计薏苡年产量在0.99万t左右。

国外种植情况：老挝，整体种植面积为40万亩左右，主要品种为老挝大白壳和大黑壳，平均亩产为150kg，年总产量6万t，出米率46%，可产优质薏苡2.76万t；缅甸，主要品种为玻璃米，总产量0.8万t，出米率53%，可产优质薏苡0.424万t；越南、泰国、柬埔寨有极少红薏苡种植，全部产量为0.2万t左右。

第二节　薏苡仁营养特性

薏苡仁所含的脂肪酸中，对人体有益的不饱和脂肪酸如油酸、亚油酸含量较高，亚麻酸则含量较低。与稻、麦、玉米、小麦、高粱等作物相比，薏苡仁的蛋白质含量平均高出5~8个百分点，脂肪含量高出2~5个百分点；多数氨基酸与不饱和脂肪酸也比其他粮食作物稍高。

《中国食物营养成分2017》对薏苡仁进行营养品质分析结果表明，粗蛋白的含量为12.8%，粗脂肪的含量为3.3%，糖类的含量为69.1%，膳食纤维2.0%；维生素的含量：维生素 B_1 0.22mg/100g，维生素 B_2 0.15mg/100g，维生素 B_5 2.0mg/100g，维生素 E 2.08mg/100g，维生素 C 未检出；矿物元素含量：钙42mg/100g，磷217mg/100g，钾238mg/100g，钠3.6mg/100g，镁88mg/100g，铁3.6mg/100g，锌1.68mg/100g，硒3.07mg/100g，铜0.29mg/100g，锰1.37mg/100g。

一、蛋白质

薏苡仁为较优质的蛋白质资源，其蛋白质含量高于大米、小米、玉米及小麦等。黄羌维等对福建省两个县的薏苡仁营养成分进行了分析，其蛋白质含量达14.7%~16.63%。黄亨履等对其选育的28份薏苡仁蛋白质含量测定结果显示：28份薏苡仁样品的粗蛋白质平均含量为17.8%，其中5份野生的蛋白质平均含量高达21.2%。薏苡仁与玉米、小麦、高粱等作物相比，其蛋白质含量平均高出5%~8%。王灵芝等研究了4类组分蛋白质和氨基酸的含量，其中4类蛋白——清蛋白、球蛋白、醇溶蛋白和谷蛋白含量分别占总蛋白含量的1.43%、6.20%、44.74%和37.38%，薏苡仁中含有丰富的醇溶蛋白和谷蛋白，为今后薏苡仁功能食品的开发提供了理论依据。

(一)氨基酸

薏苡的种仁和非种仁中都含有丰富的氨基酸。种仁中氨基酸总含量高达19.72%，是大米的2.2倍，其中人体必需氨基酸含量为6.27%，含量高的必需氨基酸为缬氨酸、谷氨酸和亮氨酸，赖氨酸含量较低。薏苡仁氨基酸组成均衡，比例基本接近FAO/WHO制定的理想水平，平均EAAI值为58.97%，高的可达到85%，可以作为良好的蛋白源，易于被人体消化吸收。薏苡仁中功能性氨基酸含量丰富，功能性氨基酸是指除了可以合成蛋白质外还具有其他特殊功能的氨基酸，主要包括精氨酸、谷氨酰胺、谷氨酸、支链氨基酸、色氨酸、含硫氨基酸和甘氨酸等，薏苡仁、薏苡仁糠中的氨基酸组成及含量如表8-1所示。李泽锋等对薏苡仁进行品质分析，发现薏苡仁中谷氨酸含量为3.76%、亮氨酸2.24%、脯氨酸1.07%、缬氨酸0.84%、苯丙氨酸0.81%、异亮氨酸0.62%、苏氨酸0.42%、赖氨酸0.31%。Liu采用近红外光谱技术

表8-1 薏苡仁、薏苡仁糠中的氨基酸组成及含量

氨基酸	薏苡仁 (mg/g)	薏苡仁糠 (mg/g)	氨基酸	薏苡仁 (mg/g)	薏苡仁糠 (mg/g)
苏氨酸	4.1	5.3	丝氨酸	6.4	6.4
缬氨酸	7.7	7.5	甘氨酸	3	7.3
甲硫氨酸	2.3	0.6	丙氨酸	15.3	10.7
异亮氨酸	5.7	4.7	胱氨酸	1.7	1.9
亮氨酸	22	12.8	酪氨酸	5.5	4.1
苯丙氨酸	7.9	6.8	脯氨酸	10.8	7.4
色氨酸	0.573	1.34	精氨酸	5.1	9.9
赖氨酸	2	6.3	谷氨酸	37.6	24.4
天冬氨酸	9.1	11.8	组氨酸	2.8	3.5

快速检测薏苡仁中的 17 种氨基酸含量，结果显示薏苡仁中含量大于 1mg/g 的氨基酸为谷氨酸、丙氨酸、亮氨酸和脯氨酸。谷氨酸脱羧后会生成 γ-氨基丁酸，它是存在于哺乳动物脑和脊髓中的神经递质，属于自由态非蛋白质氨基酸，易溶于水，具有多种调节机体功能的作用，如调节激素代谢、镇静安神、降血压等。国内外关于薏苡仁中 γ-氨基丁酸的报道很少，薄春燕利用高效液相色谱紫外检测法测定薏苡仁中 γ-氨基丁酸含量为 20.8mg/100g。

(二) 薏苡抗真菌蛋白

植物抗菌蛋白是植物在长期进化过程为了抵御外界侵袭而产生的自我保护成分，在新型抗菌药物研发和植物抗病基因研究中发挥重要作用。刘静等联合利用色谱聚焦和离子交换色谱快速分离分析，率先从薏苡种子中分离得到一种具有明显抗绿色木霉活性的抗真菌蛋白。此后，罗继也从薏苡种子中分离得到 2 种对绿色木霉病菌、小麦赤霉病菌、杨树溃疡病菌的生长有较强抑制作用的蛋白，并确定其为同源性很高的壳聚糖酶。植物抗真菌蛋白分子质量小，抗菌谱广，具有耐药性等特点，植物抗真菌蛋白基因是植物基因工程中的一种理想抗病材料。

二、糖类

(一) 淀粉

薏苡仁淀粉含量约为 58%，其中支链淀粉含量占淀粉总量的 90% 以上。薏苡仁淀粉颗粒形状规则，大小均匀、饱满，大多呈椭圆形，有明显 X 形的偏光十字，有很强的双折射性。薏苡仁淀粉颗粒多呈现类球形和椭圆形，较玉米、甘薯淀粉颗粒稍大；淀粉糊的黏度随剪切速率的增大迅速下降，即其抗剪切能力差；薏苡仁淀粉糊的透明度较大，较难凝沉，因此薏苡仁淀粉有更好的加工特性；薏苡仁淀粉的析水率很低，在 2% 以下，说明薏苡仁淀粉的冻融稳定性良好，可考虑用于制作冷冻食品。薏苡仁淀粉较玉米淀粉和甘薯淀粉更易于消化，其消化率可达 95%，可考虑将其作为一些消化道疾病患者的糖类组件肠内营养制剂。

刘晓娟等研究发现薏苡仁淀粉含量显著低于糯米，薏苡仁支链淀粉 FR I 和 FR III 分别比糯米中的低 67.48% 和 11.87%。低淀粉含量、高蛋白质含量、高淀粉热焓值、高初始糊化温度、高淀粉结晶度、低支链淀粉 FR III 含量等原因是薏苡仁难糊化的原因。Mi Jung Kim 等将薏苡仁淀粉进行改性制成抗性淀粉，该淀粉的链长结构与生薏苡仁淀粉结构相近，结晶度略低，该淀粉具有较好的抗消化能力和热稳定性。抗性淀粉较其他淀粉难降解，在体内消化缓慢，吸收和进入血液都较缓慢。食用后不会导致血糖快速升高，同时其性质类似溶解性纤维，人食用后能减少饥饿感，具有一定的瘦身效果。傅新征等人通过黏度测定，发现薏苡仁淀粉糊的热稳定性高于马铃薯淀粉糊而低于玉米淀粉糊，但冷黏度稳定性高于二者。说明在温度较低的情况下，薏苡仁淀粉糊的稳定性较好。

（二）多糖

近年来，国内外科学家对薏苡仁多糖的研究十分广泛，薏苡仁多糖在常规食品加工中，具有较好的耐热性和耐酸性。日本学者发现薏苡仁多糖具有良好的降血糖作用，对其水提物进行分离筛选，得到多糖 A、多糖 B、多糖 C。多糖 A 由鼠李糖∶阿拉伯糖∶木糖∶甘糖露糖∶半乳糖＝1∶1∶1∶11∶10 组成，多糖 B 由鼠李糖∶阿拉伯糖∶木糖∶甘露糖∶半乳糖∶葡萄糖＝3∶18∶13∶3∶10∶5 组成，多糖 C 为一种葡聚糖。吕峰等解析分子结构与形貌，研究发现薏苡仁多糖颗粒为非晶态的非硫酸杂聚多糖，其构成单糖可能有 α-D-吡喃木糖、α-D-吡喃葡萄糖、β-D-吡喃半乳糖、β-D-吡喃甘露糖、β-D-吡喃阿拉伯糖，薏苡仁多糖分子在溶液中具有较好的分散性，其分子链在水溶液中呈现规则圆球状（火焰状）突起的螺旋性或线性结构，直径为 40.0～50.0nm，高为 0.880～1.551nm。吕峰等对我国不同主产地的 13 种薏苡仁多糖含量进行了研究，发现产自辽宁的薏苡仁多糖含量最高，产自湖南的薏苡仁多糖含量最低。

三、脂质

薏苡仁中的粗脂肪以甘油三酯为主要成分，占 91.5%。甘油三酯的脂肪酸组成主要为油酸、亚油酸、棕榈酸、硬脂酸、亚麻酸，还有少量肉豆蔻酸等，其中不饱和脂肪酸占甘油三酯脂肪酸的 85% 以上，薏苡仁油脂肪酸组成如表 8-2 所示。

表 8-2　薏苡仁油脂肪酸组成

峰号	脂肪酸名称	分子式	相对含量（%）
1	棕榈酸	$C_{17}H_{34}O_2$	19.00
2	亚油酸	$C_{19}H_{34}O_2$	31.42
3	油酸	$C_{19}H_{36}O_2$	47.38
4	硬脂酸	$C_{19}H_{38}O_2$	2.20

（一）薏苡仁油

研究表明薏苡仁油的主要成分为中性油脂，由甘油二酯 [（1.48±0.63)%]、甘油三酯 [（90.48±3.43)%]、脂肪酸烃酯 [（1.00±0.76)%]、甘油单酯 [（5.76±3.19)%] 组成，以甘油三酯最为主要，其中不饱和脂肪酸残基比例占甘油三酯脂肪酸残基的 85% 左右。Hu-Chi LU 等对薏苡仁油脂的细胞器进行了形态学观察发现，甘油三酯在薏苡仁胚芽和根部中均有存在，其成分相似于芝麻油。向智敏等利用 HPLC-MS 分析薏苡仁油中的甘油三酯成分，共鉴定得到 12 种甘油三酯，其中有 7 种含量均大于 3%，分别为三亚油酸甘油酯、棕榈酸二亚油酸甘油酯、二亚油酸甘油酯、亚油酸二油酸甘油酯、三油酸甘油酯、棕榈酸二油酸甘油酯和棕榈酸亚油酸甘油酯。其脂肪酸组成主要为棕榈酸、油酸、硬脂酸和亚油酸，其中硬脂酸的含量较其余 3 种少，薏苡仁油中甘油三酯的测定结果含量如表 8-3 所示。陈碧莲等人建立了非水反相高效液相色谱联用蒸发光散射检测器的方法，确定了七个峰作为薏苡仁油的指纹图谱，方法简便，重复性好，可以有效区别不同种类的植物油，是鉴定薏苡仁油质量的有效方法。

表 8-3　薏苡仁油中甘油三酯的测定结果

序号	t_R（min）	化合物	分子式	相对分子质量	峰面积百分比（%）
1	10.0	三亚油酸甘油酯	$C_{57}H_{98}O_6$	878.7	6.4
2	12.5	二亚油酸甘油酯	$C_{57}H_{100}O_6$	880.8	17.1
3	13.4	棕榈酸二亚油酸甘油酯	$C_{55}H_{98}O_6$	854.7	6.9
4	15.9	亚油酸二油酸甘油酯	$C_{57}H_{102}O_6$	882.8	17.4
5	17.0	棕榈酸亚油酸甘油酯	$C_{55}H_{100}O_6$	856.8	13.5
6	18.2	二棕榈酸亚油酸甘油酯	$C_{53}H_{98}O_6$	830.7	3.0
7	20.3	三油酸甘油酯	$C_{57}H_{104}O_6$	884.8	19.0
8	21.1	亚油酸硬脂酸甘油酯	$C_{57}H_{104}O_6$	884.8	1.8
9	21.8	棕榈酸二油酸甘油酯	$C_{55}H_{102}O_6$	858.8	10.6
10	22.6	棕榈酸亚油酸硬脂酸甘油酯	$C_{57}H_{98}O_6$	858.8	0.6
11	23.5	二棕榈酸油酸甘油酯	$C_{53}H_{100}O_6$	832.8	2.0
12	27.3	二油酸硬脂酸甘油酯	$C_{57}H_{106}O_6$	886.8	1.7

（二）薏苡仁酯

薏苡仁酯（CXL）属油脂类化合物，是不饱和脂肪酸的 2,3-丁二醇酯，薏苡仁酯结构如图 8-1 所示，其相对分子质量为 590.96，不属于真脂，但其性质与真脂相似，没有明显的熔点和沸点。薏苡仁酯是从传统中药薏苡仁中提取的，国外研究发现它具有抗肿瘤、抑制癌细胞增殖或促进其凋亡等功效。

目前薏苡仁酯的制备方式已有许多研究，包括油相干燥法、

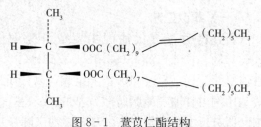

图 8-1　薏苡仁酯结构

超临界流体萃取、锐孔-凝固浴法等，制备方式多为将薏苡的胚乳粉末以丙酮萃取，萃取物溶解在石油醚中，浓缩成褐色浓浆，过滤并纯化，即为薏苡仁酯。根据艾春媚等研究，约 1kg 粉碎机粉碎后的干燥薏苡仁粉，能萃取 36～40g 的薏苡仁酯。包佩燕等人对薏苡仁丙酮提取物进行量子化学和波谱表征研究，发现薏苡仁酯具有较好的生物活性，具有镇静中枢神经、降血糖、降血压的功效。但薏苡仁酯易氧化变质，采用微胶囊技术将薏苡仁酯进行包埋和固化，使薏苡仁酯粉末化，能避免环境中氧气、湿度、光照等因素的不良影响，保持其原有的生理活性，并有利于产品的贮藏运输和加工使用。

四、膳食纤维

薏苡仁中膳食纤维含量一般在 17.4％左右，脱脂薏苡仁糠中膳食纤维的含量一般为 25％左右，是一种理想的食用纤维来源。

五、维生素

薏苡各个部位都含有丰富的维生素，维生素 E 和烟酸主要集中在种子中，种皮中的维生素 E、维生素 B_1、维生素 B_2、维生素 B_6、维生素 B_{12} 和烟酸含量都比种仁中的高，可见，糙薏苡仁（红衣薏苡仁）比精白薏苡仁营养价值高。另外，根中的维生素 B_1、维生素 B_2、维生素 B_{12} 是薏苡全株中含量最高的，维生素 B_6 和叶酸含量则主要集中在薏苡叶中。

六、矿物质

薏苡中含有丰富的矿物质元素，包括人体必需的钙、镁、磷、铁、锌、锰等。全株中，根和叶中的矿物质元素含量较多，外壳和皮中的矿物质元素含量相对较少，种仁中的磷和锌含量最高，分别达 1.93mg/g 和 0.15mg/g；根中的铜、铁、镉含量最多，分别为 0.01mg/g、1.46mg/g、0.04mg/g；叶中的钾、钙、钠、镁含量最高，分别为 4.18mg/g、15.65mg/g、1.90mg/g、5.85mg/g，表 8-4 为薏苡中不同部位主要矿物质元素的含量。

表 8-4　薏苡中不同部位主要矿物质元素的含量

单位：mg/kg

元素	种仁	种皮	外壳
K	2 165.51	2 293.61	1 977.05
Ca	304.39	608.51	865.69
Na	1 021.42	1 221.67	1 393.49

（续）

元素	种仁	种皮	外壳
Mg	1 211.29	1 480.48	1 567.47
Zn	145.83	88.95	91.35
Cu	5.21	4.97	6.49
Mn	13.93	15.33	18.57
Fe	116.13	107.79	90.57
Pb	0.31	0.27	0.24
Cr	19.45	20.64	22.38
P	1 933.21	323.92	318.91
Se	0.04	0.09	0.07

第三节　薏苡仁生物活性成分

一、薏苡多酚

近几年，一些专家学者开始对薏苡仁中酚类化合物的组成及生物活性功能进行了研究。Kuo 等以 DPPH 自由基为指标在薏苡仁壳中鉴别出了 6 种酚类化合物（包括松柏醇、丁香酸、阿魏酸、丁香脂素、4-酮基松脂醇和马来醛酮，这些化合物都显示出了很强的清除 DPPH 自由基的能力，具有显著的抗氧化活性。Huang 等的研究结果表明，薏苡仁壳提取物中的酚类化合物能够通过激活 RAW264.7 巨噬细胞株来达到降低脂多糖诱导炎症的效果。Chung 等用乙醇对薏苡仁种皮进行提取，进而用乙酸乙酯萃取粗提物，乙酸乙酯部组分能够抑制经 1,2-二甲基肼诱导的 F344 型大鼠的结肠癌前病变。每天对实验小鼠注射乙酸乙酯部组分 17.28mg，可以明显地抑制肿瘤细胞中的 Ets2 和 RAS 癌基因，阻止环氧合酶-2（COX-2）蛋白的进一步表达，增加与细胞周期相关的 Weel 基因的表达，结果表明乙酸乙酯部组分抑制慢性炎症与抑制癌前病变相关。经液相分析，乙酸乙酯部组分含有丰富的酚类化合物，其中阿魏酸是其主要成分，阿魏酸可能与抑制结肠肿瘤细胞的前病变相关。

二、三萜化合物

三萜化合物是一类具有广泛抗肿瘤等药用活性的物质，其分布广泛，主要以游离苷或酯的形式广泛存在于蕨类、菌类、单子叶和双子叶植物中，少数存在于动物体内。其在医学方面用途很广，具有良好的药理作用，大量研究表明，其对乳腺癌、肺癌、直肠癌和中枢神经癌等多种肿瘤均具有显著的抑制效果。从薏苡仁中得到的三萜类化合物有 2 种，分别是软木三萜酮和异乔木萜醇。吕峰等对我国 12 个薏苡仁米主产地的 13 种薏苡仁中的总三萜化合物含量进行测定，结果如表 8-5 所示，产自广东的薏苡仁中的总三萜化合物含量最高，而产自湖南的薏苡仁中的总三萜含量最低。

表 8-5　不同产地薏苡仁中的总三萜化合物含量

产地	总三萜化合物（mg/g）	产地	总三萜化合物（mg/g）
云南	18.60	广西	28.28
哈尔滨	23.25	湖北	28.29
四川	18.12	广东	30.16
贵州	19.54	浦城	19.48
江西	28.31	河南	20.43
辽宁	28.56	金沙	17.54
湖南	16.27		

三、酰胺类化合物

Lee 等用薏苡仁种皮的甲醇提取物的乙酸乙酯部组分对肠癌 HT-29 型细胞、结肠癌 Colo 205 型细胞和肺癌 A549 型细胞进行处理，结果显示乙醇乙酯部组分对 3 种癌细胞均表现出显著的抗肿瘤能力。进一步经硅胶柱和葡聚糖凝胶柱层析分离纯化得到了 3 种新型的内酰胺类化合物（薏苡仁螺环内酰胺 A、薏苡仁螺环内酰胺 B、薏苡仁螺环内酰胺 C），以及两种已知的内酰胺类化合物：薏苡仁内酰胺和甲基二氧吲哚-3-乙酸酯。MTT 细胞毒性实验结果显示，5 种化合物对于三种癌细胞都表现出抗肿瘤能力，其中薏苡仁螺环内酰胺 C 的抗肿瘤增殖效果最强。

四、薏苡内酯

薏苡内酯又称薏苡素、薏苡酰胺，熔点 151.5～152.5℃，溶于丙酮-石油醚，最早是由日本学者小山鹰二与大和正利于 1955 年从薏苡根中分离得到的，其结构式如图 8-2 所示。此后学者们陆续发现薏苡内酯具有镇静、消炎、抑制多突触反应、降温解热、降低血糖浓度、缓解肌肉松弛以及抗惊厥、抗血栓等多种药理作用。近年来，许多研究者开展了 HPLC 法分离检测薏苡内酯的研究。李厚聪等建立了薏苡非种仁部位中薏苡内酯含量

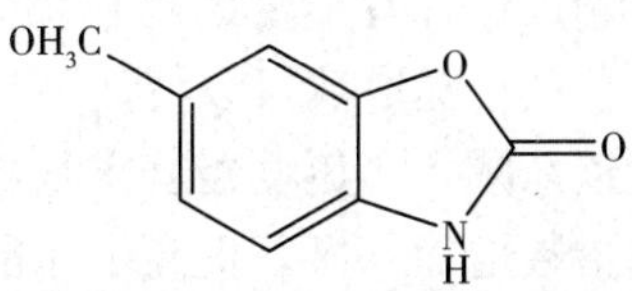

图 8-2　薏苡内酯（薏苡素）结构式

RP-HPLC测定方法。从检测结果来看，薏苡中薏苡内酯的含量大小排序为根＞叶＞茎；不同产地的薏苡同一部位中薏苡内酯的含量也不同，在供试的薏苡中云南大度岗的薏苡根、茎中薏苡内酯含量均为最高，分别为16.115 5mg/g、5.665 9mg/g；陕西汉中汉台区的薏苡叶中的薏苡内酯含量最高，为10.625 8mg/g；另外，薏苡内酯的含量随采收时间的延后而下降，建议在薏苡内酯利用时可以薏苡根、茎、叶入药，不在花果期（7～10 月）采收。张明昶等同样采用HPLC法，测得薏苡根中薏苡内酯含量显著高于皮的含量，而茎中未检出薏苡内酯。

五、其他

薏苡仁中还提取到茚类化合物、甾醇及生物碱，它们具有一定的生理活性。

Ishiguro 等从薏苡仁幼苗的甲醇低温提取物中采用制备液相的方法分离得到了一种茚类化合物——3,5-二甲氧基-1H-茚-1-酮，其结构如图8-3所示，研究结果表明该茚类化合物对酵母菌、真菌和细菌都有抑制作用。

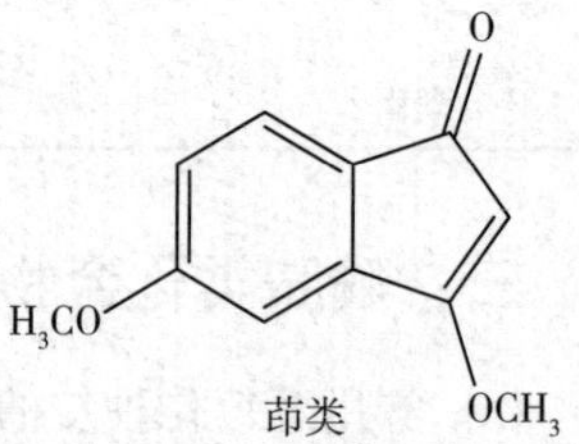

图8-3　3,5-二甲氧基-1H-
茚-1-酮结构

薏苡仁中还具有多个甾醇类化合物，其中含有顺-反-阿魏酰菜籽甾醇、顺-反-阿魏酰豆甾醇、α-谷甾醇、β-谷甾醇、豆甾醇及芸苔甾醇，这些甾醇化合物均具有促进排卵的作用，β-谷甾醇还有抑癌作用。

目前仅从薏苡仁的水浸提取物中分离得到一种生物碱类化合物，其为四氢哈尔明碱的衍生物。生物碱类化合物对中枢神经系统有一定的影响，对阿尔茨海默病、帕金森病、抑郁、焦虑、惊厥、癫痫等中枢神经系统病症均有治疗及神经保护作用。

第四节　薏苡仁生理活性

一、增强免疫作用

薏苡仁含有丰富的蛋白质，其蛋白功能可以增强免疫。叶敏等人研究发现，薏苡仁提取液可以使注射环磷酰胺从而导致免疫功能较差的小鼠的白细胞数量逐渐减少，免疫器官重量逐渐减轻，使小鼠腹腔巨噬细胞的吞噬百分率及吞噬指数增加，显著提高了血清的溶血素含量。韦璐等人使用离子交换色谱法从薏苡仁中分离纯化制得一种蛋白，该蛋白为抗植物病原真菌蛋白，通过

SDS-PAGE 分析该蛋白分子质量为 25ku，它对绿色木霉（*Trichoderma viride*）、链格孢菌（*Alternaria alternate*）和小麦赤霉（*Fusarium graminearum*）有明显有效的抑制作用，具有良好的抑菌活性和热稳定性，同时也是一种应用在基因工程中的抗病材料。

薏苡仁多糖具有增加免疫作用。薏苡仁通过热水提取出的薏苡仁浸提物（主要为不饱和脂肪酸的甘油三酯部分）能使土拨鼠腹腔巨噬细胞产生的白细胞介素-1（IL-1）增加 1.5 倍，也能显著地增加健康人末梢血单核细胞产生抗体，具有增强体液免疫的作用。薏苡仁水中的水溶性多糖和粗多糖能显出抗补体活性，其中分离的葡聚糖和酸性多糖 CA-1、CA-2 有抗补体活性。

二、抗肿瘤作用

薏苡仁是临床上常用的抗肿瘤药物，具有抗肿瘤作用，其主要有效成分为薏苡仁酯和薏苡仁油，适合脾虚湿盛的消化道肿瘤及痰热挟湿的肺癌的治疗。临床常用薏苡仁为主搭配其他中草药组成复方，治疗常见癌症。其中有效成分薏苡仁脂肪油制备出 KLT 注射液已经成为临床应用较多的抗肿瘤药物，广泛应用于肝癌、胃癌、肺癌、乳腺癌、胰腺癌、鼻咽癌等的治疗。薏苡仁总提取物对晚期原发性肝癌患者的免疫功能有促进作用，并对患者的肝癌细胞有较好的毒性作用。

张栋霞等人研究发现用薏苡仁提取物喂患癌小鼠，小鼠体内的癌细胞有减少的迹象，其抗癌机理可能是由于改变了细胞的衰老凋亡来抑制肿瘤的发展。另有研究表明薏苡仁中含有丰富的膳食纤维，其提取物可以减少结肠癌蛋白质的表达，长期摄入可抑制、预防结肠癌。Ju-Hyung Woo 等将薏苡仁提取物注射于移植了 MDA-MB-231 乳腺癌细胞的小鼠，发现薏苡仁的提取物可明显抑制 MDA-MB-231 乳腺癌细胞的发育和生长，同时其提取物也使细胞基因表达下调，从而阻止癌细胞的形成。冯刚等人研究发现薏苡仁能够有效抑制 Siso 肉瘤的生长，能够明显抑制血管肿瘤的形成。Chung 等喂食注射了氧化偶氮甲烷的结肠癌小鼠不同剂量的薏苡仁，观察发现吃过薏苡仁的小鼠的异变腺窝病灶形态各异，出现在结肠的中段和末端且数量较多，说明薏苡仁可以抑制较早期的结肠癌。

卢相义等人研究发现薏苡仁多糖能够明显抑制 A549 细胞的生长，扫描电子显微镜可观察到 A549 细胞逐渐凋亡，表明薏苡仁多糖组分可有效抑制 A549 癌细胞生长及诱发其凋亡。研究证明薏苡仁多糖可有效增强小鼠的抗氧化功能，薏苡仁多糖是良好的质子供体，可有效地阻止 CCl_4 对肝组织的毒害，具有清除多种自由基的功效。吕峰等研究发现，薏苡仁多糖明显增强小鼠的 SOD、GSH-Px 活性，显著提高小鼠的抗氧化能力，可有效地防止 CCl_4

对肝组织的伤害，可抑制肝细胞 GPT、GOT 活性与 MDA 含量异常的上升，并呈现显著的量-效关系，实验结果还表明薏苡仁纯多糖的抗氧化效果较粗多糖好。

薏苡仁油 5.4g/kg 对小鼠移植性 S180 肉瘤抑制率达 30％以上，薏苡仁油 1.8g/kg、5.4g/kg 对小鼠移植性 HAC 肝细胞抑制率也达到 30％以上。薏苡仁油 1.8g/kg 可显著增加小鼠腹腔巨噬细胞吞噬鸡红细胞的吞噬率，薏苡仁油 5.4g/kg 对小鼠 NK 细胞活性也有明显增强作用。薏苡仁注射液（主要成分为薏苡仁脂肪油）可通过抑制血管生成而达到抗肿瘤的目的；通过抑制血管内皮分裂和迁移，使细胞周期阻止于 G＋M 期，DNA 合成期（S 期）比例减少；抑制肿瘤细胞释放血管生成正相调控因子；以抗体的形式阻断血管生成正相调控因子或其受体；干扰内皮细胞分化成完整的毛细血管，防治新生血管与宿主血管之间的吻合形成。Lee 等人研究发现薏苡仁油对小鼠子宫颈癌、实体癌细胞（HAC）与艾氏腹水癌变具有良好的抑制作用，并且抑制癌细胞的生长。

薏苡仁酯对人宫颈癌 HeLa 细胞的生长有明显的抑制作用，并诱导肿瘤细胞发生凋亡。凋亡细胞表现为细胞固缩，核染色质碎裂，DNA 凝胶电泳显示清晰的 DNA 梯形条带，FACS 检测到凋亡率最高为 13％。Annexin V 用标记的方法检测肿瘤细胞凋亡时发现，坏死与凋亡共存。在薏苡仁酯诱导人宫颈癌 HeLa 细胞凋亡过程中，凋亡相关基因 Fas 转录水平比用药前增强，而 FasL 转录水平减低。这表明除了坏死，凋亡也为薏苡仁酯抑癌的机制之一。薏苡仁酯诱导人宫颈癌 HeLa 细胞凋亡可能与 Fas 基因和 FasL 基因表达有关。薏苡仁酯对人鼻咽癌细胞 CNE－2Z 的集落形成呈计量依赖性抑制，ID$_{30}$ 为 4.909mol/L。薏苡仁酯还能使 CNE 2Z 的倍增时间延长 45.43％。薏苡仁酯对正常骨髓粒单系祖细胞（CFU-GM）未见毒性作用。这表明薏苡仁酯选择性抑制 CNE－2Z 的增殖。王敏等人利用 RT-PCR 法检测细胞 CD44、CD133 mRNA 的表达水平，研究发现薏苡仁酯可降低胃癌 BGC－823 细胞株的侵袭和黏附能力，下调 CD44、CD133 表达对其机制有较大影响。薏苡中的 β-谷甾醇对胃癌细胞 BGC－823 和 SGC－7901 有抑制作用，且浓度越高，抑制率越好，在一定程度上可以诱导胃癌细胞发生凋亡。

薏苡仁酯注射液是从中药薏苡仁中提取分离有效抗肿瘤细胞活性的物质，经天然乳化剂乳化后制成的可供动静脉使用的注射针剂。研究证明，薏苡仁酯注射液具有双相广谱抗肿瘤的药理作用，对多种肿瘤细胞有较强的杀伤和抑制作用，同时能显著提高机体的免疫功能。

三、降血糖作用

薏苡仁多糖有显著的降血糖作用。研究发现其主要降糖活性成分为薏苡仁多糖 A、薏苡仁多糖 B 和薏苡仁多糖 C，其中降血糖作用最强的成分为薏苡仁多糖 A。从薏苡仁水提取物中分离出的薏苡多糖 A、薏苡多糖 B 降糖率分别为 56％、45％。Yeh 等人研究发现，用薏苡仁喂食的糖尿病大鼠，其总三酰甘油和胆固醇的水平显著降低；同时，薏苡仁还能降低低密度脂蛋白，表明薏苡仁对链脲佐菌素（STZ）诱导的糖尿病大鼠血脂代谢有明显的抑制作用。肖志勇研究发现薏苡仁多糖能够使小鼠的负重游泳时间延长，使小鼠运动时产生的血清尿素氮降低、肝糖原含量增加、血乳酸减少，由此可以看出，薏苡仁多糖具有缓解体力疲劳的作用。肖志勇将薏苡仁多糖（$LD_{50} > 20g/kg$）给小鼠灌胃，在艾姆斯试验、小鼠骨髓嗜多染红细胞微核试验、小鼠精子畸形试验中均呈现阴性反应，未显示有遗传毒性作用。口服给药薏苡仁多糖剂量在 100mg/kg 和 200mg/kg 时无明显的降糖作用，而腹腔给药剂量在 50mg/kg 和 100mg/kg 时有降低正常小鼠血糖作用，可见其降血糖作用与给药途径及剂量有关。通过对正常小鼠、四氧嘧啶所致糖尿病模型小鼠和肾上腺素所致高血糖小鼠的腹腔注射 25mg/kg、50mg/kg、100mg/kg 薏苡仁多糖，结果发现薏苡仁多糖能降低这 3 种小鼠的血糖水平，降低率与给药剂量成正比。薏苡仁多糖也能预防小鼠由四氧嘧啶引起的糖尿病，四氧嘧啶能选择性破坏胰岛 β 细胞，肾上腺素能促进肝糖原分解和肌糖原酵解，加速糖异生，故认为其降糖作用是通过影响胰岛素受体后糖代谢的某些环节和抑制肝糖原分解、肌糖原酵解影响糖异生来实现的。薏苡仁多糖对四氧嘧啶所致大鼠糖尿病的预防作用在一定范围内呈剂量依赖性，100mg/kg 为最佳预防剂量，可使预防组血糖控制在正常水平。薏苡仁多糖还能提高四氧嘧啶所致高血糖大鼠体内 SOD 活性对抗四氧嘧啶引起的胰岛 β 细胞的损伤。因此，薏苡仁多糖主要是通过提高机体内 SOD 活性、抑制氧自由基对 β 细胞膜的损伤，起到保护 β 细胞的作用来抑制四氧嘧啶性糖尿病的发生。

薏苡仁油（乙醚提取物）也有降糖作用。皮下注射 0.5g/kg，可使兔血糖降低。同样皮下注射长链脂肪酸（如肉豆蔻酸、软脂酸、油酸等）也能降低兔血糖，而短链脂肪酸则无此作用。

四、降血脂作用

薏苡仁中含羟基的不饱和脂肪酸和多糖具有降脂作用。在高脂饲料中添加薏苡仁来饲喂正常大鼠，与只喂高脂饲料的大鼠对比，添加薏苡仁饲喂组大鼠的血浆胆固醇水平、肝甘油三酯水平明显降低，而粪便中甘油三酯含量明显升高，同时血浆和粪便中胆汁酸水平以及粪便的胆固醇水平均无明显变化，由此推测薏苡仁可能是抑制胆固醇合成，并加速甘油三酯经胆汁排出，从而产生消脂作用。深入研究发现薏苡仁水提物能够使高脂饲料性肥胖大鼠的下丘脑室旁

神经肽 γ 以及瘦蛋白受体 mRNA 的水平降低，由此得出结论，薏苡仁水提物治疗肥胖可能是通过调控脑神经的内分泌活动实现的。实验结果表明薏苡仁对糖尿病大鼠的血脂代谢有非常重要的调控作用。

Fei Yu 等人发现薏苡仁油可有效降低患有高血脂小鼠的脂肪组织密度和脂蛋白浓度，降低其血清 MDA 的含量，增加抗氧化的能力，原因可能是薏苡仁油可有效清除超氧阴离子自由基。Huang Bw 等人发现薏苡仁油可有效地将白鼠的脂肪组织、瘦素和低密度的脂蛋白胆固醇降低到一定的水平。

近年来报道非胰岛素依赖型糖尿病（NIDDM）患者存在 T 淋巴细胞亚群异常，薏苡仁多糖不但能降低 NIDDM 大鼠血脂，而且能够改善红细胞免疫黏附功能及 T 淋巴细胞亚群紊乱。

五、扩张血管、抗血栓、降血压作用

薏苡仁具有扩张血管的作用。石油醚浸出的薏苡仁油低浓度时对离体蛙心和豚鼠心有兴奋作用，高浓度时呈抑制作用。低浓度时可引起兔耳血管灌流收缩，高浓度时则使其扩张。薏苡素 3mg/kg、6mg/kg 静脉注射，可引起麻醉兔短暂的血压下降，且伴有呼吸兴奋，低剂量薏苡仁油也有相同的反应，但大剂量则能抑制麻醉兔的呼吸中枢，引起末梢血管特别是肺血管的扩张，改善肺的血液循环。

由于不延长凝血酶原时间和部分凝血活酶时间，推测其抗凝血作用点可能不在凝血酶原和部分凝血活酶的激活阶段，因此薏苡仁还具有抗动脉血栓形成和抗凝血作用。

六、抗炎镇痛作用

薏苡仁具有抗炎、镇痛作用，且对癌症引起的疼痛及炎症反应痛有一定的缓解作用，实验发现其有效成分为薏苡内酯、β-谷甾醇等，具有镇痛、消炎、止血的作用。薏苡内酯有解热作用，对细菌性发热的解热效果好，对二硝基苯酚引起的发热无作用。薏苡内酯还是镇痛、镇静药的主要活性成分，它有一定的中枢抑制作用，其镇痛效果与氨基比林相似。给小鼠静脉注射 100mg/kg 薏苡内酯能减少其自发活动，并能与咖啡因相拮抗。给兔静脉注射 20mg/kg 薏苡内酯后，脑电图出现高幅慢波的皮层抑制反应。100mg/kg 薏苡内酯腹腔注射对小鼠（尾部电刺激法）和大鼠（辐射热法）均有明显的镇痛作用。薏苡仁的水提取物对小鼠（热板法）也有镇痛作用。静脉注射 5mg/kg 薏苡内酯对猫腓神经腓肠肌标本的多突触没有短暂的抑制作用。薏苡仁浸出物还能抑制人中性粒细胞产生活性氧自由基，并显著抑制中性粒细胞、淋巴细胞的甲基转移酶、磷脂酶 A 和前列腺素 E2 的分泌，说明它有一定的抗炎作用。临床上常用于治疗水肿、关节炎等。

以薏苡仁油为主要成分的康莱特注射液具有镇痛作用，并能够对与疼痛有关的细胞因子产生影响。研究发现，用薏苡仁熬制的汤对大鼠蛋清性关节炎、棉球性肉芽肿以及甲苯所致的小鼠耳壳肿胀等病症均有较明显的疗效。陶小军等人通过利用扭体法、毛细玻璃法和断尾法 3 种方法分别研究薏苡仁油对小鼠的镇痛和止血作用，观察其对小鼠内脏和胸腺指数影响与否，结果表明，薏苡仁油可减少小鼠扭体的次数和凝血时间，可提高小鼠内脏和胸腺指数，说明薏苡仁油可镇痛止血，而且可促进内脏和胸腺的发育。

刘军民等人采用薏苡仁与茯苓、桂枝等药材制成薏苡仁桂汤，研究发现其对治疗膝关节的滑膜炎十分有效，疗效高达 97%。Huang 研究发现薏苡仁提取物具有清除 DPPH 自由基的能力，可以保护低密度脂蛋白的破坏和损伤，还可以抑制脂多糖（LPS）导致的巨噬细胞 NO 的生成，具有抗炎的作用，且其功效成分可能为多酚类的物质。张明发等人发现薏苡内酯具有一定的缓解镇痛和缓解炎症的作用。高良等人通过观察薏苡仁汤对醋酸等刺激导致疼痛的影响，发现薏苡仁汤对大鼠的棉球性肉芽肿和蛋清性关节炎等均有较明显的治疗作用。

七、健脾益胃、清热祛湿

中医认为，薏苡仁味甘、淡，性微寒，归脾、胃、肺经。历代本草对薏苡仁的食疗均有记载，早在我国第一部中草药书《神农本草经》上，薏苡仁就被列为上品，谓其"主筋急，拘挛不可屈伸，风湿痹，久服轻身益气"。明朝李时珍的《本草纲目》中说薏苡仁"健脾益胃，补肺清热，祛风胜湿，养颜驻容，轻身延年，炊饭食治冷气，煎饮利小便热淋"。自古以来薏苡仁就是一种声誉卓著的滋补食品，被视为味名贵中药，它还是我国古代宫廷膳食之一。

生薏苡仁偏寒凉，不适合肠胃较弱的人食用。将薏苡仁用文火炒至微黄色，鼓起时取出，放凉，略有焦斑，微香，成为熟薏苡仁。熟薏苡仁较为温和，擅长健脾止泻，是治疗脾虚、湿盛、泄泻的良药，通常认为生薏苡仁和熟薏苡仁功效总体相同。还可以将薏苡仁与麦麸拌炒，即麸炒薏苡仁，但麸炒后薏苡仁中的主要营养成分有一定的损失。锅热后先撒入麦麸，用量为薏苡仁的1/10，加热到冒烟时，加入干净的薏苡仁，炒至表面呈黄色鼓起时取出，筛去麦麸后放凉，略有香气。此香气根据中药炒制程度的不同，又分为炒黄、炒焦和炒炭。炒黄就是指用文火炒到药材散发出些许的香气，或鼓起、爆裂时为度。炒黄能缓和药的过偏之性，同时散发的香气，还有理气解郁的作用。

熟薏苡仁除湿效果更好，而麸炒的薏苡仁健脾作用更突出。中医认为，具有补脾作用的药物，经过麸炒可增强疗效，还能缓和某些药物过于猛烈的药性。如果脾胃不好，总是吃不下东西，或者吃点食物就腹胀，熬粥时加一把麸炒薏苡仁，就能有效缓解。

八、抑制骨骼肌收缩作用

薏苡仁油（石油醚浸出）有抑制骨骼肌收缩的作用。薏苡仁油低浓度时对蛙的离体骨骼肌、运动神经末梢及兔小肠呈兴奋的作用，高浓度时则呈麻痹作用。若将薏苡仁油 0.5g 注入蛙的胸淋巴腔或腓肠肌中，能减少肌肉挛缩，抑制横纹肌收缩，缩短其疲劳曲线，研究表明其作用部位在肌纤维而不在神经肌肉接头，并且该作用强弱还与脂肪酸链的长短和饱和程度密切相关，即 10～18 个碳原子的饱和脂肪酸能抑制横纹肌的收缩作用，且饱和脂肪酸碳原子数越少，其作用越强，而不饱和脂肪酸则无此作用。

薏苡素对横纹肌也有明显的抑制作用。5mmol/L 薏苡素能抑制蛙神经骨肉标本电刺激所引起的收缩反应及大鼠膈肌的氧摄取和糖原的无氧酵解过程。静脉注射薏苡素 3mg/kg 或 6mg/kg，对兔小肠有抑制作用。

九、调节内分泌，美容养颜作用

薏苡仁除了具有丰富的营养价值和药用价值之外，还有美容的功效，有学者研究证实，薏苡仁含有丰富的蛋白质、维生素 B_1、维生素 B_2，长期食用可以使人体的皮肤光泽细腻，对消除粉刺、雀斑、防脱屑、老年斑、妊娠斑、皲裂、皮肤粗糙等均有显著的治疗作用，尤其对疣疣有效，对扁平疣、寻常疣和由病毒感染引起的寻常疣都有治疗作用。另外，薏苡仁中的薏苡仁油、薏苡内酯、薏苡仁三酯化合物等成分具有有效的减肥作用。薏苡仁有利水消肿的功效，可以促进体内水分和血液的新陈代谢。Sung 等发现薏苡仁提取物能控制大鼠肥胖。黄秀兰等通过对动物进行急性口服毒性实验、皮肤刺激实验、急性皮肤毒性实验、眼刺激实验和细菌、霉菌、酵母菌实验来进行安全性检验。结果显示，薏苡仁纯提物的化妆品的含菌量及 LD_{50} 符合国家标准要求，对完整皮肤、眼睛、损伤皮肤均无刺激性，符合化妆品卫生的规范要求，说明薏苡仁可以广泛应用于化妆品中。

十、其他作用

薏苡仁油有降血钙作用。皮下注射 0.5g/kg 薏苡仁油，可使血清钙浓度降低，这主要是由于透析性钙减少所致。

薏苡仁油还能引起家兔及豚鼠的子宫兴奋，诱发和促进其排卵，该作用的活性物质为薏苡仁中的阿魏酰豆甾醇和阿魏酰菜籽甾醇。现代临床实验证实，薏苡仁还具有一定的抑菌、抗病毒作用，是治疗急慢性肝炎的一味良药。

薏苡仁还具有抗溃疡、止泻、抗重度功能性痛经等作用。

第五节　薏苡仁食品加工

一、薏苡仁粥

薏苡仁粥主要作为食疗药膳。薏苡仁的食疗药膳比较多，如白菜薏苡仁粥能健脾利水，用于治疗全身水肿、水湿困脾、四肢疲倦、小便短少、胃纳不佳等症状；薏苡仁绿豆炖大肠能清热利湿，可治疗湿热性痔疮、大便干结、肛门坠胀灼痛、小便短赤等症状；薏苡仁炖猪蹄可治疗脚气肿痛和风湿痹痛；茯苓赤豆薏苡仁粥能健脾和胃，治疗脾胃虚弱、四肢消瘦、纳食不佳、倦怠、乏力、终日困倦等症状；薏苡仁嫩肤饮能使粗糙皮肤变得细腻，容颜变得娇嫩等。

1. 山药薏苡仁粥　此粥吸收性强，疗效显著，口感清香，制作方法简单易行，具有补脾益气、清热利湿、养阴健脾的功效，尤其对于脾虚、食少纳呆、腹胀便溏、肢体无力等症有很好的作用。朱沛冉常以山药薏苡仁粥治疗肝硬化腹水等，有明显疗效。

2. 薏苡仁红豆粥　将薏苡仁和红豆按照 1∶1 的比例熬粥使用。中医文献记载，薏苡仁红豆粥具有显著的健脾渗湿、利水消肿、解毒排脓的功效，可治疗因内湿而导致的食欲缺乏、消化不良、呕吐、腹泻、水肿等病症及多种皮肤病（如痤疮、扁平疣等）。此外，薏苡仁红豆粥还有较好的减肥效果，特别对中老年肥胖者效果更好。还可以在红豆薏苡仁粥中添加其他属性相合的中药材料，例如在水中加入白术、生姜和荷叶，经熬制而成的药剂过滤，然后加入薏苡仁、红豆、赤小豆、茯苓粉和淮山药熬制而成，利用白术、生姜、荷叶、赤小豆、茯苓粉和淮山药的健脾胃、提高免疫力、除湿等功效，配合薏苡仁、红豆利水消肿和利湿的效果，达到驱除人体内湿气的目的。

薏苡仁红豆粥的制作工艺流程：

（1）红豆初选→磨粉→拌料→成形→一次烘干→熟化→二次烘干→贮存。

（2）薏苡仁初选→磨粉→拌料→成形→一次烘干→熟化→二次烘干→磁选及精选。

（3）将红豆和薏苡仁混合→调配→灌装→包装。

3. 薏苡仁枸杞粥　潘俊丽等用薏苡仁枸杞研制新型降脂、抗肿瘤保健饮品。薏苡仁、枸杞皆为药食两用的食品，而民间早已有"枸杞薏苡仁粥"等食疗配方，可见两者具有协同保健作用。

4. 薏苡仁红枣粥　沈秀荣利用薏苡仁和红枣研发保健饮品薏苡仁红枣粥，薏苡仁加红枣能健脾利湿、抗癌，对扁平疣、寻常疣和病毒感染引起的赘疣都有治疗作用。

5. 枇杷薏苡粥 此粥具有疏风散热、润肺止咳、养胃和脾、益气生津之功效。

6. 冬瓜薏苡仁粥 此粥制作工艺简单，营养丰富，冬瓜、薏苡仁等食材，具有消脂、美容的功效，适合现代人们的饮食观念，还可添加葛根、苍术、白术、半夏等中药材的提取物，具有一定的养胃作用，适合大多数人食用。

7. 羊肚菌薏苡仁粥 将羊肚菌切半与薏苡仁一同进行浸泡 30min，浸泡羊肚菌的水中会含有大量营养物质，又由于薏苡仁有较强的吸水性，可以充分吸收浸泡羊肚菌的水，二者结合，既可以充分利用羊肚菌的价值，又可以相互补充结合。薏苡仁比较生硬，通常较难煮熟，采用先煮沸再轻炒最后清蒸的方法，在煮沸已经轻熟的基础上进行轻炒，使得羊肚菌薏苡仁味道更加鲜美，最后清蒸，使羊肚菌薏苡仁粥达到黏粥状态。薏苡仁的祛湿作用和羊肚菌抗癌作用相结合，可适用于由于湿气导致的皮肤癌等相关患者，也可以作为养生粥，还可以作为一种主食。此粥既有祛湿作用，又具有清热解毒、抗癌的功效。

二、薏苡仁面制品

薏苡仁面制品主要有薏苡仁大麦面条、薏苡仁小麦面条、薏苡仁饼干、薏苡仁脆片，还有一些薏苡仁代餐粉等。

薏苡仁粉碎成薏苡仁粉后，理化特性产生显著差异，水分、蛋白质、直链淀粉、膳食纤维和多酚含量随着薏苡仁粉粒径的减小而减少，灰分、还原糖含量随之增大。薏苡仁粉的持水性、持油性、峰值黏度、谷底黏度和最终黏度随着粒径的减小而增大，糊化温度随着薏苡仁粉粒径的减小而降低。有研究表明，在制作薏苡仁-小麦混合面团中，随着薏苡仁粉替代量的增加，混合粉面团的面筋含量有所下降，峰值黏度、谷底黏度、最终黏度也呈现下降的趋势，吸水率和稳定时间有所增大。薏苡仁粉替代量为 15%～20%时，混合粉面团的流变学特性最接近于小麦粉面团。混合粉的面筋含量稍有下降，相对于小麦粉面团，其峰值黏度、谷底黏度、最终黏度有所降低，但不同粒径之间，表现为随着粒径的减小而有所增大。吸水率和形成时间随着薏苡仁粉粒径的减小显著性增大，而薏苡仁粉粒径对面团弱化度和评价值没有显著性影响。使用薏苡仁粉部分替代小麦粉制作馒头可以提高馒头的脂肪、膳食纤维和多酚类物质的含量。薏苡仁粉的加入会影响馒头的质地特征，降低感官品质，但薏苡仁粉替代量为 5%和 15%的馒头在感官上也可以被感官评价人员所接受。薏苡仁粉馒头的多酚和黄酮释放量、ABTS$^+$清除率和 Fe^{3+}还原能力随着体外模拟胃肠消化过程的进行而提高。添加 15%薏苡仁粉-小麦粉馒头与未添加薏苡仁粉馒头相比，多酚和黄酮释放量、ABTS$^+$清除率和 Fe^{3+}还原能力均有所提高。因此，使用薏苡仁粉部分替代小麦粉可以提高馒头在消化过程中的多酚和黄酮释放量及抗氧化活性。

（一）薏苡仁杏仁保健馒头

薏苡仁杏仁保健馒头中，薏苡仁含有丰富的水溶性纤维，可以吸附负责消化脂肪的胆盐，使肠道对脂肪的吸收率变差，从而降低血脂，还可促进体内血液和水分的新陈代谢，有利尿、消水肿的作用。杏仁含有丰富的单不饱和脂肪酸，有益于心脏健康；杏仁中含有维生素 E 等抗氧化物质，能预防疾病和早衰。

工艺流程：

小麦粉、薏苡仁粉、杏仁粉混合→加水揉成面团→醒发→成品

（二）薏苡仁面条

1. 薏苡仁小麦面条 工艺流程：

原料→水洗→蒸煮→冷却干燥→混合→膨化→粉碎→面团调制→压制→切条→干燥→切断→成品

2. 红豆薏苡仁面条 这种面条营养丰富，有高纤维、低脂肪的特点，具有良好的通肠通便、降血压、降血脂、调节血糖、解毒抗癌、预防结石、消除水肿、美容减肥的作用。

工艺流程：

红豆与薏苡仁浸泡→加糯米，文火煮 50～70min→剪切乳化机搅拌 15min→30 目筛过滤去渣→加入一定比例面粉→搅拌均匀→制面

3. 紫菜薏苡仁面条 这种面条碘含量丰富，氨基酸种类齐全，必需氨基酸含量较高，膳食纤维丰富，脂肪含量低，能量低，富含各种矿物质和天然维生素。

工艺流程：

水洗紫菜→脱腥→晒至微干→切碎→烘干→粉碎过筛→与精致面粉、薏米粉、蛋白粉加碱、盐、水按照一定比例混合→搅拌→静置→压成面条状

4. 荷香薏苡仁面条 具有保健功效的荷香薏米面条，将具有多种优异保健功效的薏米和荷叶融合到面条之中，使得人们在平时餐饮中就可充分享受到荷叶和薏米带来的保健效果，其具有丰富的口感和独特的风味。

三、薏苡仁焙烤食品

（一）薏苡仁红豆饼糕

通过将红豆薏苡仁粥的原料与传统制作饼糕的原料相结合，再加上先进的饼糕制作工艺，使得制作出来的红豆饼糕除了保有传统的红豆薏苡仁粥具有的美白、排毒、防癌等功效外，还具有方便携带和食用、饱腹等优点，有效解决

了上班族早餐时没时间煮粥和出差不方便煮粥等问题，可将其当早餐、糕点食用。

工艺流程：

将红豆、薏米、小苏打、鸡蛋与糖浆混合→加入牛奶和面粉搅拌→静置成面团→压制面团→饼糕坯→撒白糖→烘焙→饼糕

（二）薏苡仁饼干

将薏苡仁放在炒锅中轻度烘焙，熟后接曲菌进行曲化。在曲化过程中，通过发酵与酶的作用，使薏苡仁的苦涩味成分发生变化，同时产生新的酶。

薏苡仁低脂饼干是指添加小麦粉、糙米粉、薏苡粉做成混合低脂饼干，饼干脂肪含量低，口感好，富含人体所需维生素，有助于提高人体的抗疲劳能力及免疫力。

工艺流程：

薏苡仁→水洗→干燥→粉碎→蒸煮→冷却→加种曲→发酵→干燥→粉碎→面团调制→醒发→成形→烘烤→喷油→包装→成品

四、薏苡仁膨化食品

在现代食品加工技术中的挤压膨化技术可以使物料的物理性质发生改变，可以由粉状变化成糊状，蛋白质可以发生变性和重组，淀粉能发生糊化和裂解，纤维发生部分的降解和细化。薏苡仁经过挤压膨化处理还可以使其组织结构变得疏松，淀粉降解、糊化，蛋白质变性，挤压膨化过程可以大大提高薏苡仁的糊化度，有利于酶的水解作用，挤压后的膨化薏苡仁粉复水性更好，并且可以提高薏苡仁的浸提率。另外，可以使薏苡仁中原有脂肪中的一部分与蛋白质、淀粉结合形成络合物，降低制品中油脂氧化速度和氧化程度，从而使通过挤压处理后的产品货架期得以延长。顾林等人对薏苡仁的挤压膨化条件和挤压膨化薏苡仁的特性进行了研究。结果表明，通过挤压膨化加工处理，使薏苡仁的组织结构疏松，薏苡仁所含有的淀粉被降解、糊化，并且导致蛋白质的变性，提高酶的水解作用，明显提高了薏苡仁的糊化度和浸提率。郝彦玲等以优质的薏苡仁为原料，采用挤压膨化技术，研制出用于冲调的膨化粉。陈建白对膨化后的薏苡仁粉的水溶性进行了相关的研究。膨化后的物料呈现一定的纤维状和多孔结构，改变了其物理性状，同时其化学特性也随之发生变化。经挤压膨化后的薏苡仁粉，其水溶性成分提高到73％～78％，可用于生产速溶固体饮料或袋装冲泡型饮料等。刘月好概述了薏苡仁的药用、食用价值及在食品工业中的应用，主要提及了薏苡仁膨化食品等相关薏苡仁食品的制作方法及工艺流程。为了有效地利用薏苡仁中的药用成分，将薏苡仁进行挤压膨化处理，使薏苡仁中所含的淀粉完全糊化，有利于酶的水解作用，提高了人体对其营养物

质的吸收，更好地利用薏苡仁的营养价值。

1. 薏苡仁、大麦、玉米复合膨化食品 工艺流程：

薏苡仁→水洗→加热→调制（加入碾白大麦、玉米、调味料）→混合→挤压膨化→成品

2. 薏苡仁速溶粉 工艺流程：

精选薏苡仁→磨粉→与水混合→膨化→破碎→出粉→冷却过筛→包装→成品

五、薏苡仁饮品

薏苡仁由于含有丰富的营养物质，还有一定药物疗效，因此将薏苡仁做成有一定功效的饮品，拓宽了保健功能食品的应用范围，同时与其他药食同源食品搭配可以使薏苡仁产品的营养保健功能更加突出。例如用薏苡仁与红枣、木耳、山药等保健食物制成保健饮料，薏苡仁水提液与牛奶制成薏苡仁酸奶等。

（一）薏苡仁饮料

在饮料方面，有薏苡仁大麦复合茶饮料、薏苡仁山药保健饮料、薏苡仁荞麦复合饮料、薏苡仁枸杞饮料和薏苡仁红枣枸杞复合饮料等。姜艳霞等以薏苡仁和乌梅为主要原料，研制出色泽红润、具有薏苡仁特殊风味和乌梅清香味的饮料。刘松涛等以薏苡仁、绿茶、大麦为主要原料，研制出一种色、香、味俱全的薏苡仁大麦复合茶饮料。陈静等以薏苡仁为主要原料，制得的薏苡仁饮料营养丰富、香甜适口，有浓郁的薏苡仁香味。吴剑等人将薏苡仁多糖进行双酶解之后，进行调配制得口服液。薏苡仁饮料属于淀粉质饮料，淀粉质粮食作物制成饮料时，由于其中含有的淀粉会发生糊化，使得饮料的黏度大大增加，不易制成饮料，因此，一般淀粉质的饮料在加工工艺中一个很重要的处理就是加酶液化和糖化，水解淀粉，使得饮料黏度降低，且易吸收。在高抗性淀粉米乳饮料的制备中，加入了高温的 α-淀粉酶和糖化酶来酶解淀粉，在碎米米乳饮料的制备过程中也同样加入了 α-淀粉酶。张立庆等研究确定了生产薏苡仁饮品的最佳工艺条件，即 β-环糊精 0.01%、薏苡仁 5%、黄原胶 0.02%、羧甲基纤维素钠 0.14%、蛋白糖 0.02%，糊化时间 15min，其中 β-环糊精为主要的影响因素。此研究解决了薏苡仁饮料稠度、沉淀分层和预处理时间长等问题。魏建春等以薏苡仁和红枣为主要原料，对其液化和浸提制汁工艺进行了优化，研制出风味独特、口感优良、营养丰富的健康饮料。颜栋美等以薏苡仁为主要原料，经过磨浆、酶解、过滤、调配等一系列工艺，掩盖了薏苡仁本身特有的不良气味，研制出一种透明、无沉淀的薏苡仁健康饮品。

工艺流程：

薏苡仁→去杂→清洗→浸泡→沥干→磨浆→过滤→糊化→酶解→离心分

离→调配→均质→灌装→杀菌→检验→成品

刘城静用薏苡仁和山药研究保健饮品，薏苡仁和山药是营养价值丰富、功效显著的天然原料。研制的薏苡仁山药饮料具有独特风味，营养丰富，而且具有美容保健的效果，适合多种人群的需要。

（二）薏苡仁茶

日本每年大约有 80% 的薏苡仁被加工成麦茶型薏苡仁茶。薏苡仁粉膨化物经烘烤后，由于发生美拉德反应，改善了其色、香、味，再经适当调配即可成为薏苡仁茶，供冲泡饮用，有美容养颜的功效。薏苡仁经适当浸泡后过滤，滤液浓缩制得薏苡仁浸汁，再将薏苡浸汁进一步干燥加工可得薏苡仁浸汁粉。薏苡仁浸汁粉可以作为薏苡仁咖啡饮料和易溶性奶粉制品等的原料。

薏苡仁姜茶的制作工艺流程：

薏苡仁浸渍→挤压膨化→干燥→粉碎→加水→浸提→离心去渣→薏苡仁精

鲜生姜→清洗去皮→粉碎→挤压榨汁→沉淀→过滤→姜汁

薏苡仁精与姜汁混合→均质→加热脱气→灌装→真空封罐→杀菌→冷却→入库→成品

（三）薏苡仁咖啡

薏苡仁还可以用来加工薏苡仁类咖啡饮料。如果饮用过多咖啡，不仅会使人出现失眠等症状，而且还容易引发胃肠类疾病，同时还存在致癌的风险。而将薏苡仁融入咖啡类饮品中，能够在进一步改善咖啡口感的同时，以薏苡仁营养的融入来改善咖啡饮品所存在的不健康之处。

液体饮料工艺流程：

薏苡仁米（大麦、大豆）→清洗→浸泡→干燥→焙炒→粉碎→混合→抽提→抽提澄清液→调配→灌装→杀菌→液体饮料

固体饮料工艺流程：

薏苡仁米（大麦、大豆）→清洗→浸泡→干燥→焙炒→粉碎→混合→抽提→抽提澄清液→浓缩→与辅料混合→喷雾干燥→出粉→冷却→包装与检验→固体饮料

六、薏苡仁发酵食品

（一）薏苡仁发酵饮品

薏苡仁发酵乳酸饮品的主原料为薏苡仁，以粳米、糯米为辅料；发酵液中加入适量的钙、锌等成分，选用的发酵菌种为保加利亚乳杆菌和嗜热链球菌。该种保健饮料具有薏苡仁饮料所具有的独特芳香气味。

1. 薏苡仁发酵饮料 工艺流程：

原料处理→粉碎→萃取→过滤→浓缩→灭菌→接种发酵→配料→成品

2. 薏苡仁乳酸饮料 工艺流程:

原料的选择及处理→浸泡→酶解→过滤→加水稀释→加辅料调配→灭菌→接种→搅拌均匀→分装封口→发酵→灭菌→检验→成品

3. 红曲固态发酵薏苡仁茶 用薏苡碎米进行发酵,发酵后薏苡仁酯含量提高,同时黄酮含量损失较少,口感较好。

工艺流程:

原料→清洗→干燥→粉碎→烘烤→蒸煮→冷却→接菌培养制曲→成品

(二) 薏苡仁酸奶

1. 发酵型薏苡仁酸奶 工艺流程:

薏苡仁→精选→粉碎→热水浸泡→冷却→糖化→煮沸→过滤→薏苡仁提取液

鲜奶、白砂糖→溶解→过滤→乳液

用薏苡仁提取液和乳液进行调配→灭菌→冷却→接种→混匀→分装→密封→包装→入库发酵→抽样检验→出库→冷藏→成品

2. 薏苡仁保健酸乳 工艺流程:

选料→浸泡→磨浆→均质→灭菌→冷却(加双歧杆菌发酵剂)→接种(加普通酸奶发酵剂)搅拌→灌装→混菌发酵→冷藏后发酵→成品

(三) 薏苡仁酒

近年来,随着人民生活水平的提高和保健意识的增强,人们对于健康、营养、安全的饮酒意识不断增强,功能性营养型酒精饮料越来越受到人们的青睐。张钟等人以薏苡仁为原料,小曲作为糖化剂,通过发酵、蒸馏将糖化的薏苡仁制得薏苡仁酒。顾南等人发明用根霉高酸菌株(日本根霉、少孢根霉或无根根霉等)酿制淡雅爽口且具有柔和的酸味的薏苡仁酒,此方法具有高酸和抑制蛋白质、脂肪分解等的特点。最佳培养时间通常为2~4d,最适培养温度在30℃左右。

1. 薏苡仁醪糟酒 薏苡仁酒不仅具有果香的香气成分,还具有保健功能。以薏苡仁和糯米为主料,白砂糖和甜酒曲为辅料,半固态发酵酿制的薏苡仁醪糟酒酒香浓郁,有白色光泽。

工艺流程:

甜酒曲
↓

挑选(薏苡仁、糯米)→洗米→浸泡→蒸熟→冷却→糖化→调配→发酵→出酒

2. 薏苡仁黄酒 梁香将糯米、薏苡仁和葛根作为原料进行黄酒酿造,酿制的黄酒既保持了传统黄酒的风味,又增加了功能性物质薏苡仁酯、氨基酸,

以及葛根黄酮药理成分等其他营养滋补成分，成品呈深黄色，清澈明亮。

工艺流程：

薏苡仁→浸泡→蒸煮→淋饭→摊凉→下曲（加红曲、根曲霉）→糖化→发酵（加酵母菌）→净水→后发酵→榨酒→澄清过滤→调色→煎酒→装坛陈酿→装瓶→成品

3. 薏苡仁红曲酒　李兰等研制薏苡仁红曲酒，以糖的含量为指标，单因素试验有 3 个因素，分别为红曲添加量、糖化时间和糖化温度。通过正交试验确定最佳糖化的工艺条件为：红曲添加量 5g，糖化时间 24h，糖化温度 30℃。所指的薏苡仁红曲酒糖度为 2%、酒精度为 4.8%vol（V/V）、还原糖含量 0.015mg/mL，在最佳的条件下酿造薏苡仁红曲酒。

工艺流程：

原料处理→浸泡→蒸煮→扬冷拌曲→固体糖化→半固体发酵→蒸馏→原酒储存→水降度勾兑→澄清→储存→过滤→成品

（四）薏苡仁醋

醋具有软化血管、调节血糖等作用。薏苡仁醋展现出了极高的营养保健功能。研究表明带壳薏苡仁发酵成的醋比脱壳薏苡仁发酵成的醋营养价值高，且薏苡仁的得糖率较高，所以将薏苡仁制醋可以省去脱壳烹调的麻烦，且能充分发挥其营养价值。张玉梅等人用薏苡仁碎米发酵食醋，得到总酸含量 6.46g/100mL 薏苡仁碎米食醋，符合 GB/T 18187—2000《酿造食醋》中规定的总酸的标准，具有薏苡仁碎米特有的香气，酸味较柔和，醋液澄清，无异物。李希宇等人研究了薏苡仁醋发酵不同时期各理化成分变化，发现黄酮、总酚、多糖和薏苡内酯含量在发酵阶段呈现波动趋势，在陈酿阶段变化缓慢，而氨基酸态氮含量持续升高。这表明随着醋酸的不断生成，大分子物质逐渐消耗降解，小分子物质间相互转化频繁。主发酵过程中乙酸、乳酸、琥珀酸随着醋酸发酵的进行增长趋势明显，苹果酸呈下降的趋势，陈酿过程中乙酸含量有所减少。由薏苡仁醋主发酵与陈酿时期的理化成分变化说明在生产中应进行适度的陈酿。

工艺流程：

发芽带壳薏苡仁→干燥→粉碎→液化→糖化→酒精发酵→醋酸发酵→成品

第六节　薏苡仁综合利用

随着人们生活水平的提高和保健意识的增强，薏苡仁作为保健食品已走进寻常百姓家，其用量随之上升，薏苡仁及其副产品的市场需求量逐年增加，价格连年上涨。薏苡仁产品销量之多、涨幅之大，为历年所少见。究其原因主要是因为薏苡仁的用途广，薏苡仁除了在医学上的大量应用外，在保健品的生产

和食品加工业都有需要，特别是现在食品加工企业对薏苡仁的需求量与日俱增。近年来对于薏苡仁的生产、加工和科研引起了各界的广泛关注，其生产、加工呈现一番前所未有的巨大潜力。薏苡仁不光在食品领域得到广泛应用，还应用于在化妆品行业中。

一、薏苡仁药物应用

鉴于薏苡仁的药效，国内外对其制剂展开了其一系列的研究。李大鹏研制的抗肿瘤药 KLT，已成为一种较为理想的抗肿瘤药物，应用于肝癌、胃癌、鼻咽癌、乳腺癌、肺癌、胰腺癌等的治疗或辅助治疗，其主要成分为薏苡仁油。Ye-Ling YU 等制备了含有鸦胆子油和薏苡仁油静脉乳剂，将其用于肿瘤的治疗。陈江研制的薏苡仁口服液，主要由薏苡仁、败酱草、黄芪等配比组成，具有利水、祛湿、清热解毒的功效，尤其是对治疗中耳炎、耳内流脓等症状效果显著。唐星等将研制的薏苡仁油及鸦胆子油复合纳米乳剂作为抗癌药物。吴敏等研制的薏苡仁油自乳化制剂可制成软胶囊、液体胶囊、硬胶囊、颗粒剂或其他口服剂型，进入体内后在胃肠液的作用下可自微乳化形成乳状液，可以促进其在胃肠道的吸收，从而提高了药物的生物利用度和疗效等。易醒等制备了一种薏苡仁油微乳制剂，该发明工艺简单，乳化剂用量少，载油量高，生物利用度好。王爱民等从中药薏苡仁中提取薏苡仁油，将其与药用载体组合制成纳米口服制剂，比康莱特注射液的药理活性更强。李大鹏发明了一种治疗前列腺疾病的薏苡仁油软胶囊，服用方便，疗效较高，特别是同时注射 Lupron 时效果更好。熊华等发明了一种薏苡仁油的前体脂质体，可显著提高薏苡仁油及其液态脂质体的稳定性，其工艺简单，适用于工业化生产。用油相干燥法制备薏苡仁酯微胶囊，得到包埋率高、感官质量好的薏苡仁酯微胶囊产品。

二、营养强化剂

可将薏苡仁粉添加到膨化食品、蛋糕、饼干等中作为营养强化剂。薏苡仁淀粉较玉米淀粉和甘薯淀粉更易于消化，其消化率可达 95%，可考虑将其作为一些消化道疾病患者的糖类组件肠内营养制剂。

薏苡仁提取物还可作为食品防腐剂添加到食品中。日本 Sugimoto 等发现薏苡仁通过酶解获得由 α-(1,4) 糖苷键组成的 1~7 个葡萄糖的低聚寡糖混合物，将低聚寡糖混合物覆盖在食品表面，通过隔绝空气能够达到防腐的目的，是一种天然的食品防腐剂。李晨等人用水提取法从薏苡仁中提取出一种相对分子质量为 28ku 的高纯度蛋白质，通过抑菌试验证明，该蛋白可以抑制链格孢霉（*alternaria alternate*）、白腐菌（*panus conchatus*）和绿色木霉（*trichoderma reesei*）3 种真菌的生长，并且对剂量有一定的依赖关系，可以将薏苡仁提取物研制的防腐剂应用于食品工业领域中。

三、薏苡仁饲料应用

薏苡籽实或薏苡仁可以用于家禽、猪和奶牛饲料。用薏苡籽粒配制精料饲喂奶牛，既能防病治病起到保健功能，又能提高乳脂率和奶牛的产乳量。

薏苡加工副产品如薏苡仁糠和薏苡仁米外衣粉也可作家禽、肉兔和生长猪的饲料。泰顺县地处浙江省南部山区，近年来，泰顺县利用丰富的山地资源种植薏苡，成为浙江省最大的薏苡种植基地，种植面积达 733hm²，薏苡仁年产量约 1 538t、薏苡仁糠约 1 252t。薏苡仁糠往往当作废料处理，不但造成资源浪费，而且引起环境污染。青刈薏苡是草食动物特别是牛、马和羊的优质青绿饲料，利用薏苡割青茎叶饲喂奶牛，经观察适口性较好，饲后 2d 乳脂率提高 0.75%。薏苡秸秆既可直接作为粗饲料，也可制成青贮饲料饲喂反刍动物，还可作猪饲料。此外，印度还将薏苡叶用作大象饲料。研究表明，薏苡干草或草粉的化学成分与其他禾本科作物相似，其品质与我国 3 级苜蓿草粉（粗蛋白质含量为 14%～16%）相当。

四、薏苡仁化妆品应用

天然美容产品是将绿色植物或者中药材的有效成分加入美容产品中，它既具有美容的功效，又可以减少化学成分对皮肤的伤害。现在市场上用天然的植物成分或者中药成分制成的面膜广受消费者的喜爱。

有研究报道薏苡仁提取物有抑制酪氨酸酶的作用。酪氨酸酶是生成黑色素的酶，是酪氨酸转化为黑色素的限速酶，影响黑色素的形成和累积过程。若酪氨酸酶活性增大，会加速黑色素的生成，引起色斑或使皮肤变黑等。市场上很多美白产品的活性成分对酪氨酸酶都有抑制作用。薏苡仁提取物或有美白作用。

第七节　萌芽薏苡仁

自古以来，我国居民就有食用黄豆芽、绿豆芽、麦芽等芽菜食品的习惯。谷物种子经适当的发芽处理后，其化学成分均有改变，营养价值与保健作用提高，由此形成发芽谷物食品。萌芽能够增强谷物营养价值，降低某些抗营养因子的含量。薏苡仁以其高蛋白质含量、强抗逆性和潜在生理活性，逐渐成为芽菜食品研究领域一个热点，探索薏苡仁萌芽期间营养素变化及其活性物质的积累具有理论意义和实际应用价值。

一、营养物质的变化

（一）发芽对薏苡仁基本成分的影响

谷物籽粒在发芽过程中通过氧化，分解脂肪、蛋白质和淀粉等物质来提供生长所需能量，导致其干重损失，随着发芽时间的延长，薏苡仁籽粒干重逐步降低。淀粉含量在发芽起初的12h内降低不显著，但此后逐渐降低，发芽60h时后薏苡仁淀粉含量降低了20.75%。脂肪含量在发芽起初的24h变化不显著，随后逐渐降低，发芽60h后薏苡仁脂肪含量降低了3.41%。薏苡仁蛋白质和灰分含量在整个发芽过程中变化不显著。谷物籽粒在发芽过程中内源酶被激活，发生一系列复杂的生化反应，正是这些反应决定了谷物基本组成的变化。表8-6为发芽处理对薏苡仁基本成分的影响。

表8-6 发芽处理对薏苡仁基本成分的影响

时间（h）	干重（mg）	蛋白质（%）	淀粉（%）	脂肪（%）	灰分（%）
0	76.53	15.58	61.30	9.38	1.89
12	75.46	15.30	60.85	9.33	1.90
24	65.23	15.62	58.44	9.25	2.07
36	63.66	15.48	55.20	9.10	2.06
48	60.95	15.40	52.87	9.11	2.10
60	59.36	15.53	48.58	9.06	2.26

（二）发芽对薏苡仁微观形貌变化的影响

观察薏苡仁发芽过程中的微观形貌变化发现，未发芽薏苡仁结构紧密，淀粉均匀地分布在蛋白质网络中。薏苡仁发芽后紧密结构开始变得松散，蛋白质体开始消失，并且随着发芽时间的延长，这种变化更加显著。发芽24h时，由于薏苡仁在发芽过程中蛋白酶被激活导致蛋白发生降解，使薏苡内部几乎观察不到蛋白质体结构。同时薏苡淀粉颗粒也随发芽逐渐被分解，随着发芽，淀粉结构出现孔状结构，且孔状结构的数量和直径逐渐变多和变大。发芽60h后几乎观察不到完整的淀粉颗粒，只能观察到大小不一的淀粉碎片。

（三）发芽对薏苡仁蛋白质的变化

党娟研究发现糙薏苡仁中可溶性蛋白质含量均呈现开始快速升高而后逐渐平稳的趋势，表明种子在萌发初期，种子内的蛋白质在蛋白酶作用下分解为氨基酸，在约48h后出现平衡期，可溶性蛋白质含量变化幅度减小。糙薏苡仁中游离氨基酸含量均呈快速增加趋势。

雷俊对薏苡芽萌发的营养物质变化进行测定。在萌发过程中，薏苡蛋白质含量随时间增加而增加。薏苡仁萌发过程中氨基酸含量的变化见表 8 - 7。萌发 72h 后的薏苡仁氨基酸总量是未萌发薏苡仁种子中氨基酸总量的 1.752 倍。在 17 种氨基酸中，谷氨酸、甲硫氨酸和酪氨酸含量呈先下降，再上升，后下降的趋势；亮氨酸、脯氨酸含量呈先上升，后下降的趋势；缬氨酸含量呈先上升，再下降，后上升的趋势；丙氨酸含量呈先下降，后上升趋势；其他氨基酸含量均在萌发过程中呈上升趋势。

表 8 - 7　薏苡仁萌发过程中氨基酸含量的变化

单位：g/100g

氨基酸	0h	24h	48h	72h
天冬氨酸	0.54	0.60	0.72	0.80
苏氨酸	0.18	0.26	0.32	0.70
丝氨酸	0.40	0.42	0.48	0.62
谷氨酸	2.15	2.00	2.34	0.88
甘氨酸	0.20	0.26	0.30	0.44
丙氨酸	0.13	0.10	0.10	0.70
缬氨酸	0.33	0.42	0.26	0.70
甲硫氨酸	0.28	0.18	0.22	0.88
异亮氨酸	0.26	0.32	0.40	0.78
亮氨酸	0.89	1.14	1.36	0.78
酪氨酸	0.40	0.34	0.42	1.08
苯丙氨酸	0.40	0.44	0.52	0.98
组氨酸	0.29	0.32	0.36	0.94
赖氨酸	0.12	0.20	0.20	0.88
精氨酸	0.39	0.44	0.52	1.04
脯氨酸	0.46	0.58	0.76	0.70
色氨酸	0.08	0.11	0.14	0.24
氨基酸总量	7.5	8.13	9.42	13.14

（四）发芽对薏苡仁糊化性质的影响

淀粉分子为半结晶结构，不溶于冷水，但淀粉悬浮液在加热时可快速吸水膨胀，显著增加体系黏度。研究表明，发芽 60h 后薏苡仁粉的峰值黏度、低谷黏度、崩解黏度、终止黏度和回升黏度大幅下降，而成糊温度从 76.07℃增加到 76.60℃。其他谷物籽粒在发芽后也有类似的趋势。这是由于谷物发芽过程中，α-淀粉酶活力显著提高，淀粉含量显著降低，同时淀粉酶降解促使淀粉破碎，使其更易崩解，因此薏苡仁糊体系黏度降低。此外，发芽过程中蛋白酶降解蛋白，降低了薏苡仁糊中淀粉的刚性，使淀粉不耐高温和剪切作用。

（五）发芽对薏苡仁三油酸甘油酯含量的影响

三油酸甘油酯是薏苡仁油脂的一个重要组成部分，其含量是评价薏苡仁质量的一个重要指标。未发芽薏苡仁中三油酸甘油酯的含量为 1.66%，随着发芽时间的延长其含量略有降低，发芽 60h 后为 1.43%。发芽过程中升高的脂肪分解活力可能将三油酸甘油酯降解为油酸和甘油，最终导致其含量降低。在薏苡仁发芽过程中，三油酸甘油酯含量占整个薏苡仁油甘油三酯的 21.71%～22.46%。

二、生物活性和含量的变化

（一）发芽对薏苡仁多酚含量的影响

植物发芽过程中，多酚的合成对于植物生长、抵抗生物和非生物胁迫具有重要作用。随着发芽时间的延长，游离型多酚和总多酚含量逐渐增加，而结合型多酚含量逐渐降低。发芽 60h 后，游离型多酚和总多酚含量分别增长了112.5%和57.6%。薏米发芽过程中，结合型多酚含量从未发芽的 67.94mg 没食子酸/100g DW 降低到 42.79mg 没食子酸/100g DW。薏米发芽过程中多酚的生物合成和提取率的提高增加了游离型多酚和总多酚含量，而发芽过程中薏米颗粒结构的破坏，促进了多酚的释放，降低了结合型多酚的含量。

薏米游离型黄酮和总黄酮含量随着发芽时间的增长显著逐渐增加，由未发芽的 21.40mg 芦丁/100g DW 和 34.33mg 芦丁/100g DW 增加到发芽 60h 后的57.41mg 芦丁/100g DW 和 66.95mg 芦丁/100g DW，游离型黄酮占总黄酮的比例从 62.3%提高到 85.8%。研究认为显著增长的苯丙氨酸裂解酶活力促进了多酚和黄酮的生物合成。发芽薏米的结合型黄酮含量在发芽过程中无明显变化。

实验表明，不同发芽时间薏米多酚提取液的酚酸种类基本相同，但含量却随着发芽时间的变化存在显著差异。游离型多酚提取液的酚酸种类要远高于结合型酚酸，其中 p-香豆酸、阿魏酸和异阿魏酸既存在于游离型多酚提取液中，也存在于结合型多酚提取液中。发芽 60h 后的游离型 p-香豆酸含量是未发芽的将近 20 倍。而结合型 p-香豆酸含量在发芽初期略有降低，然后逐渐升高。p-香豆酸已被证实具有很强的羟基自由基清除活力和黄嘌呤氧化酶抑制活力，因此发芽薏米中显著增强的 p-香豆酸将提高薏米的功能活性。随着发芽时间的增加，总阿魏酸的含量显著降低，游离型阿魏酸含量在发芽过程中略有降低，而结合型阿魏酸含量变化不显著。在整个发芽过程中，阿魏酸和异阿魏酸都主要以结合态的形式存在。

原儿茶酸的含量随着发芽时间的延长逐渐增加，从未发芽的 1.27μg/g DW 增加到发芽 60h 后的 29.45μg/g DW。而绿原酸的含量从发芽初期的

66.17μg/g DW 增加到发芽 24h 的 87.81μg/g DW，然后随着发芽时间的增长其含量显著降低，发芽 60h 后其含量降低到 14.80μg/g DW。发芽处理显著提高了薏米中对羟基苯甲酸、香草酸和咖啡酸的含量。Huang 等人的研究表明对羟基苯甲酸具有很强的抗炎活性，发芽后显著增加的对羟基苯甲酸含量将进一步促进薏米的功能活性。而丁香酸的含量从发芽初期的 17.20μg/g DW 降低到发芽 36h 的 3.50μg/g DW，然后随着发芽时间的延长，到第 60h 为 4.68μg/g DW。

谷物籽粒发芽过程中淀粉酶和蛋白酶活力提高，促进了谷物籽粒软化，导致了结合型酚酸的释放，此外发芽过程中苯丙氨酸裂解酶可合成新的酚酸，这些因素都可促使谷物中游离型酚酸含量提高。另外，籽粒中内源的酚氧化酶和过氧化物酶作用于酚酸底物，可能导致某些酚酸含量的降低。

（二）发芽对薏苡仁中 GABA 含量的影响

GABA 具有很多生理功效，可帮助调节血压、心率和血脂水平，此外还可以作为抗高血压的药物与利尿剂。未发芽薏苡仁中 GABA 的含量为 29.70mg/100g，随着发芽时间的延长，GABA 含量显著提高，发芽 60h 后达到 101.50mg/100g，提高了约 242%。在发芽过程中，内源性谷氨酸脱羧酶被激活，将谷氨酸转化成 GABA。糙米、荞麦和燕麦等谷物籽粒发芽过程中 GABA 的含量显著增长。党娟报道了薏苡仁 GABA 含量的变化是先快速增加，后缓慢降低，在发芽 96h 达到最高。

（三）发芽对薏苡仁薏苡内酯含量的影响

薏苡内酯是一种存在于薏苡仁中的重要化合物，具有镇痛、抗痉挛的功效。未发芽薏苡仁薏苡内酯含量为 30.08μg/g，其含量在发芽 24h 后略有降低，然后随着发芽时间的延长显著提高，发芽 60h 后其含量达到了 109.59μg/g，相对未发芽前提高 264%。

三、薏苡仁芽食品加工

薏苡仁经过发芽后，氨基酸含量增加，糖、中性脂肪、蛋白质等大分子物质在酶的作用下分解为小分子物质，利于人体吸收，也更利于乳酸菌等益生菌的分解利用，促进发酵更加旺盛。薏苡仁特有的异味在发芽过程中逐渐消失，可以使薏苡仁加工制品的口感、滋味更好。

1. 发芽薏苡仁饮料 工艺流程：

干酵母→调浆→加入白砂糖→混合→过滤
↓
薏苡仁→选料→清洗→浸泡→发芽→干燥→粉碎→酶解→混合→发酵→调配→灌装→灭菌→成品

2. 薏苡仁芽发酵醋 工艺流程：

发芽带壳薏苡仁→干燥→粉碎→液化→糖化→酒精发酵→醋酸发酵→成品

参 考 文 献

陈凯新，2013. 挤压膨化参数对薏米产品特性的影响 [D]. 北京：中国农业科学院.

党娟，秦礼康，杨先龙，等，2015. 不同品种糙薏米萌芽特性比较及其工艺优化 [J]. 食品与机械，31（5）：250-255.

杜邵龙，2009. 薏苡仁中活性油脂和多糖的提取、分离及其生物活性研究 [D]. 长沙：中南大学.

傅新征，吕峰，罗竹琳，2012. 薏苡仁淀粉的理化性质 [J]. 福建农林大学学报（自然科学版），41（5）：542-547.

郭克娜，姜璐璐，阚建全，2013. 薏米酒发酵前淀粉液化及糖化条件的优化 [J]. 食品科学，34（5）：197-201.

韩苏夏，朱青，杜蓓茹，等，2002. 薏苡仁酯诱导人宫颈癌 HeLa 细胞凋亡的实验研究 [J]. 肿瘤（6）：481-482.

侯俐南，2017. 薏米粉理化特性及其对面团特性和馒头品质的影响 [D]. 长沙：中南林业科技大学.

黄秀兰，周宜君，沈惠聪，等，2004. 薏苡仁纯提物化妆品的安全性评价 [J]. 中央民族大学学报（自然科学版）（4）：360-363.

贾青慧，陈莉，王珍，等，2017. 薏米及薏米糠氨基酸组成分析及营养评价 [J]. 食品工业（4）：185-188.

乐巍，吴德康，汪琼，2008. 薏苡的本草考证及其栽培历史 [J]. 时珍国医国药，19（2）：314-315.

雷俊，2015. 萌发对薏苡仁蛋白质和葫芦巴活性物质的影响 [D]. 南昌：南昌大学.

李晨，白承之，李玉英，等，2012. 一种薏苡抗真菌蛋白的制备及抑菌活性研究 [J]. 食品科学，33（5）：46-48.

李桂兰，1998. 薏苡和川谷杂交后代几种性状表现 [J]. 中国中药杂志，23（3）：147.

李希宇，王颖，阚建全，2014. 薏苡仁醋发酵不同时期理化成分分析 [J]. 食品工业科技，35（9）：174-177，182.

李志，徐俐，冯佳佳，2017. 薏仁饼干制作配方的研究 [J]. 食品研究与开发，38（3）：86-90.

刘静，赵奎军，潘映红，2008. 利用色谱聚焦和离子交换色谱快速分离分析薏苡 38ku 抗真菌蛋白 [J]. 东北农业大学学报（1）：23-28.

刘恩岐，张新萍，李淑芳，2001. 薏苡仁酯提取与微胶囊化的研究 [J]. 食品科技（6）：13-14.

刘晓娟，杨磊，毛新，等，2012. 薏米难糊化的机理研究 [J]. 中国食品学报，12（7）：55-60.

刘玉珍，2010. 薏苡仁油脂质体的研究 [D]. 南昌：南昌大学.

卢相义，刘薇，罗成，2012. 薏仁多糖诱导人肺癌 A549 细胞凋亡 [J]. 中国肺癌杂志，15 (11)：624-629.

吕峰，林勇毅，陈代园，2013. 薏苡仁活性多糖对小鼠的免疫调节作用 [J]. 中国食品学报，13 (6)：20-25.

汤翠，王明力，赵婕，2016. 薏苡仁油美白及保湿面膜的制备性能评价 [J]. 贵州大学学报（自然科学版），33 (5)：51-57.

田刚，鲁院院，余冰，等，2018. 不同比例大黑山薏苡草粉饲粮对生长肉兔生长性能、养分表观消化率和屠宰性能的影响 [J]. 动物营养学报，30 (5)：1928-1935.

王颖，阚建全，余义筠，等，2013. 薏苡仁醋的醋酸发酵工艺条件响应面法优化 [J]. 食品科学，34 (21)：292-296.

王辉，2014. 薏仁蒸煮特性及改进技术的研究 [D]. 重庆：西南大学.

王李鸣，2007. 薏苡仁油和薏苡仁多糖对衰老大鼠 T 细胞免疫功能影响的实验研究 [D]. 佳木斯：佳木斯大学.

翁长江，2013. 薏苡副产品对兔及猪生长性能的影响 [J]. 饲料博览 (10)：37-39.

向智敏，祝明，陈碧莲，等，2005. HPLC-MS 分析薏苡仁油中的甘油三酯成分 [J]. 中国中药杂志 (18)：1436-1438.

肖小年，曾海龙，易醒，等，2010. 薏苡仁多糖的提取及分离纯化 [J]. 食品科学，31 (22)：1-5.

徐磊，2017. 发芽对薏米营养组成、理化特性及生物活性的影响 [D]. 无锡：江南大学.

徐清萍，敖宗华，陶文沂，2004. 食醋功能研究进展 [J]. 中国调味品 (1)：19-23.

颜腾龙，易有金，2014. 药食两用中药降血脂作用研究进展 [J]. 食品安全质量检测学报，5 (3)：934-941.

杨祖滔，吴天祥，朱思洁，等，2016. 薏米糯米黄酒酿造工艺条件的研究 [J]. 中国酿造，35 (5)：102-106.

殷敏侠，2018. 薏苡仁糠油提取及对 A549 和 RD 细胞体外抗肿瘤作用研究 [D]. 无锡：江南大学.

张冬阳，郭雪松，2018. 薏米中 β 谷甾醇的分离纯化及其抗氧化活性的研究 [J]. 食品工业科技，39 (11)：205-210，218.

张连富，吉宏武，2005. 药食兼用资源与生物活性成分 [M]. 北京. 化学工业出版社

张玉梅，卢红梅，苏佳，等，2017. 液态法发酵薏仁碎米食醋的研究 [J]. 食品工业科技，38 (15)：30-34，44.

赵婕，王明力，汤翠，等，2016. 薏苡仁功能活性成分的研究进展 [J]. 食品工业科技，37 (18)：374-377，383.

赵晓明，2000. 薏苡 [M]. 北京：中国林业出版社.

第九章 藜 麦

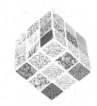

藜麦（*Chenopodium quinoa* Willd）原产于南美洲安第斯山区，是印加土著居民的主要传统食物，由于其具有独特、丰富、全面的营养价值，养育了印加民族，古代印加人称之为"粮食之母"。

藜麦在 20 世纪 80 年代被美国宇航局用于宇航员的太空食品。联合国粮食及农业组织认为藜麦是唯一一种可满足人体基本营养需求的单体食物，正式推荐藜麦为最适宜人类的完美全营养食品。联合国将 2013 年宣布为国际藜麦年，以促进人类营养健康和食品安全，实现千年发展目标。

第一节 藜麦概述

一、生物学特性

藜麦植物属藜科，双子叶植物，藜麦种内变异很大，在许多农业耕作条件下均可以生长。藜麦植株整体呈扫帚状，株高 0.2～3m。藜麦植株颜色较为丰富，穗色常呈绿色、紫色和红色等颜色。茎，分枝或不分枝，粗壮且直立，在近地表处呈圆柱形，多呈现绿色、黄色、紫色、红色或几色相间的条纹；藜麦单叶互生，叶片鹅掌状，叶片全缘或者叶缘波状锯齿，叶片形状及大小有很大差异，幼叶通常是绿色，老叶有紫色、红色、绿色和黄色等颜色，叶片摸起来比较粗糙，在干旱的时候，叶片的生理特点会发生相应的变化，进而影响其外部特征；藜麦既有深根系、直根系，也有浅根系（因栽培环境而异），由于适应种植的范围较宽，所以根系通常较发达；生育期为 90～225d，可划分为出苗期、幼苗期、显序期、开花期、灌浆期和成熟期 6 个阶段；藜麦花簇中的花相互对生，呈二歧聚伞花序对称，根据二歧聚伞花序的数目、相连侧枝花的种类和数目可以分为 10 种类型，且同一植株上有两性花、雌花和雄性败育花，其比例受品种和遗传的影响。

藜麦的种子颜色主要有白、红、黑三色系，不同品种种子的大小和颜色有差异，白色系大多品种为乳白色、淡灰色、淡黄色，深色系品种颜色为黑色、红色、褐色、棕红色等。白色甜藜麦在市场上受欢迎，近几年，有色藜麦在国内外市场也受到关注。

根据皂苷含量的不同，藜麦还可分为甜藜麦（皂苷含量＜0.11％）和苦藜麦（皂苷含量≥0.11%）。

二、藜麦的历史

藜麦原产于南美洲安第斯山，有 8 000 年的种植历史，兴盛于古代印第安三大文明（玛雅文明、印加文明、阿兹特克文明）之一的印加文明。在印加人出现之前，通过移民和贸易的发展，藜麦已经传到了整个安第斯地区，印加人在库克斯建立王国时（1100—1533 年），意识到藜麦的优良农艺特性和营养品质，并将其引入宗教活动。在印加军队作战行军中，藜麦是重要粮食，随着印加帝国的扩张，藜麦也逐步从智利传播到哥伦比亚。

藜麦在南美的种植区域，自哥伦比亚北纬20°到智利南纬47°，从安第斯山高海拔 4 000m 区域至南纬海平面。藜麦对特定地理区域的适应，产生了 5 个与多样性亚中心相关的主要生态区域，这些生态区包括：①安第斯山脉峡谷藜麦区（哥伦比亚、厄瓜多尔和秘鲁）；②高原藜麦区（秘鲁、玻利维亚）；③央葛斯地区藜麦区（玻利维亚亚热带雨林）；④萨拉雷斯盐滩藜麦区（玻利维亚、智利北部和阿根廷）；⑤海岸藜麦区，从低地至海平面（智利中南部）。Fuentes 等认为藜麦的传播扩张起始于提提喀喀湖，且有分子标记所揭示的遗传数据所支持。

藜麦在智利的进化适应至少发生在 3 000 年前，400 年前，西班牙殖民统治圣地亚哥（Santiago）和科金博（Coquimbo）后，征服者引进小麦和欧洲作物，藜麦在这两个区域的种植很快消失。拉塞雷纳是继圣地亚哥之后在智利发现藜麦的第二个城市，但城市附近的农民甚至已经忘记了藜麦。据统计，智利全国种植藜麦的农民不超过 300 人。由于藜麦等产量低，农民种植谷物的收入少，为增加收入，有的农民开始经营果园。

当藜麦在当地灭绝这一事实被发现后，Centro de Estudios Avanzados en Zonas Áridas（CEAZA）研究中心从其他区域的藜麦种植田、安第斯山高地种植藜麦地区及南纬海平面地区收集藜麦种子。最初集中收集对干旱地区有适应性的藜麦种子，确定由于干旱趋势增加导致小麦无法种植时，藜麦是否能够替代小麦进行种植。来自智利中南部春播种子的产量，比安第斯山高地的种子产量更高。在人工灌溉实验条件下，即使极端低灌溉环境条件下藜麦也能够较好地生长。这些实验表明，藜麦能够在极端低灌溉条件下（相当于50mm 的降水量）正常生长和结实，但需要在生长周期的关键点（生长、开花和灌浆）进行灌溉。对于其他南部和多降水地区，藜麦无疑是未来良好的仅需降水就可生产的粮食作物。在对智利干旱地区的藜麦引种研究表明，萌发的藜麦种子对盐分具有良好的抗性，盐在植物组织中被排除，或者细胞内液泡能够适应高浓度的盐分。

三、藜麦的产地与分布

目前藜麦已在 70 多个国家种植，2008 年秘鲁和玻利维亚藜麦的总产量占世界藜麦总产量的 92%，其次是美国、厄瓜多尔、阿根廷和加拿大；英国、法国、瑞典、丹麦、荷兰、意大利、肯尼亚、巴西、印度和中国均有种植。截至 2016 年，秘鲁仍是世界上最大的藜麦生产国，年生产 79.9 万 t 藜麦，占世界总产量的 53.3%。玻利维亚和厄瓜多尔分别占第二位（44%）和第三位（2.7%）。

藜麦主要种植于智利、秘鲁和玻利维亚高原，在沿海地区和高山峡谷中也有分布，其地理分布从哥伦比亚南部到智利和阿根廷的安第斯山脉第十区域（北纬 5° 至南纬 43°），海拔分布从海平面到海拔 4 000m 的高原。玻利维亚高原是世界上最大的藜麦生产区，其栽培面积超过 10 万 hm²，玻利维亚南部靠近盐滩地区也有较大面积的种植。秘鲁是世界第二大藜麦生产国，种植面积大约为 5.5 万 hm²，主要种植于南部地区，年产超过 4.1 万 t。在厄瓜多尔，有 1 700hm² 藜麦种植在卡尔奇、因巴布拉、皮钦查、科托帕希、钦博拉索、洛哈、拉塔昆加、安巴托和昆卡等地区。在哥伦比亚，大约有 700hm² 藜麦种植在纳里尼奥南部和萨普耶斯市。智利北部和阿根廷高原地区的藜麦种植面积一直在增加。

根据生态适应区可将藜麦分为四大类：

（1）干谷（胡宁）和湿谷（卡哈马卡）藜麦　可以根据种植地点来区分两种不同的谷地藜麦，一种是生长在安第斯峡谷地区，如乌鲁班巴（秘鲁）和科恰班巴（玻利维亚）的灌溉品种，另一种是生长在瓦拉兹、曼塔罗河谷、阿亚库乔和阿班凯（秘鲁）的旱作品种。秘鲁北部延伸至厄瓜多尔和哥伦比亚南部较丰富的降水也对作物的生长产生影响。在哥伦比亚的纳里尼奥和厄瓜多尔北部地区生长的一个生态型，植株高大，多分枝，叶浅绿色，麦粒色白且味甜，成为纳里尼奥特有品种，目前在秘鲁种植。

（2）高原藜麦（的的喀喀湖周围地区麦穗为白色，苏尼农业生态区麦穗为彩色）　高原藜麦还可在不同条件下生长。在降水较少但温度适宜的气候条件下，的的喀喀湖周边地区，以及在湖泊和河流附近的峡谷地区，是坎科拉、七月怀特、塔瓦科品种的原产地。切韦卡、卡图、瓦里蓬乔、丘尔皮和威图拉属于适应海拔 3 900m 高原地区的品种，能够抵御低温，有着彩色的麦穗。

（3）盐滩藜麦（玻利维亚南部）　玻利维亚南部的盐滩（盐沼）藜麦承受着极端的旱生条件。它们在生长初期阶段能够利用播种孔洞吸收水分。该地区的藜麦栽培遵循一套极为特殊的生产体系，在收获后将土地闲置 4～8 年。近年来这一时间在不断缩短，导致土壤肥力下降，造成负面影响。

（4）云嘎农业生态区（玻利维亚）和亚热带地区的藜麦　在玻利维亚的云嘎农业生态区，还有一个非常小的藜麦种群，它们已经适应了当地海拔 1 500～

2 000m 的条件，其特征是在成熟时，麦秆为橙色，花被为同色。它们对亚热带气候的适应力使其能够适应更高的降水和温度。在玻利维亚只发现一个品种，用它的样品在库斯科海拔 3 300m 的卡伊拉进行栽培并取得了令人满意的结果，显示了超过 200d 的较长生长期。

根据联合国粮食及农业组织发布的统计数据：2008 年以前藜麦产量基本保持在 5 万 t 左右，2009 年以来全球藜麦种植面积及产量均有较大幅度的增长，到 2013 年全球藜麦产量增长至 10.34 万 t，2014 年全球藜麦产量为 11.46 万 t 左右。随着种子、种植技术等技术水平的提升，全球藜麦每公顷单产水平从 1993 年 641.53kg 增长至 2014 年的 865.47kg。2014 年秘鲁藜麦总产量为 10.4 万 t，出口额达 1.87 亿美元；玻利维亚藜麦总产量为 8.4 万 t，出口额达 1.53 亿美元。自 2014 年起，秘鲁连续保持最大的藜麦出口国地位，2016 年出口 4.43 万 t，占世界藜麦出口总量的 47.3%。美国和欧盟地区是秘鲁藜麦的主要市场，占秘鲁藜麦出口总量的 75%。

多年来的种植经验和研究结果表明，藜麦对多种土壤以及气候环境都有着良好的适应能力，在世界不同区域进行推广种植都具有巨大的潜力。但由于气候恶劣，生产力落后，地区、政治等原因，藜麦的种植被限制，藜麦主产区南美的产量已达极限。我国于 20 世纪 90 年代引进藜麦，初期研究长期集中于育种、种植和推广，至今藜麦已经在我国内蒙古、西藏、甘肃、青海、宁夏、山西等地繁育成功，并且广泛种植。

2015 年我国藜麦种植共计 2 854hm²。山西省 1 500hm²，其中忻州市静乐县约 1 000hm²，朔州市平鲁区约 333hm²，忻州市繁峙县、五台县和代县约 100hm²，忻州市宁武县、右玉县、保德县、神池县、奇岚县以及其他县市约 67hm²。2015 年吉林省成为国内第二大藜麦种植省份，共种植 667hm²，长春市双阳区、吉林市永吉县、白山市、临江市的藜麦种植面积达 667hm²。青海省 487hm²，主要集中在海西蒙古族藏族自治州的都兰、乌兰、德令哈、格尔木、香日德等地，海东地区的互助、乐都、煌中、西宁等地均开始较大面积种植藜麦，总种植面积达 487hm²。甘肃省藜麦的种植面积为 100hm²，甘肃省的永靖、康乐、张掖、武威、定西、天水等 10 多个县市均有不同面积的藜麦种植。2015 年，张家口市农业科学院成立了藜麦研究所，这也是我国目前唯一的专业性藜麦研究所。西藏、黑龙江、内蒙古、四川、山东、江苏、安徽、贵州等省份也开展了不同规模的藜麦种植及栽培育种研究。

第二节　藜麦营养特性

藜麦不仅蛋白质含量丰富，氨基酸配比均衡，而且富含不饱和脂肪酸、矿物质及维生素，还含有大量多酚化合物、多糖及皂苷等生物活性物质，被列为全球十大健康营养食物之一。

藜麦蛋白质含量丰富，并且不含麸质蛋白（gluten）。淀粉是藜麦中主要的糖类，直链淀粉所占比例较低；藜麦中蔗糖含量较高，而果糖含量较低。藜麦膳食纤维含量丰富，其不可溶性膳食纤维占 78%，可溶膳食纤维占 22%。藜麦膳食纤维主要由富含阿拉伯糖的果胶多糖和木聚糖组成。藜麦中的脂肪含量与其他常见谷物对比，含量较高，富含多种不饱和脂肪酸（如亚油酸和 α-亚麻酸），不饱和脂肪酸含量约占总脂肪酸的 70%。表 9-1 为藜麦与常见谷物营养物质的比较。

表 9-1 藜麦与常见谷物营养物质的比较

单位：g/100g

项目	藜麦	小麦	稻米	玉米	小米
蛋白质	14.4	11.9	7.4	8.8	9.7
糖分	66.6	7.52	77.9	74.7	76.1
脂肪	5.8	1.3	0.8	3.8	1.7
膳食纤维	6.6	10.8	0.7	8.0	0.1

一、蛋白质

营养学里根据食物蛋白质所含氨基酸的种类和数量将食物蛋白质分为 3 类：完全蛋白、半完全蛋白、不完全蛋白。完全蛋白属于一类优质蛋白，它们所含的必需氨基酸种类齐全，数量充足，彼此比例适当。这一类蛋白质不但可以维持人体健康，还可以促进生长发育。奶、蛋、鱼、肉中的蛋白质都属于完全蛋白质。藜麦作为植物却含有动物界才具有的完全蛋白，是非常少见的。藜麦中蛋白质的含量平均为 16%（最高可达 22%）。

藜麦中富含人体必需的 8 种氨基酸和婴幼儿必需的 1 种氨基酸，其中赖氨酸（5.1%~6.4%）、甲硫氨酸（0.4%~1.0%）和组氨酸含量较高。苯丙氨酸和赖氨酸（第一限制氨基酸）含量比一般的谷物都高（赖氨酸是人体组织生长及修复所必需，一般谷物中赖氨酸含量较低）。与成人蛋白质的每日推荐摄入量相比，藜麦可提供约 1.8 倍的组氨酸、3.38 倍的赖氨酸、2.28 倍的色氨酸、2.12 倍的甲硫氨酸、2.12 倍的半胱氨酸、3.2 倍的苯丙氨酸、3.2 倍的色氨酸、2.74 倍的异亮氨酸、3.31 倍的苏氨酸和 3.23 倍的缬氨酸。与小麦相比，藜麦籽粒富含精氨酸、甘氨酸、赖氨酸、甲硫氨酸、苏氨酸和色氨酸。与酪蛋白中的氨基酸含量相当，但具有更好的氨基酸和更高的蛋白质量。此外，藜麦中所有必需氨基酸的含量均高于联合国粮食及农业组织/世界卫生组织的建议摄取量。藜麦、谷物、豆类、肉类、牛奶中必需氨基酸的组成见表9-2。

表9-2　藜麦、谷物、豆类、肉类、牛奶中必需氨基酸的组成

单位：g/100g 蛋白质

氨基酸	藜麦	稻米	玉米	小麦	豆类	肉类	牛奶	FAO 标准
异亮氨酸（Ile）	4.9	4.1	4.0	4.2	4.5	5.2	10.0	4.0
亮氨酸（Leu）	6.6	8.2	12.5	6.8	8.1	8.2	6.5	7.0
赖氨酸（Lys）	6.0	3.8	2.9	2.6	7.0	8.7	7.9	5.7
甲硫氨酸（Met）	2.3	2.2	2.0	1.4	1.2	2.5	2.5	3.5
苏氨酸（Thr）	3.7	3.8	3.8	2.8	3.9	4.4	4.7	4.0
酪氨酸（Tyr）	0.9	1.1	0.7	1.2	1.1	1.2	1.4	1.0
缬氨酸（Val）	4.5	6.1	5.0	4.4	5.0	5.5	7.0	5.0

藜麦蛋白质主要由白蛋白和球蛋白组成（占总蛋白质的44%～77%），谷蛋白和醇溶谷蛋白含量相对较低。有研究发现，藜麦蛋白的溶解范围为47%～93%，比一般谷物高，与鸡蛋蛋白的溶解性相似。藜麦蛋白质的品质和含量可以与脱脂奶粉及肉类媲美，是素食者的最佳选择，同时也是大米等谷物的优质替代品。Wright 等报道，甜藜麦和苦藜麦的蛋白质含量分别为 14.8% 和15.7%，与其他谷物相比，藜麦的蛋白质含量高于大麦（11%）、水稻（7.5%）和玉米（13.4%），与小麦蛋白质含量（15.4%）相当。藜麦中谷蛋白和醇溶蛋白含量较低，所以藜麦蛋白的溶解性好，易于被人体吸收。通过动物饲喂试验发现，藜麦蛋白质的溶解性比一般谷物蛋白的溶解性要高，其溶解范围为 47%～93%。Jenny Ruales 等通过活体动物试验测得净蛋白利用率（NPU）、生物价（BV）和真实消化率（TD）分别为 75.7%、82.6%和 91.7%。

麸质是通过谷物中谷蛋白和醇溶蛋白相连接而形成的蛋白质复合物。由于藜麦中谷蛋白和醇溶蛋白所占比例较低，因此藜麦中麸质含量较低。麸质对面团弹性、面包形状、耐嚼质地和最终产品等都有至关重要的作用。麸质中的醇溶蛋白对乳糜泻患者有害，会引起患者慢性小肠黏膜病变。藜麦中的醇溶蛋白较少，通常被认为无麸质产品。表9-3为藜麦与大宗作物蛋白质含量的对比。

表 9 - 3　藜麦与大宗作物蛋白质含量的对比（以占总蛋白的百分比计算）

单位：%

作物	白蛋白＋球蛋白	谷蛋白	醇溶蛋白
藜麦	76.6	12.7	7.2
玉米	38.3	37.2	24.5
水稻	19.2	71.9	8.9
小麦	17.1	54.4	28.5

二、糖类

（一）淀粉

淀粉是所有谷物中最重要的糖类。在藜麦所含的糖类中，淀粉含量最高，占干物质总量的 58.0%～64.2%。藜麦颗粒直径为 2mm，比普通作物颗粒小。藜麦淀粉的平均分子质量为 $11.3×10^6 u$，与苋菜淀粉（$11.8×10^6 u$）类似，但是高于小麦淀粉（$5.5×10^6 u$），低于蜡质玉米淀粉（$17.4×10^6 u$）。藜麦淀粉中支链淀粉含量较多，最多有 161 000 个葡萄糖单位，最少有 4 600 个葡萄糖单位，平均为 70 000 个葡萄糖单位。链长取决于植物的起源，一般为 500～6 000 个葡萄糖单位。据报道，藜麦籽粒直链淀粉有 3%～20% 的变异，这种变异可能来自遗传、栽培方法、环境或是不同的直链淀粉检测方法。

根据 X 衍射图谱，将微晶淀粉分为 A 型淀粉、B 型淀粉、C 型淀粉 3 种，A 型淀粉主要存在于大部分谷物淀粉（如小麦、玉米等）中；B 型淀粉存在于块状根茎类（如马铃薯、芭蕉芋等）中；C 型淀粉是 A 型淀粉、B 型淀粉两种类型的混合体，兼有 A 型和 B 型淀粉的衍射峰。藜麦淀粉具有典型的谷物淀粉结构，为 A 型淀粉。藜麦淀粉的相对结晶度为 35%～43%，低于苋菜淀粉，高于普通大麦淀粉，与蜡质大麦淀粉相当，由于直链淀粉会破坏支链淀粉微晶结构，因此淀粉的结晶度与支链淀粉含量有关。

有研究表明白藜麦比红藜麦、黑藜麦的淀粉含量高，与其他谷物如小麦、玉米和稻米相比，藜麦的淀粉含量较低。藜麦中直链淀粉含量比例较少，支链淀粉含量较多，直链淀粉占总淀粉含量的 6%～7%。三种颜色藜麦淀粉中，直链淀粉含量由高到低排序为：黑藜麦＞白藜麦 ＞红藜麦。直链淀粉和支链淀粉的比例影响淀粉的功能和物理化学性质，如黏性、成胶性、老化性和消化性等，藜麦易熟化特性可能与藜麦支链淀粉含量高有关。

淀粉糊化是当淀粉颗粒加热温度高于水中的成胶温度时，分子顺序被破坏的现象。淀粉的糊化性质与很多因素有关，包括淀粉颗粒大小、晶型组成、淀粉颗粒超级结构。糊化温度与直链淀粉含量成正比。藜麦淀粉糊化温

度为 $64\sim67$℃，高于水稻，低于蜡质大麦和苋菜淀粉。虽然藜麦淀粉的糊化温度与小麦相近，但其黏度特性与小麦不同。在同样温度下，藜麦淀粉的黏性更高，这使藜麦淀粉在冷冻和老化过程中表现出很强的稳定性。藜麦淀粉的特性见表 9-4。

表 9-4 藜麦淀粉的特性

参数	Ando et al.，2002 年	Wright et al.，2002 年	Lindeboom，2005 年
T_O（℃）	54	$51.4\sim51.8$	$44.6\sim53.7$
T_P（℃）	62.20	$55.7\sim56.1$	$50.5\sim61.7$
T_C（℃）	71	$64.3\sim64.5$	NR
ΔH（J/g）	11	12.6	$12.8\sim15$
回生率（％）	NR	NR	$19.6\sim40.8$

注：T_O，糊化开始温度；T_P，糊化峰值温度；T_C，凝胶化温度；ΔH，焓变；NR，未见报道。

老化是指冷却贮藏过程中糊化的淀粉浆发生改变，这一现象会降低淀粉食品质量。藜麦淀粉老化可达到初始糊化焓的 $19.6\%\sim40.8\%$。直链淀粉含量是淀粉老化的最重要因素，直链淀粉含量高则淀粉分子质量大，老化程度高。藜麦淀粉抗老化作用表明，其可作为冰冻食品、香肠、奶油汤、派的馅料和类似于沙拉类乳制产品的原料。藜麦淀粉还具有作为非可食用产品的价值，如制成可被生物降解的低密度聚乙烯薄膜的袋子，此种袋子具有良好的机械性能和伸拉强度，可用于制作手提袋。

（二）糖

大量研究发现，藜麦多糖具有调节免疫系统、抗氧化、抗炎、抑菌、降低胆固醇等生理功效。袁俊杰等研究发现藜麦多糖含量存在一定的品种差异性，其多糖含量为 $9.60\%\sim15.89\%$。Yao 等对水提藜麦多糖与碱提藜麦多糖进行分离纯化后均得到 2 个多糖组分，水提藜麦多糖组分均由半乳糖、鼠李糖、半乳糖醛酸及阿拉伯糖组成，碱提藜麦多糖组分均由阿拉伯糖、软糖、鼠李糖、半乳糖醛酸及半乳糖组成。Cordeiro 等对藜麦中多糖的化学成分进行了研究，研究表明藜麦中的阿拉伯糖含量最高，糖醇酸含量根据品种不同变化显著，范围在 $4\%\sim27\%$ 不等，还发现藜麦中含有鼠李糖和半乳糖等少量糖类。

三、脂质

藜麦籽粒中的脂肪大部分集中在籽粒中，主要分布于胚乳和胚，含量为 $5.5\%\sim7.4\%$，与燕麦相近，其组成与玉米中的脂肪相似，其含量是玉米的 2 倍左右。玉米含油量的增加会导致淀粉含量降低，但藜麦含油量的增加与糖类含量没有相关性，与蛋白质含量呈负相关。

　　藜麦中的甘油二酸酯遍布整个籽粒，占中性脂类含量的 20%，甘油三酸酯占中性脂类含量 50% 以上，而溶血磷脂酰胆碱占 57%。藜麦中脂肪酸组成主要是不饱和脂肪酸，占总脂肪酸 84.27%，其中 68.16% 为多不饱和脂肪酸，亚油酸和亚麻酸比例约为 2∶3，油酸含量为 0.68%，棕榈酸含量为 7.15%，如表 9 - 5 所示。多不饱和脂肪酸具有降低血胆固醇、改善血液微循环和免疫调节等作用。藜麦油脂中不饱和脂肪酸多为 ω - 6 不饱和脂肪酸和 ω - 3 不饱和脂肪酸，包括亚油酸、花生四烯酸、亚麻酸、二十二碳六烯酸（DHA）和二十碳五烯酸（EPA）。藜麦富含人体代谢所必需的亚油酸和 α - 亚麻酸，亚油酸可被代谢为花生四烯酸，亚麻酸可被代谢为 EPA 和 DHA。EPA 和 DHA 对前列腺炎、血栓、动脉粥样硬化、免疫、抗炎和膜功能有重要作用。因此，藜麦的油脂组成与玉米和大豆油相似，属于高品质油类原料。藜麦油脂中富含不饱和脂肪酸，不饱和度为 3.9～4.7。由于藜麦油脂的高品质及较高的脂肪含量，藜麦已被作为具有潜在价值的油料作物。

表 9 - 5　藜麦中脂肪酸的组成

脂肪酸	脂肪酸相对含量（%）
饱和脂肪酸	15.63
棕榈酸（16∶0）	7.15
硬脂酸（18∶0）	2.54
不饱和脂肪酸	84.27
单不饱和脂肪酸	16.21
油酸（18∶1）	0.68
多不饱和脂肪酸	68.16
亚油酸（18∶2）	21.94
亚麻酸（18∶3）	30.96
DHA（22∶6 ω3）	0.25
EPA（20∶5 ω3）	7.13

四、膳食纤维

　　藜麦含有 3.8%～10.5% 的膳食纤维，膳食纤维主要分为水溶性膳食纤维和非水溶性膳食纤维，其中水溶性膳食纤维占 22%。它们对调节血糖水平、降低胆固醇和保护心脏都有非常重要的作用。藜麦富含的膳食纤维吸水能力很强，煮熟后体积增长 3～4 倍，摄食后可增强饱腹感，减少进食量，从而有助于体重的控制。

五、维生素

维生素是维持身体健康所必需的一类有机化合物，Koziol 对比分析了藜麦与大米、大麦和小麦中维生素含量，藜麦除烟酸含量较低外，维生素 B_2、维生素 E 和维生素 C 含量均较高。籽实中 γ-生育酚（5.3mg/100g）约是 α-生育酚（2.6mg/100g）的 2 倍，籽实中还含有 β-生育酚和 δ-生育酚。每 100g 藜麦籽实中含有的维生素 B_6 和叶酸，可满足儿童和成人每日所需，含量高于燕麦和大麦。每 100g 藜麦籽实中维生素 B_2 的量，可以满足儿童每日所需量的 80% 及成人每日所需量的 40%。藜麦籽实中维生素 B_3 的量虽然不能满足每日需求，但对饮食有益。

六、矿物质

藜麦籽实的灰分含量（3.4%）高于水稻（0.5%）、小麦（1.8%）及其他传统禾谷类作物，而且籽实中富含钾、钙、镁、铁、锌、硒、铜、磷、锰等多种矿质元素，矿质元素含量是小麦的 2 倍、水稻 5 倍、玉米的 5 倍，尤其是钙、钾、磷和镁的含量较高，因此，摄食藜麦对促进骨骼、牙齿的发育具有一定的功效。2004 年美国国家科学院公布的数据显示：每 100g 藜麦籽粒中所含的铁、铜、镁和锰即可基本满足成人和婴儿每天的矿质元素需求，锌和磷的量足以满足儿童每日需求。

磷和镁存在于藜麦籽实胚中，钙和钾存在于藜麦果皮中，藜麦籽实的矿质元素含量高于燕麦、大麦，尤其是钾、镁和钙的含量较高，经脱壳、清洗过的藜麦籽实，矿物质含量有所下降，其中铁、锌和钾损失 12%～15%，铜损失 27%，镁损失 3%。藜麦的矿质元素含量差异较大，矿质元素含量与成熟度、品种、土壤类型、农药使用量、光照时间、温度及降水量等有关。

第三节　藜麦生物活性成分

一、酚类化合物

藜麦的很多药理功能均与多酚化合物有关，酚酸和类黄酮是藜麦多酚的主要成分。Repo Carrasco Valencia 测得藜麦总多酚含量范围为 30.3～59.7mg/100g，其中可溶性的酚酸约占 39%，酚酸种类主要包括阿魏酸、香草酸及对香豆酸。Alvarez Jubete 等以没食子酸作标准曲线，用福林酚法测得总酚含量存在明显差异，约为 71.5mg 没食子酸/100g，高于小麦（53.1mg 没食子酸/100g）和苋菜（21.2mg 没食子酸/100g）。Tang 等在加拿大产藜麦多酚研究中发现，藜麦中共检测到 23 种多酚化合物，主要为酚酸（香草酸、阿魏酸及其衍生物）

与类黄酮（槲皮素、山奈酚及其糖苷），用 HPLC-DAD-MS 技术测定的 3 种不同颜色藜麦籽粒中自由酚类化合物的含量见表 9 - 6。

表 9 - 6 用 HPLC-DAD-MS 技术测定的 3 种不同颜色

藜麦籽粒中自由酚类化合物的含量

单位：mg/kg

编号	自由酚类化合物	白色藜麦籽粒	红色藜麦籽粒	黑色藜麦籽粒
1	3,4-二羟基苯甲酸	ND	29.82	47.38
2	对香芸豆，4-葡萄糖苷	ND	19.34	31.31
3	对羟基苯甲酸	15.84	17.24	16.97
4	香草酸，4-葡萄糖苷	23.09	24.62	27.39
5	2,5-二羟基苯甲酸	0.59	0.73	0.28
6	咖啡酸	4.39	4.94	19.61
7	香草酸	63.45	70.02	39.03
8	表没食子儿茶素	1.55	2.71	3.21
9	表儿茶素	4.62	3.89	4.23
10	香草醛	4.19	6.65	8.39
11	金合欢素/单甲醚/芹黄素-7-甲醚	10.08	13.33	16.56
12	对香豆酸	13.01	22.73	29.52
13	阿魏酸	37.52	58.41	47.21
14	阿魏酸 4-葡萄糖苷	131.97	151.65	161.39
15	异阿魏酸	8.21	19.44	12.35
16	山奈酚，3,7-二鼠李糖苷	20.61	27.00	29.41
17	山奈酚，3-半乳糖苷	24.01	28.78	23.32
18	槲皮素，3-芸香糖苷	57.10	71.04	57.63
19	山奈酚，3-葡萄糖苷	13.29	16.42	24.08
20	槲皮素，3-阿拉伯糖苷	24.97	26.46	65.79
21	槲皮素	5.27	11.82	12.99
22	山奈酚	2.56	1.18	1.58
23	鹰嘴豆芽素	0.67	6.44	2.42
	总酚类指数	466.99	634.66	682.05

注：ND 表示未检出。

（一）酚酸

酚酸是一类具有酚羟基结构的化合物。大多酚酸都具有药理活性，对人体具有较强的抗氧化、抗癌、抑菌、抗感染、降血糖及胆固醇等重要作用，但在人体中不能自行合成，需要从食物中获取，以往的研究普遍认为蔬菜和水果较谷物具有更高的酚酸含量及生物活性，随着谷物中大量结合酚酸的发现，人们才逐渐认识到谷物也是膳食多酚的重要来源之一，其多酚含量与果蔬相当。谷物中甚至还独有一些特殊的高活性酚类物质。

根据碳架不同酚酸分为羟基肉桂酸和羟基苯甲酸。羟基肉桂酸衍生物主要有对香豆酸、阿魏酸、芥子酸和咖啡酸；羟基苯甲酸衍生物主要有对羟基苯甲酸、没食子酸、香草酸、丁香酸和原儿茶酸。

藜麦中阿魏酸含量约为 $440\mu g/g$，低于全麦，高于大米、玉米。没食子酸含量约为 $320\mu g/g$，对香豆酸含量为 $0.8\mu g/g$，咖啡酸含量为 $40\mu g/g$，香草醛含量约为 $40\mu g/g$，对羟基苯甲酸含量约为 $80\mu g/g$。Pdsko 等分析了藜麦和苋菜中多酚含量和抗氧化活性，结果表明藜麦籽实和芽苗中多酚含量与抗氧化能力呈正相关。安第斯山脉藜麦酚酸主要集中于种皮，且其酚酸含量低于小麦和大麦。

（二）类黄酮

藜麦中可溶性酚酸和类黄酮的含量与其他种子比较，槲皮素和山奈酚是藜麦中的主要黄酮化合物，杨梅酮和异鼠李糖在一些品种中也被检测到。Repo Carrasco Valencia 和 Zhu 等研究发现，藜麦类黄酮主要包括槲皮素与山奈酚，其中 Zhu 从藜麦中共鉴定出 6 种黄酮苷，包括 2 种槲皮苷与 4 种山奈苷。Hirose 等研究了日本藜麦中类黄酮的成分及抗氧化性，共鉴定出 4 种黄酮苷，用盐酸对其多酚粗提物水解后，并未检测到水解产物中有此 4 种黄酮苷，同时槲皮素与山奈酚的含量却有所提升。

与普通谷物（如小麦、大麦、燕麦、黑麦等）相比，藜麦中黄酮类物质含量较高，其中黄酮醇平均含量为 174mg/100g，槲皮素平均含量为 36mg/100g，山奈酚平均含量为 20mg/100g，根据品种和检测方法不同，各物质含量有较大差异。黄酮具有抗氧化和抗炎作用，是对健康有益的成分。Hirose 等也对藜麦籽实抗氧化活性和黄酮含量进行了评估，利用高效液相色谱分析了 4 种黄酮苷。结果表明，藜麦富含槲皮素和山奈苷，日本藜麦品种的槲皮素含量为 $150\sim225\mu mol/100g\ FW$，约为其他藜麦槲皮素含量的 3 倍（$52.3\sim71.0\mu mol/100g\ FW$）。日本藜麦中的槲皮素含量高于南美藜麦，也高于荞麦。

花青素是一组类黄酮化合物，使植物呈现出不同的颜色。有研究表明，花青素能够增强血管弹性，可以减少心血管疾病的发生，还可以改善循环系统，增强皮肤的光滑度，抑制炎症和过敏，改善关节的柔韧性。藜麦中花青素含量为 102.4mg 矢车菊素 3-葡萄糖苷/100g DW，高于荞麦、水稻、苋菜、大豆和高粱。

二、藜麦甾醇

植物油中含有丰富的植物甾醇，它可降低胆固醇，减少心血管疾病的发生。藜麦植物甾醇具有很高的生物活性，能够治疗与预防糖尿病和肥胖，并与藜麦的抗虫害性有关，主要集中在藜麦麸皮中，其含量与藜麦油脂含量呈正相关关系。Graf 等人测得 17 种藜麦中植物甾醇含量为 [(138±11) ～ (570±124)] $\mu g/g$，其中蜕皮甾醇占 71.6%～90.0%。Zhu 等人第 1 次从藜麦种子中分离鉴定出 5种植物甾醇。Nsimba 等人采用层析法和光谱法从藜麦种子中分离鉴定出 3 种新的植物甾醇结构，同时研究其清除 DPPH 自由基和螯合铁离子能力，证明可以将藜麦用于预防与胶原酶有关的皮肤损伤及氧化应激。

蜕皮激素既是昆虫蜕皮激素（动物类固醇），又是植物次生代谢产物（植物蜕皮类固醇），它们保护植物免受非适应性昆虫和线虫的侵害。蜕皮甾类引起哺乳动物和人类的各种药理作用。大多数对于蜕皮激素报道的效果对人类健康非常有益，例如减少糖尿病患者的血糖，减少胆固醇血症，还可能预防骨质疏松症。蜕皮激素还具有与蛋白质合成的一般刺激相关的合成代谢作用，并且针对运动员和健美运动员提出了越来越多的含蜕皮类固醇的制剂。Nanqun Zhu 等人对整粒藜麦种子层析分离出 5 种蜕皮类固醇，通过光谱法鉴定出它们是蜕皮甾酮、罗汉松甾酮 A、24 - epi -罗汉松甾酮 A、24 (28)-脱氢猕猴酮 A 和 20,26 -二羟基蜕皮酮。Dini 等发现藜麦粉含有 20 -羟基蜕皮激素和独特的蜕皮类固醇康可酮。2008 年，Nsimba 等从藜麦种子中分离出一组新的蜕皮类固醇，并在结构上鉴定为 20,26 -二羟基- 28 -甲基蜕皮激素（20,26 - dihydroxy，28 - methyl ecdysone）、20,26 -二羟基- 24 (28)-脱氢蜕皮激素 [20,26 - dihydroxy，24 (28)- dehydro ecdysone] 和 20 -羟基 22 -乙醇酸蜕皮激素（20 - hydroxyecdysone 22 - glycolate）。

三、皂苷

藜麦中主要存在的抗营养因子主要包括皂苷、植酸和蛋白酶抑制剂。这些因素会对藜麦产品的营养、感官品质等产生负面作用。

成熟的藜麦种子皂苷含量为 20%～30%，籽粒种皮的皂苷含量占总皂苷的 80%，使其略有苦涩味，是藜麦中主要的抗营养物质。一般甜藜麦皂苷含量为 0.02%～0.04%，苦藜麦含量为 0.47%～1.13%，其皂苷含量比大豆和燕麦高。已有研究表明，皂苷与矿物质形成不溶性复合物，会干扰矿物质的吸收，同时皂苷略带苦味，影响食用口感，可以通过湿法（如在冷水中搓洗）和干法（如烘干去掉外层）去除。用干法去除皂苷的同时会降低矿物质和维生素的含量，其中钾、铁、锰含量降低明显。

藜麦中主要皂苷种类为通过异戊二烯途径生成的三萜皂苷，主要为齐墩果酸、常春藤皂苷元、商陆酸等，糖苷配基主要为半乳糖、阿拉伯糖与葡萄糖。其中齐墩果酸因具有抗炎等多种药理活性已被作为一种治疗肝疾病的药物在中国商业化生产。

皂苷具有镇痛、抗炎、抗氧化、抗微生物、抗病毒和抗细胞毒性等生理活性。有研究表明，皂苷可以降低胆固醇对机体的影响，对病毒性疾病有一定的抗性，可通过调节黏膜增加药物的吸收等。经碱性处理后的藜麦皂苷，其抗真菌活性增强。

四、单宁

单宁以多酚缩合的形式广泛存在于植物的叶、花、果实和树皮中，对人体食物营养成分和动物饲料营养成分有很大影响，会与蛋白质和消化酶结合，降低动物对饲料的消化率。藜麦籽实中用黄酮醇表示的单宁含量约为 0.5%，研究表明，藜麦籽实中单宁含量为 0.53%，壳中单宁含量为 0.92%。在经脱壳或清洗的藜麦中没有检测到单宁的存在，因此藜麦经抛光和清洗可去除单宁。

五、植酸

植酸在植物中大量存在，是一类六元肌醇。由于植酸可与多种矿物质结合成不溶性复合物，被广泛认同为抗营养成分，体外实验也表明，由于磷酸与肌醇环作用使植酸与多聚阳离子可形成不溶性复合物，使阳离子利用率和肠吸收率降低，从而降低蛋白质消化率。

在谷物、豆类、坚果类和油料种子中植酸含量为 1%～3%，尤其是在皮和壳中。藜麦中的植酸不仅存在于与黑麦和小麦相同的籽实外层，还存在于外胚乳中。Koziol 对 5 个不同藜麦品种的检测结果表明，植酸的含量为 10.5～13.5mg/g，与其他谷物中的植酸含量（7.6～14.7mg/g）相当。Chauhan 等在藜麦秆中测得植酸含量为 174.4mg/100g，壳中植酸含量为 76.9mg/100g。藜麦中的植酸 60% 存在于胚中，35% 存在于外胚乳中，5% 存在于皮中。由于藜麦中的铁含量高于其他谷物，因此其植酸含量大大降低。Valencia 等报道，浸泡、发芽和乳化会降低植酸含量，增加铁的溶解度。降低植酸含量最有效的方式就是将藜麦发芽，这样会使植酸完全水解，而使铁的溶解度增加 5～7 倍。

六、蛋白酶抑制剂

蛋白酶抑制剂广泛存在于自然界，能与蛋白酶形成稳定的复合物。藜麦中蛋白酶抑制剂含量小于 50mg/kg，少于一般谷物，且不耐高温，经加热可使其失活，因此可忽略。

第四节 藜麦生理活性

一、抗氧化作用

藜麦中含有较多的多酚化合物，多酚化合物具有抗氧化作用，对人体健康有潜在保护作用。Hirose 等报道藜麦中的总多酚含量与其 DPPH 自由基清除能力呈显著正相关，揭示其具有抗氧化功能。Gawlik-Dziki 等以大鼠前列腺癌 AT-2 细胞和 MAT-LyLu 细胞为模型，评价了藜麦叶多酚提取物（富含阿魏酸、芥酸和没食子酸）抗氧化活性，研究显示细胞的增殖被抑制，间隙连接蛋白-43（Cx43）表达量降低，脂肪氧化酶活性被抑制，脂肪氧化被阻止。

黄酮类成分具有显著的抗氧化、抗癌作用。董晶等研究表明藜麦黄酮提取液对 DPPH 自由基和羟基自由基的清除能力分别为 89.3% 和 86.6%，对淀粉酶的抑制率为 41.38%。Świeca 等还通过体外自由基清除试验（ABTS）、铁还原抗氧化试验（FRAP）、亚油酸过氧化抑制试验（LPO）以及金属螯合试验，评价添加 1%～5% 藜麦叶面包的抗氧化能力，分析发现添加藜麦叶不仅能提高面包的抗氧化能力，而且还不会损害其感官质量。

藜麦皂苷具有较好的抗氧化活性。Letelier 等研究发现，藜麦种皮醇提取物中含有的三萜烯皂苷和多酚硫醇化合物（抗氧化剂），能够抑制 Cu^{2+}/抗坏血酸对大鼠肝微粒体的脂质过氧化作用，其中的还原性物质能够通过降低二硫化合物二聚体的催化活性抑制谷胱甘肽转移酶（GST）活性。

藜麦中含有藜麦多糖。大量研究发现，藜麦多糖具有调节免疫系统、抗氧化、抗炎、抑菌、降低胆固醇等生理功效。Hu 等研究发现纯化后的藜麦多糖 CQP 主要由半乳糖醛酸和葡萄糖组成，具有较强的清除 DPPH 自由基和 ABTS 自由基能力，其 IC_{50} 分别为 1.859mg/mL 和 1.108mg/mL。

藜麦中的蜕皮激素有较好的抗氧化性。Nsimba 等通过体外清除 DPPH 自由基、螯合铁金属离子试验，证明藜麦蜕皮激素能够抑制皮肤胶原酶活性，而表现出抗氧化性，可用于皮肤疾病的治疗。

二、降血脂、降血糖

血糖生成指数（GI）是表示食物进入人体内（一般为餐后 2h）引起体内血糖应答水平的百分比。高 GI 值食品进入肠道后，消化快，引起血糖变化快，血糖值高；低 GI 值食品相反。藜麦是一种低血糖指数食品，其 GI 值约为 53，远低于水稻（69）、小麦（70），起到延缓血糖升高、达到降血糖目的。Tang 等通过体外酶抑制实验发现藜麦中的酚类和黄酮类物质能够抑制消化系统中的 α-葡萄糖苷酶和胰脂肪酶，因此，该类化合物具有潜在降低血糖的作用，尤其适用于Ⅱ型糖尿病患者，藜麦将有潜力发展成为糖尿病人的主食。

Paśko 等通过动物实验发现，Wistar 大鼠连续服用 5 个星期含有 310g/kg 藜麦淀粉的高糖饲料后，血清总胆固醇、低密度脂蛋白、甘油三酯、血糖水平和血浆总蛋白水平显著降低，藜麦可以减少高糖饮食对血脂和血糖水平所产生的诸多不良影响。胡一晨等通过深入研究藜麦降脂作用，发现藜麦中非淀粉类多糖为降血脂的主要活性成分，大鼠日服剂量达到 5～10g/kg，连续服用 1 个月后其血清甘油三酯、总胆固醇和低密度脂蛋白含量较模型组显著降低。临床试验表明，35 岁的超重女性每天摄入 25g 藜麦粉，连续 4 周，血清中甘油三酯和总胆固醇含量都明显下降，谷胱甘肽含量则显著提高。

藜麦蜕皮激素有降低血糖的作用。Kizelsztein 等在鼠肝癌细胞（H4IIE）培养试验中，发现 20 -羟基蜕皮激素（20E）减少了磷酸烯醇丙酮酸激酶（PEPCK）和葡萄糖- 6 -磷酸酶（G6Pase）的表达，降低了葡萄糖的含量，并诱导 Akt2 磷酸化对磷酸肌氨酸- 3 激酶特异性抑制剂 LY - 294002 的敏感性，可达到降血糖和降血脂的作用。

三、预防心血管疾病

现代研究表明，藜麦中不饱和脂肪酸具有降低低密度脂蛋白胆固醇（LDL-C）含量、升高高密度脂蛋白胆固醇（HDL-C）含量的作用，能够有效预防动脉血管粥样硬化。Yu 等研究发现，藜麦中所含的芦丁具有多重生理功效，可降低糖尿病鼠血管平滑肌细胞的通透性及脆性，防止血细胞的凝集，扩张冠状动脉，增强冠状动脉血流量，防治心血管疾病等。

四、抗菌作用

Stuardo 等评价了 6 种藜麦皂苷提取物（即未纯化的藜麦提取物、纯化的藜麦提取物、碱处理且未纯化的藜麦提取物、碱处理且纯化的藜麦提取物、非热处理而碱处理且未纯化的藜麦提取物及非热处理而碱处理且纯化的藜麦提取物）的抗真菌特性，以及这种活性是否会因碱解而增强。结果表明，未处理的藜麦籽实对灰霉菌菌丝活性抑制最低。即使在皂苷浓度为 7mg/mL 时也未见有对分生孢子的抑制作用，然而碱解处理后，菌丝和分生孢子均被抑制；皂苷剂量为 5mg/mL 时，在培养 96h 后，分生孢子被 100％抑制。利用荧光染料 SYTOX 进行的真菌膜完整实验表明，碱处理的皂苷能破坏细胞膜，未被处理的无此效果。因此，藜麦皂苷经碱液处理后能有效抑制菌丝生长和孢子萌发，并且能够破坏真菌细胞膜，这可能和皂苷甾体成分与细胞膜更紧密的连接有关。

藜麦淀粉的活性生物膜对 99％的大肠杆菌和 98％的金黄色葡萄球菌具有

较强的抗菌活性，用于食品包装中可延长保质期，这为藜麦产品的开发提供一种新的思路。

五、抗炎和增强免疫应答

Yao 等用 HPLC-MS 从藜麦籽粒中分离并鉴定出 11 种单体皂苷，并评价了藜麦皂苷对 RAW 264.7 细胞一氧化氮（NO）、肿瘤坏死因子- α（TNF - α）和细胞白介素-6（IL - 6）表达的影响，表明藜麦皂苷能抑制炎症介质的释放，达到较好的抗炎作用。Estrada 等还将从藜麦籽实中提取的皂苷作为胃和鼻黏膜助剂，研究其对小鼠抗原模型的影响。表明 1 280 溶血性单位的藜麦皂苷即可与胃部或鼻部所携带的霍乱毒素或卵清蛋白发生协同作用，增强血清、肠道和肺部的特异性免疫球蛋白的免疫应答，调节黏膜对抗原的渗透性。Verza 等通过 UPLC/Q-TOF-MS 分离得到 2 个藜麦皂苷（FQ70、FQ90）及其他 10 个皂苷成分。其中 FQ70 含量为 15.6%，FQ90 含量为 5%，并评价藜麦皂苷的辅助活性对小鼠皮下注射免疫卵清蛋白的体液和细胞免疫反应。试验表明，小鼠被单独皮下注射免疫卵清蛋白或辅助控制的植物皂苷、FQ70、FQ90 后，FQ70 和 FQ90 显著提高了在免疫小鼠血清中抗特异性卵清蛋白的抗体含量（IgG、IgG1 和 IgG2b），且 FQ70 比 FQ90 的辅助效果更强；但 FQ90（266μg）大大增强了诱导脾细胞的增殖。因此，藜麦皂苷大大提高了小鼠体液和细胞的免疫反应。因此，藜麦皂苷可作为治疗炎症、增强免疫力的功能性食品成分。

藜麦多糖可作为潜在的抗氧化剂和免疫调节剂。Yao 等通过阴离子交换和凝胶过滤色谱分离和纯化藜麦多糖，发现藜麦水溶液中萃取多糖（qwp - 1 和 qwp - 2）和碱提取多糖（qap - 1 和 qap - 2）具有显著的抗氧化和免疫调节活性。Yao 等以小鼠腹腔巨噬细胞系（RAW 264.7）为模型，评价了藜麦多糖提取物的免疫调节活性，发现藜麦多糖提取物能够刺激巨噬细胞产生一氧化氮（NO）且呈现剂量依赖性。NO 是由不同组织中的多种细胞类型合成一种重要的免疫调节分子，其参与了许多生理和病理反应，在免疫反应中发挥了多种功能。藜麦多糖提取物还能够促进巨噬细胞肿瘤坏死因子- α（TNF - α）和细胞白介素-6（IL - 6）的表达。

另外，石振兴采用水提法从目前国内主要的栽培品藜麦籽粒中提取出活性多肽 lunasin，并进行了 UPLC-MS 定性定量分析。lunasin 最初是由日本科学家 Odani 等从大豆中提取出来的具有 43 个氨基酸的多肽，已被证明对人体有多种生物活性，如抗高血压、抗氧化活性、抗癌和免疫调节等活性。藜麦中 lunasin 的含量为 1.3μg/g。Ren 等同样以小鼠腹腔巨噬细胞系（RAW 264.7）为模型，评价了活性多肽 lunasin 的抗炎活性，结果发现 lunasin 能抑制脂多糖激活的巨噬细胞 NO、TNF-α 和 IL-6 的表达，在 0.40g/L 的 lunasin 浓度下抑制率分别达到 44.77%、39.81% 和 33.50%。

六、有利于消化，保护胃肠道

现代研究证明，藜麦蛋白质无肝肾毒性，且无麸质，特别适用于乳糜泻患者，可提高胃肠消化能力。藜麦醇溶谷蛋白还能够激发肠道疾病患者的肠道免疫力。处于治疗阶段的乳糜泻患者（19 位），每天食用 50g 藜麦（无麸质蛋白膳食的一部分），连续 6 周后，其胃肠指标（如肠表皮细胞高度、表皮淋巴球细胞数量）恢复到正常范围，且无耐受性。

藜麦中的阿拉伯聚糖、果胶多糖还具有保护胃黏膜、抗溃疡作用。Lucimara 等研究发现，从藜麦中提取的阿拉伯聚糖和富含阿拉伯聚糖的果胶多糖显示对大鼠乙醇诱导的急性胃损伤具有胃保护活性。

七、控制体重

藜麦是一种低脂、低热量（1 276kJ/100g）食物，不会导致热量过多蓄积而肥胖。另外，藜麦中膳食纤维含量较高，达到 7%～7.9%，膳食纤维不易消化，可以增加饱腹感，间接达到减肥作用。藜麦煮熟后体积会膨胀 3～4 倍，食用后会产生饱腹感，所以能减少每次进餐量，对减肥有帮助。

Meneguetti 等研究了饲喂藜麦籽粒酶解提取物（主要富含必需氨基酸，特别是亮氨酸、异亮氨酸和缬氨酸）对雄性 Wistar 大鼠模型的影响，将大鼠随机分为 4 个组：第 1 组，静态组＋饲喂 2g/kg 体重的藜麦提取物；第 2 组，静态对照组＋不添加藜麦提取物；第 3 组，运动组＋饲喂 2g/kg 体重的藜麦提取物；第 4 组，运动组＋不添加藜麦提取物。饲养 20d 后，发现饲喂藜麦提取物不会对大鼠的肝肾产生毒性，且第 1 组和第 3 组大鼠的饮食摄入量、体重、脂肪沉淀和血中甘油三酯含量等均降低。

藜麦中因含有 lunasin 蛋白，可以通过下调 3T3-L1 细胞中的 PPAR γ 基因的表达而达到抑制脂肪生成的效果。

藜麦中的蜕皮激素也可降低脂肪量。Kizelsztein 等研究发现每天给膳食诱导肥胖和胰岛素抵抗的 C57BL/6J 大鼠补充 20-羟基蜕皮激素（其剂量为 10mg/kg），持续 13 周后，胰岛素抵抗大鼠的血浆胰岛素水平和葡萄糖耐受性显著降低，肥胖大鼠的体重和脂肪量也显著降低。

第五节　藜麦食品加工

藜麦相较于其他谷物，营养价值更丰富，同时也最适宜人体吸收；但在我国，藜麦属于新引进的食品，而且现在还在试种阶段，人们对藜麦也都不太熟悉，在饮食方面的利用更是寥寥无几。其实，藜麦营养均衡，带有清香的坚果味，易烹饪、易消化，具有调节免疫力、调节内分泌、减肥、抗癌等功效，适用于所有大众群体食用，若长期食用，效果将更佳显著。藜麦可以像大米一样直接煮粥，也可以像小麦一样磨制成粉，制成馒头、面条等各类面食，它还可以搭配其他食物，制成花式粥和特色菜肴。素食主义者和减肥人可以把藜麦、水果和酸奶制成的美味水果沙拉，不仅享受了美味，也补充了营养，还达到了减肥的目的。另外，藜麦也可以和豆类、水果等一起打成糊或浆后制成混合饮品来饮用，也可以用来酿酒，如酿成藜麦啤酒、藜麦白酒等。

一、藜麦米制品

藜麦可以像大米一样直接煮食、熬粥，还可以磨粉压片，制成营养早餐即食麦片。家庭中，藜麦可以和其他米配合做成营养粥、营养米饭等，如藜麦八宝粥、藜麦海鲜粥、藜麦小米饭等，也可以做成即时加工食品。

1. 藜麦即食米　工艺流程：

藜麦→去杂→清洗→烘干→粉碎→挤压膨化再造粒→干燥→烤制→喷涂→包装

2. 藜麦营养配方米　工艺流程：

大米：小米：藜麦：荞麦＝50：8：8：8→洗净→烘干→混合

3. 藜麦小米粥　藜麦和小米按一定比例混合后熬粥，可以补充小米中赖氨酸的不足，使粥的营养更加丰富。

二、藜麦面制食品

藜麦淀粉中支链淀粉含量较多，因此黏性较好，同时易于消化。添加藜麦对小麦面团的粉质特性、拉伸特性具有显著影响。藜麦粉添加量为5%～15%时对馒头的弹性、咀嚼度、色、香和口感均有改良效果。

1. 藜麦小麦馒头　工艺流程：

藜麦粉和小麦粉按比例混合→加入干酵母→调配→发酵→成形→蒸煮

2. 藜麦面条　工艺流程：

小麦粉：藜麦粉＝5：3→混合→揉成面团→静置熟化→压面→切条

三、藜麦焙烤制品

用藜麦粉制作的面包与小麦粉制作的面包相比，面包硬度、膳食纤维含量和矿物质含量均会增加，营养价值吸收和利用率会明显提高。而且用藜麦面粉替代 40%～100%的米粉或玉米粉制成的无麸质面包的体积和质地也会发生变化。Elgeti 等曾经报道，由于患有腹腔疾病的病人无法食用含有麸质的传统谷物食品，而藜麦作为一种无麸质作物，其藜麦粉可以代替大米粉或者玉米粉，并且对面包中的气泡分布以及味道都没有产生明显影响。Alencar 等则报道了添加安赛蜜等甜味剂的纯藜麦面包的质地比较好，具有优良的食用性，这为以后开发无谷物面包提供了依据。藜麦叶也可以被添加到面包中以代替部分面粉。

1. 藜麦白巧克力面包 工艺流程：

面粉、糖、盐、酵母、水混合→放置→加入黄油→揉匀→放置第一次发酵→分份滚圆→压饼→放入煮制藜麦、白巧克力、泡过朗姆酒的葡萄干→收口→放置第二次发酵→烘焙→成品

2. 藜麦秸秆面包 工艺流程：

藜麦秸秆超微粉碎粉→干酵母、水、盐、糖、黄油混合→发酵 60～90min→冷藏过夜→使用前取出回温→烘焙→包装

3. 玉米藜麦饼干 工艺流程：

原材料→称重→将黄油打发→加木糖醇继续搅打→加鸡蛋、玉米粉、藜麦粉、盐、脱脂奶、膨松剂混合调制面团→醒发→辊压→成形→摆盘→刷油→烘烤→冷却→整理→产品

四、藜麦膨化食品

膨化可以改变物料的物理性质，将粉状变成糊状，经膨化后的藜麦组织结构疏松、淀粉降解、蛋白质变性等，通过挤压膨化过程可以提高藜麦的糊化度，有利于酶的水解作用，更利于人体的吸收。由于藜麦本身无麸质，所以藜麦膨化食品对胃肠道吸收不好的人群更有益处。

1. 藜麦速溶粉 工艺流程：

藜麦→洗净→烘干→粉碎→过筛→加水均匀→膨化→粉碎→调配→分装

2. 即食代餐粉 工艺流程：

藜麦→清洗→烘干→磨粉→加入乳粉→混合→挤压→蒸煮→膨化→粉碎→烘烤→加入添加剂→混合→分装

3. 全营养谷物棒 工艺流程：

藜麦、黑米、荞麦等→膨化→成形

五、藜麦饮料

与牛乳相比，用藜麦、大豆、大米和燕麦做成的混合乳制品的颗粒更具有分散性，藜麦乳经葡萄糖酸-δ-内酯（GDL）酸化后更具凝胶性，而且营养丰

富。Pineli 等报道了一种藜麦风味的牛乳，实验结果表明，该牛乳具有较高的蛋白含量和较低的升糖指数。

1. 小米藜麦谷物浓浆　小米的第一限制性氨基酸为赖氨酸，其含量较低，其他人体必需氨基酸含量较高，而藜麦中的赖氨酸含量较高，所以藜麦可以作为小米蛋白利用价值的互补原料，做成小米藜麦谷物浓浆。

工艺流程：

小米、藜麦→烘干→磨粉→按小米粉∶藜麦粉＝1∶2 比例混合→糊化→液化→调配→添加食品添加剂→装罐

2. 红枣藜麦复合饮料　红枣营养丰富，含有蛋白质、糖类、有机酸、脂肪以及多种维生素等，具有养胃健脾、补血益气、保护肝和增强肌力等功效。以藜麦为主料，红枣和脱脂奶粉为辅料，制成的红枣藜麦复合饮料，通过合理调配利用红枣的甜香和脱脂奶粉的奶香调和了藜麦的涩感，有效地解决了藜麦适口性较差的问题。

工艺流程：

藜麦→清洗→浸泡→汽蒸→冷却→打浆→过滤→煮浆→过滤→藜麦米浆、红枣汁、奶混合→加入白砂糖调配→过滤→均质→真空脱气→灌装→杀菌→冷却→检验→成品

3. 藜麦绿茶　藜麦绿茶中不溶性灰分含量、含水量、粗纤维含量、铅含量显著低于成品绿茶碧螺春，水浸出物含量与碧螺春无明显差异，茶多酚、蛋白质、维生素 C、矿物质、16 种氨基酸之和等营养指标均高于碧螺春。藜麦绿茶与藜麦叶相比，除茶多酚含量上升，其他理化指标和营养成分的变化不显著。藜麦绿茶和碧螺春的茶汤中总多酚的含量差异不显著。

工艺流程：

藜麦叶→通风晾晒→杀青→捻揉→干燥

六、藜麦发酵食品

(一) 藜麦发酵饮料

藜麦中不含麸质，适合乳糜泻患者食用。藜麦中蛋白质含量高，可以制作为藜麦（发酵）饮料，该饮料具有奶制品的口感，适合乳糖不耐受症、高脂肪、高胆固醇等病人食用。通过接种不同的发酵菌可以增加藜麦发酵饮料的保健作用，例如发酵用保加利亚乳杆菌、嗜热乳杆菌有助于肠道健康，发酵用短乳杆菌可以大幅增加饮料中的 γ-氨基丁酸的含量。

工艺流程：

藜麦→磨粉、过 60 目筛→磨浆→糊化→液化、糖化→灭菌→冷却→接菌→保温发酵→成品

（二）藜麦酸奶

将藜麦粉与纯牛奶混合发酵，进行藜麦保健酸奶的工艺研究。一方面，所得制品既具有良好的外观，又具有藜麦的天然清香风味；另一方面，使酸奶富含多种维生素、多种微量矿质元素和膳食纤维等功能性成分，弥补了原味酸奶营养的不足。

工艺流程：

藜麦粉→预处理→加纯牛奶混合→过滤→加蔗糖调配→均质→灭菌→冷却→接种→发酵→成熟→成品

（三）藜麦酒

藜麦酒属于小众酒，入口香醇，细品尝还有藜麦的清香。藜麦中淀粉含量与大多数谷物相当，适合酿酒，同时由于藜麦的营养价值高，藜麦酒的营养价值也高。也可以将藜麦作为辅料，在酿青稞酒的过程中加入藜麦共同发酵，增加酒中的营养物质。

1. 藜麦白酒

（1）清香型。

①藜麦→蒸熟→接种根霉→藜麦根霉曲。

②大麦、藜麦、豌豆、母曲和水混合→中温大曲。

③高粱蒸熟→摊凉→添加藜麦根霉曲→堆积糖化→添加藜麦中温大曲→发酵→蒸馏→清香型原酒1。

④将整粒藜麦浸泡在清香型原酒1中→过滤→浸泡藜麦。

⑤浸泡藜麦和清香型原酒1混匀→摊凉→添加藜麦中温大曲→蒸馏→清香型原酒2。

⑥将藜麦浸提液与清香型原酒2混匀→清香型白酒。

（2）浓香型。

①藜麦→蒸熟→接种根霉→藜麦根霉曲。

②小麦、藜麦、母曲和水混合→中高温大曲。

③高粱蒸熟→摊凉→添加藜麦根霉曲→堆积糖化→添加藜麦中高温大曲→发酵→蒸馏→浓香型原酒1。

④将整粒藜麦浸泡在浓香型原酒1中→过滤→浸泡藜麦。

⑤将大米、浸泡藜麦与浓香型原酒1混合→加入蒸熟的高粱、小麦、玉米→添加藜麦中高温大曲→发酵→浓香型原酒2。

⑥将藜麦浸提液与浓香型原酒2混匀→浓香型白酒。

2. 藜麦啤酒 工艺流程：

原料粉碎→糖化工艺→麦汁过滤→麦汁煮沸→麦汁冷却和充氧→酵母扩培和添加→发酵→成品

七、减肥餐

由于藜麦中既含有均衡的蛋白质又含有丰富的膳食纤维，因此被作为减肥食物受到广大爱美人士的推崇。另外，藜麦的嫩芽和嫩叶也可当蔬菜食用，搭配煮熟的藜麦籽粒做成色、香、味俱全且营养丰富的沙拉。

藜麦鸡胸沙拉：藜麦清洗浸泡30min后蒸煮（15～20min），西兰花煮熟沥干备用，鸡胸肉煮15min备用。将藜麦、西兰花、鸡胸肉切好，放置在碗中，倒入沙拉酱，搅拌。可根据自己的口味随意搭配。

第六节　藜麦综合利用

一、工业开发

藜麦含有多种生物活性成分，可制作抑菌剂、抗氧化剂、甜味剂等；藜麦脂肪中不饱和脂肪酸含量高且不含胆固醇，可以提取藜麦植物油供人们食用；藜麦中的维生素含量丰富，可以作为化妆品（如口红、洗发水、身体乳等）的原料。

二、农用

藜麦种子、藜麦壳以及其他部分所含的皂苷、多酚等次级代谢产物对人体无毒，但对害虫却有致死作用，所以藜麦是安全的杀虫剂或驱虫剂。藜麦植株本身也可以给动物食用。藜麦茎秆与芦苇秸秆以及其他水生植物混合，通过厌氧混合发酵，能够产生大量沼气，其中藜麦与芦苇秸秆可以以任何比例使用，且不会导致发酵不稳定现象出现，这种方式既能做到副产物综合利用，又能减少污染，保护环境。

三、观赏与绿化

藜麦品种多、植株颜色丰富，而且耐干旱、耐盐碱，可适应较多地区的生长，因此可将藜麦种植在城市绿化区，为城市添加一道特殊的绿色风景线。

藜麦种植还可发展旅游业。在我国祁连山下的甘肃省永昌县东寨镇种植着万亩藜麦，在收获季节吸引了大量游客和市民观光拍照。天祝藏族自治县，坐落于祁连山东端，青藏、黄土、内蒙古三大高原交汇地带，这里气候干旱、冷凉，雪水甘甜纯净，土壤酸碱适度，藜麦适应性强，对环境条件要求低，人工和生产资料投入少，经济效益远高于小麦、青稞、洋芋等其他作物。同时当地自然条件好，环境优美，藜麦开花的季节可发展旅游业。在北京延庆也种植着大量藜麦，主要为红藜麦。寒露节气过后正是观赏秋景的时候，红藜麦也成熟了，形成壮观的红色麦浪。

藜麦这种"秀色可餐"的作物不光可以带来作物的经济效应，还可以在未成熟的时候带来旅游效应，同时藜麦种植容易，适应大部分地理条件，因此，可以大力开发藜麦产业，尤其是在我国干旱、瘠薄、冷凉等生态地区，种植藜麦不仅是高寒地区产业结构调整、农民增收致富的一条新途径，也为原生态农业旅游观光增加了一道亮丽风景。

第七节　萌芽藜麦

藜麦属于易萌芽种子，浸泡即可使藜麦发芽。藜麦萌芽 24h 其萌芽率可达 80%，最终发芽率为 87%；萌芽 60h 前，芽长的增长速率保持平稳，萌芽 60~96h 时增长速率最高。

一、营养物质及含量的变化

（一）蛋白质

藜麦萌发过程中，蛋白质含量呈现先增加后减少趋势，均比种子中高，未萌发时蛋白质含量为 17.09g/100g，在第 4 天达到峰值，为 20.97g/100g。在萌发过程中，含氮量相对增加、生长发育需要消耗供能物质导致总干基质量的减少，都会使蛋白质含量增加。另外，分解的氨基酸等物质运送到新芽中也会合成新的蛋白质，从而增加蛋白质的含量。第 4 天之后蛋白质含量开始下降，至 19.84g/100g，这可能是由于萌发过程中种子吸水后一些结合的蛋白质从结合体上脱落下来，同时细胞进行分化也需要消耗大量的蛋白质，所以导致蛋白质含量下降。

藜麦萌芽过后的氨基酸组成无明显变化，总氨基酸含量持续增加。总必需氨基酸（TEAA）占总氨基酸（TAA）含量的比例从 35% 增加至 38%。萌芽末期各氨基酸的含量是未萌芽状态下的 1.2~1.5 倍，其中甲硫氨酸含量增幅最大（约 1.8 倍）。萌芽后游离氨基酸总量明显上升，是因为一部分蛋白质受酶催化水解为低分子肽与氨基酸，其中一部分氨基酸又继续参与分解代谢产生脱氨、转氨、脱羧等代谢物，这些代谢物又合成新的氨基酸，从而使氨基酸种类和数量发生变化。

（二）糖类

随着萌发时间延长，淀粉含量呈现逐渐下降趋势，经 5d 发芽后淀粉含量从 63.01g/100g 减少至 46.78g/100g，出现这种变化的原因可解释为：在藜麦发芽过程中，藜麦胚乳中贮藏的淀粉从不溶解状态转变为溶解状态，并在各种水解酶作用下被分解、利用，其旺盛的呼吸代谢，消耗了部分糖类，从而使淀粉含量下降。另外，由于种子吸水导致干物质减少也是淀粉含量下降原因之一。萌发是酶促反应的启动过程，在萌发过程中，藜麦中还原糖含量呈上升趋势，未萌发藜麦中，还原糖含量为 7.44g/100g，在萌发后，各时期还原糖含量与未萌发时相比均显著增加，最高达 10.91g/100g。藜麦萌发时淀粉酶被激活，会不同程度地作用于淀粉骨架结构，将淀粉转化成分子质量由大到小的各种糊精，最后形成麦芽糖，再由 α-葡萄糖苷酶将麦芽糖转化为葡萄糖，因此导致还原糖含量增加。

藜麦淀粉酶活力主要在发芽阶段形成，主要是 α-淀粉酶和 β-淀粉酶。α-淀粉酶随机水解淀粉 α-1,4-糖苷键，作为淀粉分解的起始酶而起主要作用，其水解产物为麦芽糖、麦芽三糖、糊精等还原糖；β-淀粉酶水解非还原端的第 2 个 α-1,4-糖苷键，水解产物为麦芽糖，并能使一部分糊精糖化，这也是还原糖含量增加的原因之一。藜麦在发芽过程中，α-淀粉酶与 β-淀粉酶活力均发生变化，藜麦萌发的第 0～2 天，β-淀粉酶活力逐渐增加，而 α-淀粉酶活力相对下降，由于二者作用点不同，合成速度有明显区别。随着萌发时间的延长，种子内的淀粉消耗，β-淀粉酶活力呈现下降趋势，而 α-淀粉酶活力从第 3 天到第 5 天变化进入一个相对稳定状态，这说明在这段时间 α-淀粉酶起主要作用，并且在第 3 天达到最大值。

(三) 粗脂肪

藜麦萌发期间粗脂肪含量总体呈下降趋势，未萌发藜麦中粗脂肪含量为 6.54g/100g，而在萌发 5d 后，减少至 5.30g/100g。其原因是在藜麦萌发的过程中，存在于细胞质脂质体中的脂肪被脂肪酶水解、利用，一部分作为能源供给生长需要，一部分参与萌发过程中物质的生成。许多研究也表明，在种子萌发过程中脂肪含量逐渐减少，糖类含量逐渐增加，从代谢途径来讲，这是由于脂肪首先被脂肪水解酶水解成甘油和脂肪酸，脂肪酸进行 β 氧化，再通过糖酵解的逆转转化为蔗糖，输送到生长部位，甘油迅速磷酸化转化成丙酮酸，进入三羧酸循环。

(四) 维生素

藜麦萌发过程中的维生素 B_1、维生素 B_2 的含量均有所增加，但变化不同，其中维生素 B_1 含量呈现上升趋势，由 0.43mg/100g 增长至 0.95mg/100g，而维生素 B_2 含量先稍微减少而后增加，第 3 天达到最低值 0.61mg/100g。由于藜麦在萌发过程中为了维持正常代谢过程而需要微量维生素，所以维生素 B_1、维生素 B_2 作为辅酶其含量均会增加，其中维生素 B_2 稍有下降可能是由于营养需要的消耗而导致的。

二、生物活性成分及含量的变化

(一) 酚酸含量变化

在藜麦萌发过程中，第 0～1 天多酚含量稍微增加，第 1 天之后呈现先增加后逐渐减少的趋势，第 3 天达到峰值 4.94mg/g。这与多酚类物质经过苯丙烷代谢有关，藜麦萌发时，随着种子湿度的增加，种皮受到氧化或微生物的浸入而破坏，诱导糖酶分解淀粉，苯丙烷代谢途径酶被激活，逐步将代谢中间产物（羟基苯乙烯蔗糖酯等）分解转化，进而不断修饰和释放酚类物质，从而提高多酚含量。随着发芽进行，淀粉含量下降，控制酚类代谢途径的酶类活性下降。另外，多酚氧化酶活性的增强使多酚氧化分解。这些原因均会导致多酚含量减少。

（二）黄酮含量变化

藜麦萌发后黄酮含量出现先增加后减少的趋势，第 4 天达到最高值 1.29mg/g。这是因为萌发过程使藜麦呼吸作用增强，同时也激活了不同酶类，合成异黄酮的重要酶即苯丙氨酸解氨酶也随之激活，从而增加了藜麦黄酮的含量，第 4 天之后藜麦黄酮含量开始减少，这是由于萌发时间增长，旺盛的呼吸作用消耗使黄酮含量下降。

（三）GABA 含量变化

藜麦萌芽前期，GABA 含量持续升高，3d 时达最大值 1.85mg/g，为未萌芽藜麦的 3.4 倍。萌芽 3d 后，藜麦中的 GABA 含量匀速减少，但至萌芽末期 12d 时，仍为未萌芽藜麦的 2.5 倍。首先由于萌芽期间蛋白质在蛋白酶作用下开始分解，增加了游离谷氨酸的含量，而谷氨酸是合成 GABA 的底物，谷氨酸在谷氨酸脱羧酶（GAD）作用下发生脱羧不可逆反应，使反应平衡向合成 GABA 方向移动，从而提高了 GABA 含量。另外，多胺也是合成 GABA 的底物，二胺氧化酶（DAO）是 GABA 合成的一个关键酶，在藜麦种子萌发过程中，二胺氧化酶活性显著增加，在适宜的温度、湿度条件下，GABA 合成加速，提高了 GABA 含量。

郭晓蒙等以 GABA 含量为响应值，对藜麦的发芽培养条件进行优化，最佳培养条件为柠檬酸溶液浓度 2.00mmol/L、培养温度 25℃、培养时间 48h，在此条件下 GABA 含量达到 1.538mg/g。实验证明，2.00mmol/L 的柠檬酸胁迫藜麦芽干质量的 ACE 抑制率为 63%，分别是去离子水胁迫藜麦芽干质量和藜麦种子干质量的 1.3 倍和 1.9 倍。

（四）皂苷含量的变化

萌芽 6h 内，皂苷含量较未萌芽时约下降了 40%，可能是藜麦种子浸泡过程中富含皂苷的种皮脱落而使皂苷含量下降；萌芽 6~42h 时，皂苷含量稳定在 3.5mg/g 左右；萌芽 42h 后，皂苷含量开始增加，直至 96h 时达最高值（7.8mg/g）；萌芽后期（120h 后），皂苷含量缓慢减少。关于藜麦萌芽中后期皂苷含量增加的原因，有待进一步研究。

王珊等发现在第 3 天时，藜麦芽中的皂苷含量最高，通过优化超声温度、超声时间、料液比、乙醇体积分数后，测定藜麦芽皂苷含量为 27.40mg/g，是藜麦种子皂苷含量（10.54mg/g）的 2.6 倍。其原因可能是因为品种不同，提取方式不同导致的差异。

三、藜麦芽产品加工

通过简单的萌芽处理可改善藜麦的口感，提高藜麦功能性营养成分含量。藜麦芽乳经过发酵，其中的营养成分如蛋白质、淀粉等大分子物质部分被分解为小分子，可以增加游离氨基酸消化率，同时提高淀粉消化率，有助于调节人体血糖变化。除此之外，在发酵过程中，藜麦芽乳的活性物质成分得到释放和利用，如多酚含量的增加，可以使抗氧化能力得到一定程度的提高。在食用及加工藜麦时，人们可根据具体需要来确定所需最佳萌芽时间，使各种指标达到最优。同时，萌芽藜麦在保健食品等新型食品研究领域具有广泛的开发价值。

1. 藜麦芽饮料　工艺流程：

小米、藜麦→烘干→磨粉→按小米粉∶藜麦粉为 1∶2 的比例混合→糊化→液化→调配→添加食品添加剂→装罐

2. 藜麦芽红茶　是指藜麦芽经过发酵制成的红茶，藜麦芽茶中水溶性蛋白含量为 84.91mg/g，显著高于叶茶，而且芽比叶质地更鲜嫩，藜麦芽红茶中的游离氨基酸含量为 40.31mg/g，约是一般红茶的 2 倍。

工艺流程：

萎凋（晒芽）→揉捻→发酵→烘干

3. 藜麦芽发酵乳饮料（不含奶）　工艺流程：

藜麦种子→过 60 目筛，挑选→浸泡→萌发→收芽→清洗→冷冻干燥→粉碎→磨浆→糊化→灭菌→冷却→接种→保温发酵→成品→检验

参 考 文 献

陈树俊，石玥，胡洁，等，2017. 响应面法优化萌发藜麦芽乳发酵工艺 [J]. 食品科学，38 (16)：64-70.

陈树俊，庞震鹏，刘晓娟，等，2016. 小米-藜麦饮品液化糖化及稳定剂配方研究 [J]. 食品工业科技，37 (15)：249-255，282.

丁云双，曾亚文，闵康，等，2015. 藜麦功能成分综合研究与利用 [J]. 生物技术进展 (5)：340-346.

冯焕琴，徐雪风，杨宏伟，等，2016. 藜麦种子皂苷不同提取方法的比较研究 [J]. 食品工业科技，37 (21)：216-221，227.

郭敏，卢恒谦，王顺合，等，2019. 基于气相色谱-质谱联用技术的不同产地藜麦中脂肪酸及小分子物质组成的分析 [J]. 食品科学，40（8）：1-11.

郭晓蒙，赵富士，冶晓慧，等，2017. 响应面法优化柠檬酸胁迫藜麦富集 γ-氨基丁酸的培养条件及体外降血压活性研究 [J]. 食品科学，38（14）：221-226.

胡洁，陈树俊，庞震鹏，等，2016. 藜麦萌发过程中营养物质变化规律及藜麦芽乳制浆工艺研究 [J]. 食品工业科技，37（19）：136-142.

黄金，秦礼康，石庆楠，等，2017. 藜麦萌芽期营养与功能成分的动态变化 [J]. 食品与机械，33（5）：54-58.

黄金，秦礼康，石庆楠，等，2017. 藜麦皂苷提取及萌芽对皂苷含量的影响 [J]. 中国粮油学报，32（11）：34-39，46.

金茜，杨发荣，黄杰，等，2018. 我国藜麦籽实的研究与开发利用进展 [J]. 农业科技与信息（10）：36-41.

李慧，马薇，张美莉，2018. 玉米藜麦饼干配方的优化 [J]. 食品工业，39（9）：122-126.

李兴，赵江林，唐晓慧，等，2018. 藜麦红枣复合饮料的研制 [J]. 食品研究与开发，39（18）：82-87.

刘胜男，赵紫悦，杜浩楠，等，2018. 藜麦粉对面团粉质特性与馒头品质的影响 [J]. 轻工学报（6）：1-8.

刘晓艳，杨国力，孔祥辉，等，2018. 黑木耳藜麦复合发酵饮料加工工艺及稳定性研究 [J]. 中国酿造，37（6）：193-198.

柳慧芳，郭金英，江利华，等，2018. 超临界 CO_2 萃取藜麦油脂的工艺优化及其脂肪酸成分分析 [J]. 食品工业科技，39（22）：200-203.

卢宇，张美莉，王欣，等，2017. 内蒙古藜麦的营养成分分析及评价 [J]. 中国食物与营养，23（9）：50-54.

罗秀秀，秦培友，杨修仕，等，2018. 藜麦苗生长过程中功能成分含量及抗氧化活性变化研究 [J]. 作物杂志（2）：123-128.

马燕，魏媛，王冕，等，谷物酚酸合成途径及代谢调控研究进展 [J]. 食品科学：1-11.

时政，高丙德，郭晓恒，等，2017. 藜麦酸奶的制备工艺研究 [J]. 食品工业，38（4）：125-128.

宋娇，姚有华，刘洋，等，2017. 6个藜麦品种（系）农艺性状的主成分分析 [J]. 青海大学学报，35（6）：6-10.

王棐，2018. 藜麦蛋白和淀粉的分离提取及性质研究 [D]. 无锡：江南大学.

王珊，郭晓蒙，马挺军，2018. 响应面法优化藜麦芽皂苷提取工艺研究 [J]. 河北农业大学学报，41（6）：80-86.

张文杰，2016. 藜麦全粉与淀粉的理化性质与结构研究及应用 [D]. 郑州：郑州轻工业学院.

张园园，温白娥，卢宇，等，2017. 藜麦粉对小麦面团、面包质构特性及品质的影响 [J]. 食品与发酵工业，43（10）：197-202.

Alvarez Jubete L，Arendt E K，Gallagher E，2010. Nutritive value of pseudocereals and their increasing use as functional gluten-free ingredients [J]. Trends Food Sci Tech，21：106-113.

Hirose Y，Fujita T，Ishii T，et al.，2010. Antioxidative properties and flavonoid composition of Chenopodium quinoa，seeds cultivated in Japan [J]. Food Chemistry，119 （4）：1300-1306.

Kumpun S，Maria A，Crouzet S，et al.，2011. Ecdysteroids from Chenopodium quinoa Willd. an ancient Andean crop of high nutritional value [J]. Food Chemistry，125（4）：1226-1234.

Nsimba R Y，Kikuzaki H，Konishi Y，2008. Ecdysteroids act as inhibitors of calf skin collagenase and oxidative stress [J]. Journal of biochemical and molecular toxicology，22（4）：240-250.

Repo-Carrasco R，Espinoza C，Jacobsen S E，2003. Nutritional Value and Use of the Andean Crops Quinoa（Chenopodium quinoa）and Kañiwa（Chenopodium pallidicaule）[J]. Food Reviews International，19（1-2）：11.

图书在版编目（CIP）数据

小杂粮营养价值及综合利用 / 马挺军著．—北京：
中国农业出版社，2020.2（2021.6重印）
ISBN 978-7-109-26458-8

Ⅰ.①小… Ⅱ.①马 Ⅲ.①杂粮－食品营养②杂粮
－综合利用 Ⅳ.①R151.3②S51

中国版本图书馆 CIP 数据核字（2020）第 020003 号

中国农业出版社出版

地址：北京市朝阳区麦子店街 18 号楼
邮编：100125
责任编辑：闫保荣　文字编辑：徐志平
版式设计：王　晨　责任校对：刘丽香
印刷：北京中兴印刷有限公司
版次：2020 年 2 月第 1 版
印次：2021 年 6 月北京第 2 次印刷
发行：新华书店北京发行所
开本：700mm×1000mm　1/16
印张：18.25　插页：4
字数：352 千字
定价：58.00 元

谷　　子

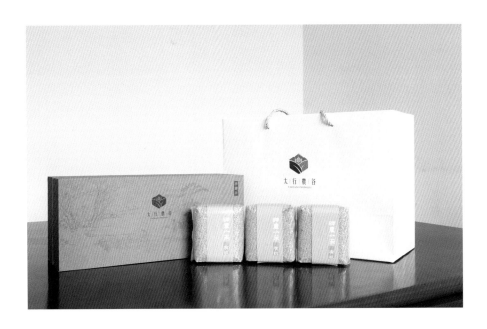

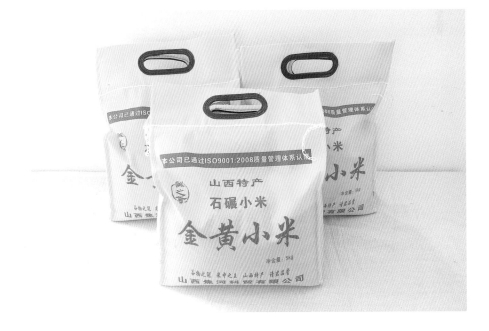

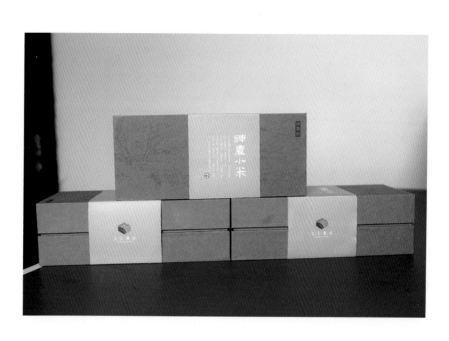

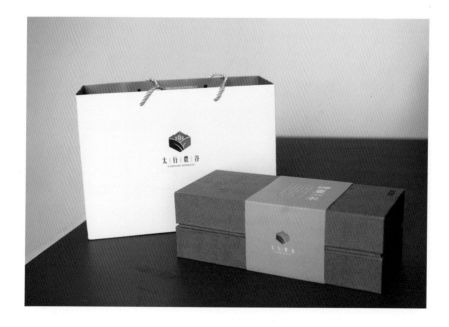

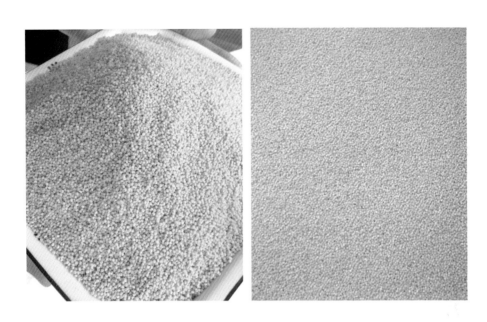

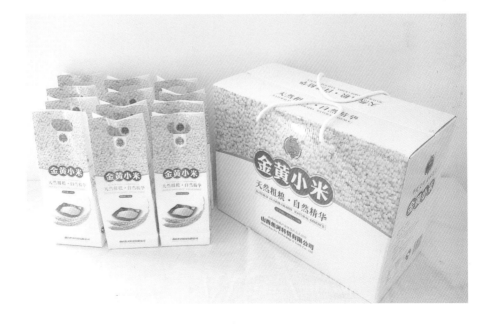

苦　　荞

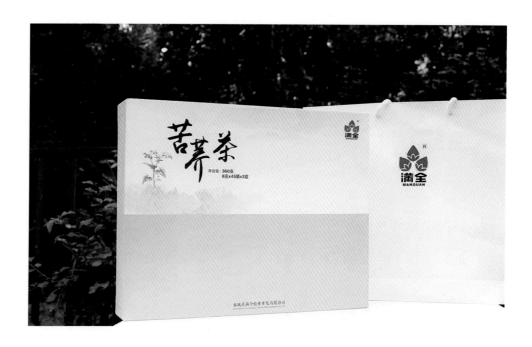

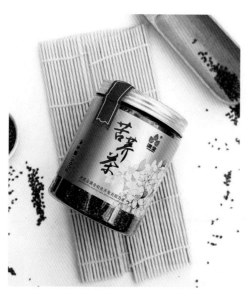

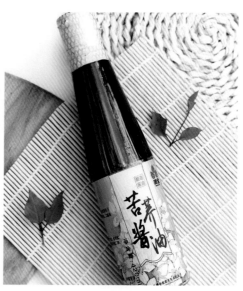

藜 麦 代 餐 粉

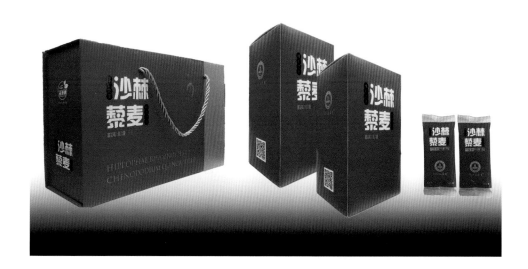

燕 麦 啤 酒

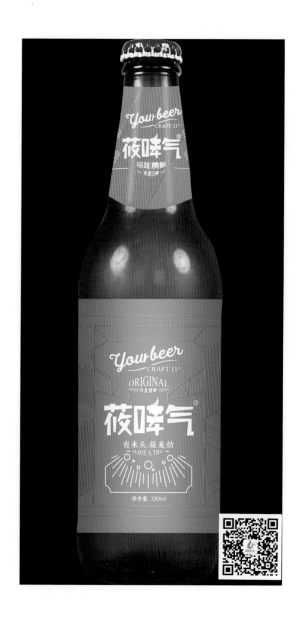

燕麦速溶粉

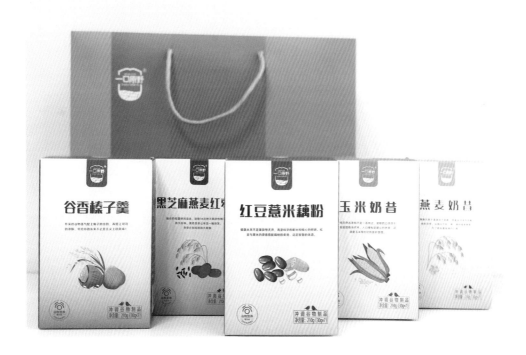

一口原野麦爱麦

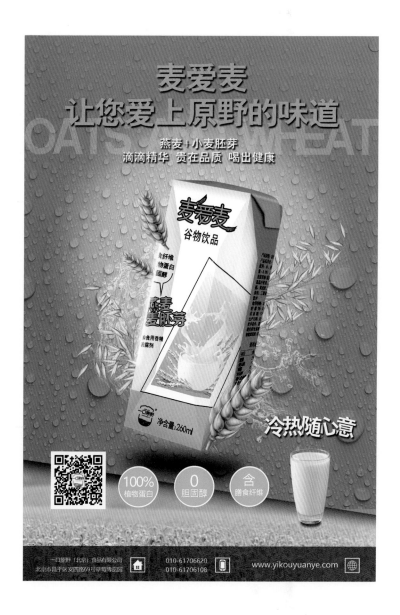